站在名医身边
——“2016人民好医生”跟诊记

顾　　问：王彦峰
主　　编：罗　辉
常务编委：庞书丽　李　丹　程永峰　吴正友
罗德芳　郭　强　王雪驹　金　亮
温彦芳
编　　委（以姓氏笔画为序）：
王　珺　王　蕾　刘　震　李学燕
杨长青　汪言安　沈立强　沈志嘉
罗建刚　孟令娆　段少春　洪建国
袁志勇　莫　鹏　涂晓晨　陶艳蓉
彭雪征　谭　欣

指导单位：中国医药卫生事业发展基金会

中国协和医科大学出版社

图书在版编目（CIP）数据

站在名医身边："2016人民好医生"跟诊记／罗辉主编．—北京：中国协和医科大学出版社，2016.11

ISBN 978-7-5679-0701-0

Ⅰ.①站… Ⅱ.①罗… Ⅲ.①医生—生平事迹—中国—现代 Ⅳ.①K826.2

中国版本图书馆CIP数据核字（2016）第280694号

站在名医身边——"2016人民好医生"跟诊记

主　　编：罗　辉
责任编辑：孙阳鹏

出版发行：中国协和医科大学出版社
（北京东单三条九号　邮编100730　电话65260378）
网　　址：www.pumcp.com
经　　销：新华书店总店北京发行所
印　　刷：北京佳艺恒彩印刷有限公司

开　　本：787毫米×1092毫米　1/16开
印　　张：21.75
字　　数：370千字
版　　次：2016年12月第1版
印　　次：2016年12月第1次印刷
定　　价：52.00元

ISBN 978-7-5679-0701-0

（凡购本书，如有缺页、倒页、脱页及其他质量问题，由本社发行部调换）

健康是生产力

王秀峰

序　一

健康中国是走向世界健康强国，实现民族伟大复兴和人的全面发展的中国梦。党的十七大报告指出，健康是人全面发展的基础。党的十八大报告指出，健康是促进人的全面发展的必然要求。习近平总书记在今年的全国卫生与健康大会上强调，人民身体健康是全面建成小康社会的重要基础，要把人民健康放在优先发展的战略地位，加快推进健康中国建设，努力全方位、全周期保障人民健康，为实现“两个一百年”奋斗目标、实现中华民族伟大复兴的中国梦打下坚实健康基础。

健康中国发展的过程，也是中国现代化的过程。没有现代化的物质基础，难以实现健康中国；同样，没有全面健康的人，现代化也难以建成。这是现代中国紧密联系、互相促进的过程。因而，改革开放以来，党对解决人民健康问题的重视程度越来越高。

历史唯物主义认为，生产物质资料的能力就是生产力，它由生产工具、劳动对象与劳动者这三大要素构成。而劳动者在这三大因素当中是最活跃、最革命、最有创造性的因素，只有劳动者在生产过程当中才能生产出大于他本身成本价值的资本价值，即剩余价值，在社会主义制度下，它是用来扩大再生产，改善民生，发展经济、政治、科学技术等的源泉。国家或者企业家为了让劳动者不断地创造出新的价值，他就必须增加对健康需求的投入，保证劳动者的身心健康。我在2006年提出“健康是生产力”理念，道理亦在此。

“健康是生产力”从理论上说是马克思政治经济学最基本的问题，从现实生活来说，也是我们每天遇到的问题。比如人健康了，劳动效率就会提高，可以节省医疗费，多为国家创造财富。所以从理论上分析其中关系，国家关心人民健康，在健康事业上多投入一点，能够促进经济的发展。而如果医疗保障解决不好，反而会制约经济的发展，近年一些人民群众出现的“因病致贫”“因病返贫”现象便可说明这个问题，也再次印证健康就是生产力。

健康是生产力，保护人民的健康就是保护生产力，培养和造就德才兼备、身心健康的人，才是建国治国之本。近年来，历次党代会报告和政府工作报告都非常强调健康问题，明文规定也越来越细。国务院总理李克强在2015年政府工作报告中提出，健康是群众的基本需求，我们要不断提高医疗卫生水平，打造健康中国。

人民的健康需求是紧迫且重要的，而目前人民群众就医普遍存在着看病难、看病贵的问题。遵照党和国家关于解决人民群众“看病难、看病贵”的战略部署，我们中国医药卫生事业发展基金会在2005年经国务院批准成立后，积极探索具有中国特色的健康之路，大力开展医药卫生扶贫、全民健康教育，发起并推进“健康中国工程”，十年历程，取得了良好社会效益，受到了人民群众与上级领导的普遍赞扬。

满足人民健康需求，推动健康中国发展进程。从宏观来看，反映在国家政策调控上，而从微观来说，体现在广大医务人员切实地为人民健康提供医药卫生服务。充分发挥医务工作者的骨干作用，能够高效、平稳地推动医疗卫生行业医疗水平及服务能力提升，最后又回归到健康是生产力上。

因此，习近平总书记提出，要关心和关爱医务工作者，让广大医务工作者安心、放心、舒心地从事救死扶伤的神圣事业。广大医务工作者要精心钻研业务，加强医德修养，为人民群众多做贡献。

患者的“健康所系，性命相托”，是医生工作的价值与核心所在。医生和患者是同一战壕的战友，同舟共济，同心协力，共同面对疾病，如此的和谐医患关系本应是新社会时期的主旋律，但近年来医患冲突却频频发生，“医改不成功”“看病贵”“医闹”等不绝于耳，成为影响医院与和谐社会同步共振的不和谐音。因此，我们在研究和探索如何用实际行动挽回已经造成的不利影响，弘扬医生对患者至诚至爱、救死扶伤的人道主义精神。医患冲突的频繁发生，虽有政府的、经济社会的、媒体的深层因素，但反映在主体身上则是医患之间不信任的问题。

2015 年 9 月 6 日，中国医药卫生事业发展基金会在国家卫计委的支持与指导下，举办了“2015 人民好医生论坛暨《人民好医生跟诊记》发布仪式”，向公众展示了“人民好医生”无私奉献的职业精神，同时发布《2015“人民好医生”跟诊记》。跟诊记是中国医药卫生事业发展基金会探索如何重新搭建医患互信桥梁的产物，通过人民好医生组委会工作团一行亲历、亲见，真实客观记录了“人民好医生”的精神风貌，在社会上引起了一定的反响。

继上一届人民好医生论坛圆满落幕后，中国医药卫生事业发展基金会人民好医生组委会以罗辉同志为首的一行工作人员，依然不辞劳苦地面向全国深入挖掘医务战线上的“人民好医生”，在坚持《2015“人民好医生”跟诊记》核心价值的基础上，把医患间的感人事迹荟萃成这本《2016“人民好医生”跟诊记》。这些医生从人民群众中来，务实地为人民群众服务，担当得起“人民好医生”的称号。为此也感谢人民好医生组委会、编委会与全体工作人员付出的辛勤汗水。

本书传播了社会正能量，弘扬了社会主义核心价值观，能让广大人民群众从字里行间感受人民好医生的温度。同时，“2016 人民好医生论坛”也举行在即，中国医药卫生事业发展基金会人民好医生组委会将一如既往地履行自己的职责，坚持不懈地继续前行，为推动我国卫生事业及社会公益事业健康、可持续发展贡献自己的力量。

中国医药卫生事业发展基金会　王彦峰

序　二

近年来，与我国蒸蒸日上的经济发展形势和日益提升的国际地位极不和谐的一个突出问题，就是因医疗问题引发的医患纠纷此起彼伏，愈演愈烈，已经成为社会矛盾中的一个热点、焦点，屡屡发生的恶性伤医事件，已经成为国人的痛点。越来越多的公众意识到，事关人人的“健康中国”，应从人人皆可做起的健康医患关系开始。

正当此时，一场为弘扬白衣天使治病救人精神、承载着诚意与感动的“人民好医生论坛”，朴素又庄重地在北京举行，由中国协和医科大学出版社出版、医媒“老记”罗辉主编的《“2015 人民好医生”跟诊记》由此面世。

那是去年的 9 月 6 日，我作为嘉宾亲历了“2015（首届）人民好医生论坛暨《2015 人民好医生跟诊记》发布仪式”的现场，见证了“人民好医生”为人民服务的精神展现，见证了医生与媒体推心置腹交流的热烈场面，见证了《跟诊记》这本浮躁时代里的精品竞相被与会者先睹为快的一幕……从这些点滴细节里，收获了满满的感动，由衷感慨主办方为医疗界做了一件大好事。

《2015 人民好医生跟诊记》是中国医药卫生事业发展基金会人民好医生组委会主任罗辉和她的团队，用了三年时间全心付出，足迹遍及首都各大医院，亲临医院门诊及手术一线，以跟随专家出诊的形式，站在专家医生的身后真实地记录了 32 家医院的 73 名医生救死扶伤、服务患者的感人事迹。

这是一本原创性的好医生出诊现场特写集。书中人民好医生的一次次出诊，就像一滴滴水，平淡而平凡，但折射出的却是仁心仁术。跟诊的一帧帧见闻，呈现出纷繁复杂的故事和细节，这决定着医生诊治患者的康复与成败。

它是一幢大厦。一篇篇跟诊记就是一砖一瓦，一页页随访录就是钢筋水泥，共同浇筑起人民好医生的雄健身姿。而我们的社会是一个由这些大厦拼成的城市，诸如好教师、好警察、好干部、好工匠等等，各行各业甘于奉献、乐于服务的人们构建的大厦，矗立在城市之中，令这里白天繁荣兴旺，夜晚流光溢彩。

《2015 人民好医生跟诊记》在医师队伍中树立起了一个个标杆，弘扬了社会主旋律。据不完全统计，来自医界、媒体及社会的关注量已远超百万人次，现已成为国家卫计委宣传医生典范、构建医患和谐的重要资料。在 2015 年度国家卫计委宣传司和中国教育中心主题宣传激励项目中，被联合推荐为“最佳图书”。可喜可贺。

2015已经载入历史，2016也将踏入尾声。有人学会遗忘，有人学会改变。可喜的是，人民好医生组委会仍在坚持，在以自己的踏实与真诚给2015的医界写下浓重的一笔后，又用更响亮的步伐继续向前，为公众呈上了这本姊妹篇《2016“人民好医生”跟诊记》。

该书入选的33家医院的59名医生，全部来自医疗卫生临床一线，他们中既有声名远播的医界“泰斗”，也有尽职尽责的基层医师，每一个人的身上都闪烁着献身医学、服务民众、敬业进取的时代光辉。在这里，我们看到，无影快刀除癌患，有方奇术解沉疴；谁曰华佗无再世，我云扁鹊又重生！在这里，我们看到，苍生大医，珍爱生命，精益求精，以救死扶伤为己任；白衣天使，以心为灯，真诚待患，甘做大众健康的守护神。在这里，我们看到，众多医生，把苦、累、怨留给自己，将安、乐、康送给病人；他们用爱心、诚心、细心，换来了患者的放心、安心、舒心。在这里，我们看到，医生的微笑，是患者伤痛中一缕温暖的阳光；医生的汗水，是患者康复中一滴渴求的甘露；医生的关爱，让患者坚定重返社会的信念。在这里，我们看到，大医精诚，以心化水，浇熄了病人伤口的火焰，用情至真，抚平了患者灵魂的创伤；是他们，用美好的心灵和精湛的医术，呵护着每一位病人，使患者的生命延续，健康重现，幸福永在……

阅罢此书，心中起伏难平。放眼古今中外，有多少赞美医生的美好语言：“医生是我们文明世界的精华”，“只要生命还可珍贵，医生这个职业就永远备受崇拜”，“赶走医生等于赶走朋友”……在文明社会，医生的地位名列前茅，备受尊重。而令人遗憾的是，在我国的当下，医生行业却成了最苦最累又最受气的职业之一。目前，我国执业医师和执业助理医师约270多万，加上130万乡村医生，医生队伍大概有四百多万人，在这个庞大的队伍当中，绝大多数医护人员热爱自己的职业，即使再苦再累也坚持职业操守。但在当前社会环境下，一些患者及其家属，因缺乏对医生的理解，甚至闹出不少医患纠纷，实在令人扼腕叹息！

医患关系紧张的原因很多，主要包括社会、医学、媒体、患方及医方等多种因素。我这里仅就其中的媒体原因略加分析。君不见，医院和医事一有风吹草动，媒体往往一窝蜂盯住医疗纠纷和医疗事故报道跟踪，并且明显地带有感情色彩，倾向于患者这个“弱势群体”，却往往对医务人员的辛勤劳动视而不见，对医学的未知性和不确定性造成的医疗事故不求甚解。当然，媒体为弱势群体鼓与呼，确实为治理医药购销领域的商业贿赂行为，打击红包、回扣，降低医疗费用，提高医疗服务质量起到了积极的舆论监督作用，可是一旦事实夸大，监督失准，便成了伤害医院和医生的双刃剑，加剧了患者对医院和医生的不信任，助长了医闹的气焰，使本已紧张的医患关系如火上浇油，雪上加霜。有鉴于此，媒体应该引以为戒，实事求是地报道医患双方的本来面目，畅通医患沟通渠道。须知，医患之间相互依存，医生因患者而生存，医学因疾病而发展，患者生病也需医生救治才能摆脱病魔，恢复健康。医患之间本应成为社会上最和谐的人际关系。这才是媒体应该大力高扬的主旋律。

作为一名传统媒体工作者，我在新闻行业已经工作几十年，这个职业——毋宁说是事业，已在我的人生中融入血脉。正是出于这种酷爱，我一直努力坚守新闻工作者的本职，亦以此要求下属：深入基层、踏实采访、客观公正，抑恶扬善。《人民好医生跟诊记》主编罗辉一行为“人民的好医生”树碑立传，用媒体的正义为之传扬，恰恰是对这种媒体精神的传承与发扬，难能可贵！我为曾经的部下罗辉备感欣慰和骄傲。同时，希望以这种媒体精神作支撑的人民好医生组委会，能够志存高远，为改变当前的医疗环境、改善医患关系不懈努力鼓与呼！

在《2016“人民好医生”跟诊记》出版之际，欣闻“2016（第二届）人民好医生论坛”也将如期举行，在此，我衷心祝福二者功德圆满！是为序。

李新彦

2016年10月16日于北京

附：李新彦简介

李新彦，人民日报社原教科文部主任兼健康时报社长，高级编辑。曾任新华社辽宁分社副社长、贵州分社社长等职。曾兼任中国科技新闻学会副理事长、中国环境记协副主席、全国人大环资委中华环保世纪行宣传顾问、中国社科院研究生院教授、中国传媒大学博士生导师。荣获中国新闻奖、地球奖、全国科普宣传先进工作者、全国百佳新闻工作者、韬奋新闻奖等奖项。

目　　录

01. 北京大学人民医院

肝胆外科路上乘风破浪——胡志平

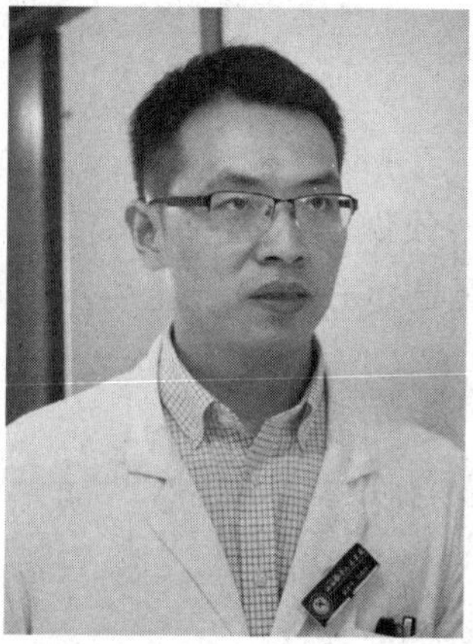

专家简介

胡志平，北京大学人民医院肝胆外科主治医师。师从北大人民医院肝胆外科主任朱继业教授。多篇肝胆胰疾病及肝移植领域的文章发表在《中华普通外科杂志》《中国实用外科杂志》《WJG》《Hepatogastroenterology》等期刊，参与2项国家自然科学基金。作为课题主要设计及参与人参加三项北京大学人民医院研究与发展基金项目。

专长：肝胆胰外科和肝移植，肝胆胰良恶性肿瘤的诊断和外科治疗，包括开放及微创手术治疗等。

出诊时间：以医院实际出诊为准。

“最近感觉怎么样？”一位英俊的医生走进病房，温和地询问患者的情况。看到他进来，患者连忙要起身打招呼。见状，这名医生连忙摆手：“你躺着吧，不要起来，好好休息。”这名医生正是北京大学人民医院肝胆外科主治医师——胡志平。

“这是我们的一个患者，在外地医院因胆管结石做的胆管探查，术后2年发生胆管狭窄，当时做磁共振检查，发现他的胆管基本上就是一条线了，这次准备再用介入微创的方法，看看能不能破开。”胡志平向记者介绍情况。

自信源于专业的判断

在病房里，胡志平正在询问的患者是家在外地的李女士，前段时间出现肝部不适，在丈夫的陪同下，来到北京大学人民医院肝胆外科就诊。在最初接诊时，胡志平担心李女士患上的是囊性瘤或者囊性癌。经过多次细致的检查，他并没有发现严重的问题，最后的结论是肝内胆管多发囊性扩张。

胡志平走到患者身边，准备再为她进行检查："来，平躺，放松下来。"在丈夫的帮助下，李女士平躺在病床上。接着，胡志平用手轻轻地按着李女士的腹部右侧，并问道："这个位置疼吗？""这边还行，感觉不怎么疼，挺正常的。""这边呢？"胡志平又按了按她腹部左侧。见到患者轻皱了一下眉头，胡志平对她疼痛的部位有了更确切的了解："你的情况还不错，没什么大的问题，跟之前比也没有什么大的变化，再观察一段时间就行。"

"大夫，我是不是得做手术啊？"患者询问道。"你的激素水平都是正常的，半年之后再过来复查就行，最近可以先出院了。""没做手术的话，我心里不太舒服啊，感觉不放心。"患者显然对自己的情况很是担心，希望能尽快用手术的方式，把病彻底治好。

"别紧张，检查结果很清楚，肯定是良性的，后续需要治疗的话，就再过来。以后如果持续增大还是得手术，但是最近要再观察一段时间。"胡志平耐心地安慰李女士。"行，我们听大夫的，先出院回家看看情况，如果有需要就再过来找您。"李女士的丈夫对胡志平的话显然很认同。

胡志平告诉记者，肝内胆管扩张是一种少见的肝脏良性疾病，一般不会发生恶变。

作为一名经验丰富的医生，胡志平对自己的专业判断很有信心。事实也证明，他的专业判断往往是正确的，也因此帮助了不少患者。在一次急诊中，一位70多岁的女性患者，从别的医院转到北京大学人民医院进行治疗。据家属介绍，患者在很多家医院的诊断结果都是慢性阑尾炎，但治疗一直没有明显效果。心急如焚的家属，又来到了北京大学人民医院寻求帮助。

经过认真查体和反复研究患者的CT报告，胡志平怀疑患者是回盲部肿瘤，但这样的检查还不足以得出确切结论，建议患者家属做进一步的检查。但是，经过多次治疗，而且多家医院诊断结果一致之后，家属和患者对胡志平的建议很是怀疑，不愿意接受进一步的检查，认为是在浪费时间和精力。

胡志平知道，要想得出正确的诊断结果，就必须劝服患者和家属。经过胡志平反复努力的劝说，对方终于同意再做腹部增强CT检查。结果，检查的结论是升结肠癌。这是肠道里面的恶性肿瘤，早期可有腹胀、腹部不适、消化不良等症状，而后出现排便习惯的改变，如便次增多、腹泻或便秘、便前腹痛等等，的确很难和慢性阑尾炎区分。幸亏在胡志平的坚持下，患者的病症发现及时，并果断为她安排了手术治疗。最后，患者顺利地康复出院。

“其实很多病人是别的医院的大夫介绍过来的，靠的就是口碑。”胡志平笑着说。

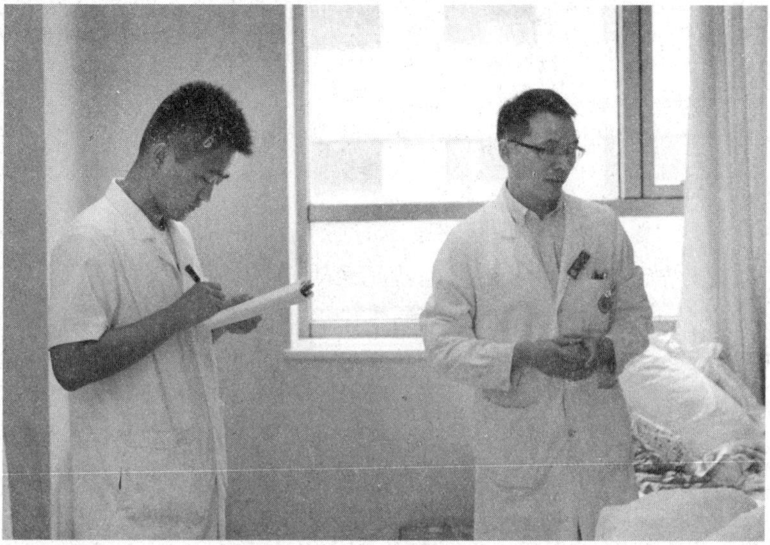

始终追求患者利益最大化

对于胡志平来说，如何保障患者的利益，永远是他考虑的首要问题。对患者无微不至的关怀和耐心，也让这位年轻的医生，获得了很多患者的认可。

曾有一位患者，之前已被确诊为胰腺癌。辗转于北京多家医院，但治疗效果都不能让人满意，个别医生的态度也让患者有些灰心。后来在儿子的陪同下，来到了北京大学人民医院肝胆外科。“在诊室遇见朱继业医生和胡志平医生，让我倍感欣喜，两位医生都很有耐心，态度十分和蔼。”患者的儿子说道。对患者的病情做出诊断后，两位医生立刻为他安排住院。而在住院问题上，患者的儿子说他“尤其要感谢胡医生”。胡志平多次给他打电话，并帮忙联系病床。周末本应该是上班族的休息时间，但胡志平却很难享受难得的休闲。“我们做医生的，要牺牲很多的业余时间。这也没办法，是职业决定的。比如我们每个周末都会过来看患者，来查房，了解相关的情况。这在外科是一件比较普遍的事，算是一个传统吧。”一位来自湖北的患者，因急性胆管炎、胆管结石入院。因为患者年龄较大，如果进行手术治疗的话，风险极大。而当时正好赶上节假日，消化科也无法对患者进行微创治疗。对于这种疾病，有一种重要的治疗手段，叫做经内镜逆行性胰胆管造影术（ERCP）。过程是将十二指肠镜插至十二指肠降部，找到十二指肠乳头，由活检管道内插入造影导管至乳头开口部，注入造影剂后X线摄片，以显示胰胆管的情况。由于ERCP不用开刀，创伤小，手术时间短，并发症较外科手术少，住院时间也大大缩短，深受患者欢迎。为了让患者及时得到治疗，胡志平果断联系到了外院能做急诊ERCP的科室，进行了急诊ERCP取石。患者的术后恢复情况良好。

"遇到一些需要做某种手术的患者，如果我们做过的类似的手术比较少的话，就会请一些外院的医生过来会诊。这就是以患者利益的最大化为第一考虑吧。"胡志平说。

作为外科医生，胡志平进行的手术往往需要好几个小时。一位胆结石患者，由于情况比较严重，手术难度也较高，胡志平和其他医生一起为他进行手术，用了5个多小时。而这5个小时的手术，中间没有休息时间，而5个小时在肝胆外科复杂手术中时间算是短的，有时长达12小时的手术医生只能中间喝点糖水来补充体力。

最让记者印象深刻的是，跟诊当天下午一点半，胡志平要进行一台手术。当天晚上，记者给他发微信询问相关情况，直到次日凌晨一点，才得到回复："实在抱歉，手术刚刚结束。"这对于他来说，早已习以为常。

尽己所能帮患者减轻痛苦

胡志平师从我国著名肝脏外科和肝移植专家朱继业，凭借着对攻克肝脏疾病的强烈兴趣和多年的知识积累，成为北大人民医院肝胆外科一名经验丰富的医生。此外，他还有多篇肝胆胰疾病及肝移植领域的文章被发表在各类专业的医学期刊。

针对临床工作中的常见小问题，胡志平往往能提出接地气的解决办法。常规胆道经皮经肝引流管因管腔细，胆道内泥沙样结石较多，常出现堵塞引流管的情况。"有些胆道内特别黏稠、胆道淤积，有一些小石头渣子，我们给一些低压力的冲洗，能把这些黏稠的东西冲洗出来。"根据这种情况，胡志平提出了双腔冲洗加引流的方案，并申请了实用型专利。而他的另外两项专利也获得授权。

除了肝胆胰肿瘤和肝移植外，胡志平的专长还包括门脉高压症的治疗。"肝硬化是最常见的导致这个病的一个原因。消化系统的静脉血通过门静脉回到肝脏再经过腔静脉回流到心脏。一旦肝脏发生硬化，血液回流的阻力会很大，就得通过别的路径回到腔静脉去。”胡志平介绍说。

在这一领域，北京大学人民医院肝胆外科进行过包括基础、科研和临床在内的许多工作，在门脉高压症综合治疗方面在全国都是位于前列的。现在，根据患者的个体化病情，除了传统的断流手术外，也有了很多其他治疗方式。“一个是内镜，内镜下可以做套扎或者硬化剂注射止血，创伤更小，但是需要反复多次；另外一个就是做肝移植，因为由于各种原因肝脏疾病进展至不可逆的肝硬化，如果合并肝癌或者肝功能不全，肝移植是最佳选择。如果这些条件不允许的话，或者内镜治疗效果不佳就考虑断流手术。总体来讲根据患者的具体病情做出全方位的判断，选择最适合患者的个体化方案，当然也需要考虑社会经济等方面因素，如患者或家属意愿、经济条件等。”胡志平介绍说。

谈起自己工作的意义，胡志平笑着说：“其实医学并不是万能的，需要不断探索，且医学科学技术和理念进步非常快，比如二三十年前很多治疗理念和方案，很多现在已经不采用了，但你不能说前辈们做错了。现代医学不是万能钥匙，医生也不是神，很多疾病很多危重病人也是无法救治的，对于我们医生来说，最大的意义就是尽自己的努力，帮助病人减轻痛苦。”

（跟诊记者：郭　强）

用心守护呼吸健康——冯淬灵

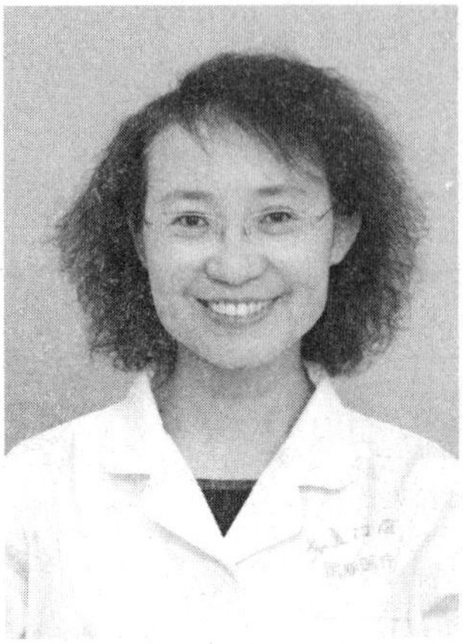

专家简介

冯淬灵，北京大学人民医院中医科主任，主任医师，医学博士，博士研究生导师。曾任职北京中医药大学附属东直门医院呼吸科。曾在德国魁斯汀中医院工作一年。

专长：慢性阻塞性肺疾病、支气管哮喘、外感发热、慢性咳嗽、肺部感染性疾病、肺癌、间质性肺病等呼吸系统疾病。

出诊时间：周一上午，周三上午。

穿过站满病人的走廊，来到北京大学人民医院中医科诊室的门口，你会看到这样一幅景象：满是咳嗽声的诊室里，挤满了患者与实习医师。一位身着白大褂的女医生，坐在放满病历本的桌前，一边询问病人的情况，一边细心而温和地安慰着对方。原本愁容满面的病人，在就诊结束时，脸上的神情轻松了许多，甚至有了笑容。

这位似乎有着神奇魔力的女医生，便是北京大学人民医院中医科主任——冯淬灵，也是患者口中"和蔼可亲的冯大夫"。

治哮喘：中西医结合疗效好

哮喘是支气管哮喘的简称，中医则称之为"哮病"，这种病在中医古籍里有十分系统的论述。由哮喘引发的咳嗽、胸闷等症状，往往会给患者带来很大痛苦。

作为治疗哮喘疾病的专家，冯淬灵每次出门诊都非常繁忙。60多岁，患有支气管哮喘的张大妈，在女儿的陪同下前来复诊。"之前咳嗽得厉害，还胸闷，去过很多医院也没见好。后来女儿在网上查到了冯大夫，在这看完之后，现在基本上就好了。”尽管张大妈戴着口罩，看不到她的表情，但语气里透露出来的兴奋还是很容易听出来。看到病人恢复得这么好，冯淬灵也十分高兴。不过，她不忘提醒张大妈，保持健康的生活规律对身体很重要：“您还是睡那么晚吗？要早点儿休息，改正生活习惯才行。”听了冯淬灵的话，张大妈赶紧点头：“您放心吧大夫，肯定听您的！”

像张大妈一样的患者可是不少。一位 2008 年患上哮喘的患者，去过不少大医院就诊，但病情都没有得到缓解。后来听了朋友的推荐，便慕名而来。服用了冯淬灵为他开的药半年左右，哮喘就大大减轻了，之后的几年也基本没再犯过。冯淬灵精湛的医术与认真细心的态度，给他留下了深刻的印象：“从发病原因到如何用药，她说的没法再详细了，这态度真是没的说！”

在上午的出诊中，冯淬灵多次提到了“咳嗽变异性哮喘”这一疾病。作为哮喘的一个特殊类型，它以慢性咳嗽为主要或惟一临床表现，偶尔会伴有胸闷。有一位 40 多岁的病人，连续咳嗽 1 个多月，但其他症状并不明显。由于他患有过敏性鼻炎，而这有可能导致咳嗽变异性哮喘，冯淬灵便建议他做气道激发试验以确诊是否患有此病。

由于北京市目前只有中日友好医院或北京朝阳医院能做这一试验，因此在未确诊前，冯淬灵也会为嫌麻烦的患者考虑。在为一名 60 多岁的女患者诊断时，冯淬灵详细了解了情况后，一边在病历本上写着治疗意见，一边说道：“我先给您开 7 天药，如果有效果的话，您就不用去做气道激发试验了；如果一点效果都没有，您就去做，确诊的话就按那个病给您对症下药。”

冯淬灵建议，哮喘病人应该多进行包括体能和呼吸的锻炼。体能锻炼包括慢跑、游泳、爬山、骑自行车，太极拳、八段锦等也是被提倡的项目；而用呼吸操、八段锦来进行肺康复的锻炼则是冯淬灵最推荐的一个方法。所谓的呼吸操，指的是通过不同位置、不同姿势的深吸气，然后慢慢呼气的方式，以减轻呼吸困难，提高活动能力，增加呼吸肌的肌力和耐力，进而起到强身健体的效果。八段锦是传统的运动方式，融调神、调形、调息于一体，非常适合肺康复锻炼。在为患者诊断结束后，她往往会留下一些哮喘病人的电话，定期组织他们进行肺康复锻炼。“我们做了 5 年的肺康复锻炼活动，患者的评价都很不错，相关初步的研究成果已经发表。”冯淬灵说。

尽管冯淬灵是中医专家，但在她看来，治疗哮喘应该中西医相结合。她很反对有些病人只坚持吃中药而拒绝西药：“咱们得科学规范来看，是什么病咱们就怎么治，要因病因人而异。”

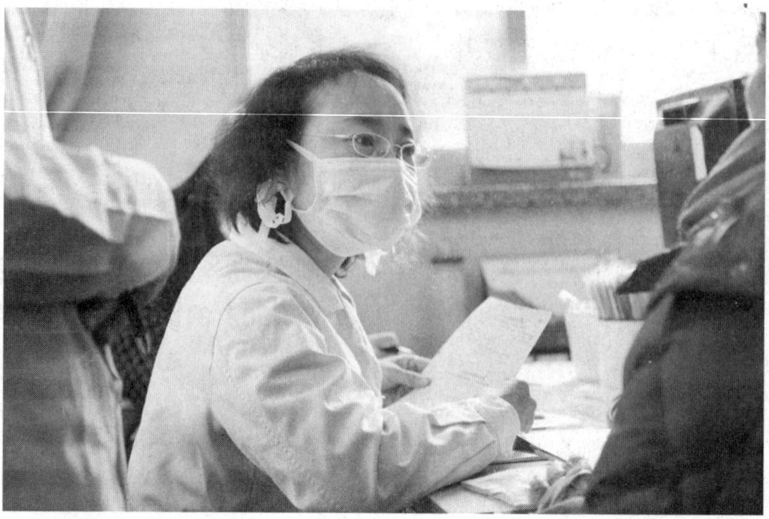

慢阻肺：稳定期做肺康复训练

作为呼吸疾病方面的权威专家，冯淬灵的很多呼吸疾病患者都是在别的医院久治不愈，才慕名辗转希望能得到她的救治。她也凭借着丰富的经验，得到了许多患者的认可。

一位60多岁，患有慢性支气管炎的老大爷前来复诊，他看起来精神矍铄，几乎没有任何患病的迹象。坐在冯淬灵的面前，老大爷感慨地说："现在不咳嗽了，晚上也能睡得好，昨天还去游了泳，真是得谢谢冯大夫。我今天主要就是想来看看您。"看到老大爷身体恢复得很好，冯淬灵也十分高兴，她笑着说："您要是想看我随时都可以来，不需要挂号。"

冯淬灵的治疗方法，不只是用药物，还有对患者心理上的疏导。一位年轻妈妈由于产后抑郁，导致身体很多器官功能紊乱。开始每天都会咳痰，后期则出现胸闷、咽喉肿痛、声音嘶哑等症状。经过细心诊断，冯淬灵确诊了她的病因是慢性咽喉炎，且存在反流症状。确诊后，冯淬灵告诉她，神经性的疼痛和咽喉反流很好医治，吃几副药就能治好，还凭借自己为人母的经验开导病人，让病人心里的压力也得到了很大的缓解。而用药之后，病人的症状果然大大减轻了。在复诊时，冯淬灵半开玩笑半认真地对她说："如果感觉好了，就别再来了。""真的是感谢冯医生高超的医术和亲切的态度。"这位年轻妈妈发自肺腑地说。

对于很多患者来说，冯淬灵的治疗帮他们解决了"大问题"。一位患有慢性阻塞性肺疾病的女患者，长期忍受着咳嗽、咳痰和呼吸困难的煎熬。而经过冯淬灵的治疗，再次来复诊时，肺功能的检查数值已经基本正常。“现在你看这些数值多好，没事儿，踏踏实实的，要对自己有信心。”冯淬灵对患者鼓励道。“主要是您的药管用，太感谢您了，希望您越来越好。”病人感激地说。而另一位已经 71 岁，患有支气管炎的病人，特地跑过来复诊，一是想巩固病情，二来也是表达感谢：“上次吃您开的药效果特别好，痰也没有了，您就是神医啊，帮我解决了大问题。”

“其实也有病人在我这没看好。”对于患者们的认同，冯淬灵喜欢实事求是。

还有个别患者由于缺乏对疾病的了解，往往会有过高的期待。一位患有支气管扩张，且一只眼睛已经看不见的老人，几天前开始咯血，在儿子的陪同下来到医院。见到医生时，老人的第一句话便是：“大夫，能彻底治好吗？”冯淬灵回答她：“我们得实事求是，支气管扩张很难逆转，但合理的治疗能让您的症状大大减轻。您的咯血是支气管扩张导致的，所以不用担心。”听了冯淬灵的话，老人并没有很失望，显然十分信服。

冯淬灵介绍，慢性阻塞性肺疾病急性发作时需要药物治疗，但不需要长期吃药，在稳定期时主要做一些肺康复的训练，对于病情严重的患者选择适当的药物。慢性呼吸系统疾病的病人要重视提高免疫力，预防感冒，不要去污染严重的地方，雾霾天尽量避免外出锻炼身体等。而对于慢阻肺病人来说，更要重视稳定期的防治，加强体育锻炼和肺康复训练，预防疾病的急性加重。

疑难病：组织会诊集思广益

记者在上午 8∶10 来到医院时，冯淬灵的诊室里已经坐满了患者。一直到将近下午一点，40 多位门诊病人才全部看完。甚至一度其他科室的病人误以为下午的门诊已经开始，前来询问是否轮到自己诊治。难怪一位因为咳嗽前来看病的大妈感慨地说：“看冯大夫看病那么累，我都心疼她。”

冯淬灵的“累”，不只是因为有众多的患者信任她，更因为她对患者近乎无微不至的关怀。一位 40 多岁的患者，做了肺功能（通气）测试后，显示有肺阻塞性改变。冯淬灵觉得患者如此年轻，肺功能不可能这么差。便询问她是不是测试方法不对，让她重新去测试。当时已经将近中午 12 点，做检查的医生可能已经准备下班了。冯淬灵便亲自打电话，让医生等一下，又让患者先别交钱，做检查要紧。最后患者重新做了检查，拿回来的结果是正常的，患者特别开心，冯淬灵也给出了适合的治疗方案，舒心地笑了。

遇到一些患有疑难病症的患者，冯淬灵从不会简单地打发对方，而是选择组织会诊，集思广益。一位外地来的父亲带着自己患有咳嗽变异性哮喘的15岁儿子，来到医院复诊。看到男孩一直不断地咳嗽，冯淬灵心疼地说："唉，我们小伙子好可怜。"为了尝试新的治疗思路，冯淬灵打电话给呼吸科一位同样很有经验的医生，让父亲带着儿子去找这位医生，拿了药方再回到自己这里抄方开药。"咱们随时联系，就希望孩子能快点儿好起来。"冯淬灵反复地叮嘱着对方。

有时候，冯淬灵还得扮演一下"调解员"的角色。一位前来复诊的老人，就诊时一直抱怨等在门口的老伴不会关心她，粗心大意。冯淬灵微笑着，一边在病历本上写下治疗意见，一边安慰她："您老伴其实挺关心您的，只是不太会表达而已"。一番劝解，老人脸上才渐渐露出了笑容。

冯淬灵对患者的好脾气是出了名的。尽管她号称自己"脾气很火爆"，但整整一上午的治疗，面对嘈杂的环境和众多的患者，却没有对任何一个患者有一丁点儿不好的态度。"咱们换位思考，很多病人都是凌晨四五点就来挂号。而且到我们这来看病的，基本都是跑了很多地方效果不好，渴望在这能解决问题，能得到治愈。多数病人都是有敬畏感的，是带着很大期望来的，你这冷冰冰两句话就让病人走了，病人真的挺伤心的。这是我自己的感觉，所以我从来不会对病人发火。"

不只是病人，冯淬灵几乎会关心她身边的每一个人，除了她自己。临近中午时，仍在出诊的她却关心起进修医师和记者："你们先去吃饭吧，都几点了，我这还要好一会儿呢。"如此反复催促了几次，自己手旁的水却自始至终只喝过一口。

正是对病人的关怀，让她赢得了很多病人发自内心的尊重。一位患者怕她中午吃不上饭，便悄悄地为她买饭，托护士送进来；一位老大爷之前在冯淬灵的诊治下症状得到明显好转，复诊时带来一把装帧精美的扇子和两个画着可爱图案的便笺纸送给她。凡此种种，经常发生在这间小小的诊室里。

临近下午一点，冯淬灵结束了门诊，匆匆赶去吃饭，因为马上还有自己学生的答辩。也许对她来说，这只是再平凡不过的一天。但对于我们，看到的却是一位优秀医务工作者美好的缩影。

（跟诊记者：郭　强）

诊治癫痫有三步曲——王群

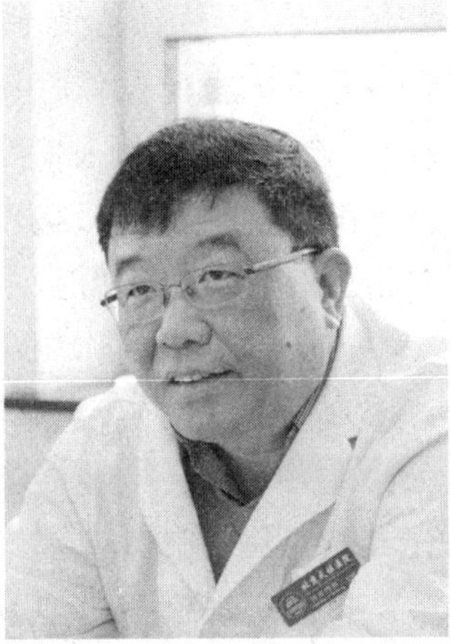

专家简介

王群，首都医科大学附属北京天坛医院神经病学中心癫痫科和北京癫痫疑难病会诊中心负责人，神经病学主任医师、教授、医学博士、留美博士后、博士生导师。脑血管病转化医学北京市重点实验室副主任，北京脑重大疾病研究院兼任教授，北京市海外高层次引进人才（海聚工程）及北京市特聘专家。中国抗癫痫协会理事，中国医师协会神经内科分会癫痫疾病专业委员会委员，中国卒中学会转化医学分会委员，中华医学会心身医学分会神经反馈和调控协作组副组长，中国研究型医院学会移动医疗专业委员会委员兼副秘书长，中国转化医学学会理事，北京抗癫痫协会理事，北京癫痫诊疗技术创新联盟副理事长，北京抗癫痫协会远程会诊中心专家。国家和北京市自然科学基金评审专家，北京市科委项目评审专家。

专长：癫痫和脑电图，抗癫痫药物合理应用和顽固性癫痫术前评估。

出诊时间：周一上午（癫痫会诊），周二上午（特需门诊），周四上午（专家门诊）。

癫痫是一种慢性神经系统疾病，该病病程长、致残率高，其发作呈突然性和不可预知性，反复发作，并且可能造成患者认知功能损害和心理负担，对患者的生活质量影响极大。作为癫痫领域的知名专家，北京天坛医院神经病学中心癫痫科主任王群，每次出诊时都会给来自全国各地的患者提供精准诊断与最佳治疗方案。

一心为患诠释“医者父母心”

首都医科大学附属北京天坛医院癫痫科是北京癫痫疑难病会诊中心所在地、国家神经系统疾病临床研究中心组成部分，承担着学科发展与诊治患者的重任。寒冬的早上，科室带头人王群的诊室门口坐满了候诊的患者，他们大多来自外地，期望病情能在这里获得改善，王群则以渊博的专业知识与热诚的态度诠释着“医者父母心”。

有位从辽宁赶来复诊的女患者，今年 25 岁，15 年前开始出现发作性四肢抽搐，发作时意识丧失，伴有双眼上翻，口吐白沫，被当地医院诊断为症状性癫痫。经服药曾有 3 年未发作，但从去年年末起，病情又出现了反复，被人推荐来这求诊后，王群为她调整了用药方案，病情暂时得到控制。“你有打算结婚生小孩吗？如果有，目前用药对生小孩的影响比较大，可以调成副作用小的药物。”了解了患者的病情近况与最新检查报告，王群关心起她的生活，分析各种药物的利与弊。

“有个药我吃了 3 年未发作，需要更换吗？”“这个药对下一代影响比较大，但剂量小一点也没关系。”王群耐心地为患者解惑，又拿着几张单子讲解其用途与药物的吃法。“来一次挺麻烦的，我可以在当地查了血再过来吗？”“可以，这样也省点时间，我给你写好要检查的项目，他们看到就明白了。”末了，王群用白纸详细列明事项，患者也得以安心回家。

上午 10 点，一位长相秀气的少年在父母的陪伴下走进诊室，其后一直低头不语，身体时有抽动。据家长讲述，先前以为孩子是调皮未给予治疗，后来却出现了全身抽动，被当地医院怀疑为癫痫或抽动秽语综合征。“脑电图是正常的，不支持癫痫，还是抽动秽语综合征。”王群看着少年在这做的脑电图报告说。“孩子现在不上学了，在家老看电视。”家长对此甚是忧心。“让他的生活改变一下，旅游、参加锻炼都能改善。”“孩子总说自己是有毛病的，老待在家里让我们着急。”“他这病随着年龄增长会好的，不要有太大精神压力，小朋友听懂了吗？”一直沉默的少年听到这才应了一声，王群又继续开解家长，叮嘱不用着急找心理医生，应让孩子多换环境、多些生活调剂，最后温和地问少年：“我们说的你都听到了吧，这不是癫痫，也谈不上精神病。”家长都稍微松了口气，王群还为他们预约了复诊的号。

王群出诊总是不能按时下班，对每位患者都给予专业详尽的指导，在治病的同时也尽量把副作用减到最小，以提高患者的生活质量，因此找他看病的患者很多。中午12点时，有位出完门诊的医师前来咨询事务，王群见了逗趣道："哟，你结束了，手够快的。""关键是数量，你的病人太多了。"说完大家都笑了起来。

"管理"理念引入癫痫全程治疗

在不同的年龄阶段，癫痫的病因不同，4岁以下的儿童以脑发育的问题为主，但随着年龄的增加，尤其到中年以后，脑血管病就成了继发性癫痫的主要病因。流行病学数据显示，在所有癫痫患者中，卒中后癫痫占11%，脑卒中是老年人癫痫发作最常见的原因。肩负脑血管病转化医学北京市重点实验室副主任重任的王群，为许多卒中后癫痫患者解除了病痛。

有位因脑血管病引发癫痫的老年患者，半年来在王群这就诊了2次，因为家在外地，这次由儿子小张前来问诊。"您看了之后精神一直很好，手不颤抖了，没再发作。"小张一坐下就笑着"报喜"。据他讲述，父亲自出现癫痫症状后，发作得不到好的控制，常觉四肢无力、精神萎靡，只想卧床不动，是王群制定的药物治疗方案使病情有了起色，"父亲说，吃了您的药发作停止啦，也有力气和精神了。"王群听了颇为欣慰，与小张聊起患者的近况。

"现在状况这么好，药量什么时候可以开始减？""要2~3年没发作，期间做的脑电图没放电再逐步减。"王群交代要按现定的药量继续吃，还叮嘱小张让父亲生活中别太劳累，杜绝辛辣与刺激的食物。"非常感谢您！王大夫。"小张感激了一番才离开诊室。

还有位来自内蒙古的癫痫患者，这次在儿子的陪伴下前来复诊。他6年前脑卒中出血，不久后出现癫痫症状，身体发作性抽搐，伴有意识丧失，已经在别的医院接受过治疗，效果不甚理想，2个月前来这求诊时，王群为他调整了药物。

"这2个月怎么样？"王群关切地问。"手不肿了，但握东西无力，皮疹没了，基本没有发作。""刚换药有什么感觉？""一周内每天有发作。""可能刚换药没达到血浓度，达到就没事了。"王群向患者分析。但他仍对换药有所顾虑，王群接着查看了新出的脑电图报告，指出脑电图已经恢复正常，应该继续使用这种药物，一番分析，患者释疑了，又预约了复查时间。

王群介绍，卒中后癫痫的危险因素包括脑内出血、蛛网膜下腔出血、皮层受累（出现转换）、大范围神经元损伤（多脑叶受累）、心血管栓子脱落所致脑梗死等。“如果卒中病人有癫痫发作，我们应该怎样去管理？这几年提出了一个概念，即癫痫长程管理的概念，我们应将‘管理’理念引入癫痫全程治疗过程中，其宗旨是以患者为中心，关注患者整个治疗过程，不仅控制癫痫发作，还要减少不良反应，最终达到最好的治疗效果，身心健康。”王群说。

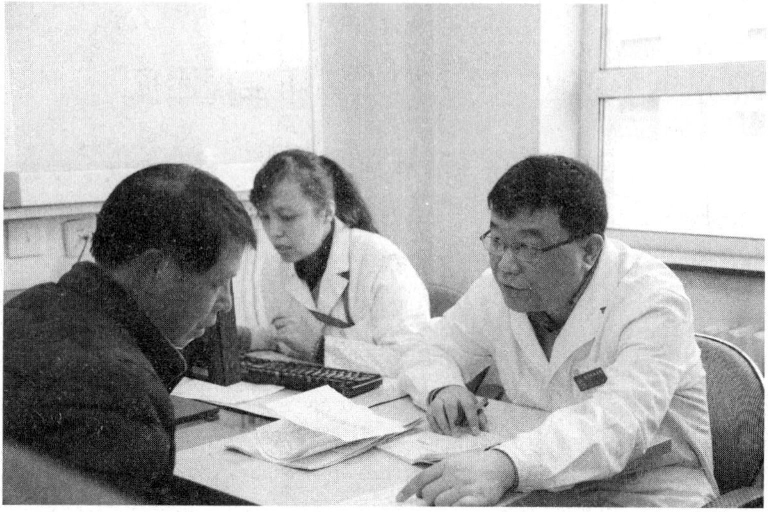

预防癫痫做好围生期保健

王群介绍，很多癫痫患者的病因与围生期保健不好有关，如难产、产后窒息等都有可能造成脑部发育不全或损伤，增加癫痫患病概率。记者在他的门诊中就见到许多这样的患者。

由妈妈陪伴过来的佳佳今年才4岁，但癫痫已经伴随了她3年。据了解，佳佳出生时曾经历难产，到16个月时发了一次高热，开始出现抽搐的症状，其后每次发热都会抽搐，3个月前就医吃药后暂未发作。王群详细询问，查看磁共振报告后，作出了判断：“她的双侧海马大小不一，左侧海马有点小，海马硬化有可能是病因。”“她只有发热的时候才抽搐，是不是控制她的发热就不会再犯病。”“现在大脑已经发生病理性改变，会逐渐发展成不发热也抽搐。”王群分析完病情的走势后，又指出海马硬化可引起顽固性愣神发作，接下来应继续吃药并做视频脑电图监测和PET/CT检查，通过术前评估确定致痫灶。

门诊中28岁的小欣也是幼时发病的患者，她出生5天就抽搐了数次，被诊断为脐带感染，3个月大到3岁间发作过几次后，到了18岁又再次犯病，几个月前吃了王群开的药后病情已趋于稳定。“王主任，感谢您把她治好了，谢天谢地！”小欣的妈妈进门就笑着对王群说，但他没这么乐观：“她的左侧颞叶提示癫痫病灶在这，吃药如果不好将来可能还是要做手术。”“能给她用好一点的药吗？”“这药吃了没发作就继续用，中途若发作药量增加至一片半，不过以后反复发作的话需要做一个术前评估。”“找到王叔叔肯定能治好。”最后，小欣妈妈抚着女儿的肩膀感激地说。

还有位46岁才开始发病的癫痫患者，头颅MRI显示双侧大脑白质脱髓鞘，做了PET/CT与脑磁图，显示左侧额叶、颞叶及右侧额叶叶前部代谢减低，长程脑电图提示双侧大脑半球多致痫灶。王群指出，该病大部分起因于幼时，比如缺氧、窒息、惊厥等。双侧多癫痫灶可以考虑神经调控治疗，如经颅磁、电刺激或迷走神经刺激治疗。

“围生期的保健要做好，如果你留心可以注意到很多小儿患者是农村的，其妊娠保健做得不好，妈妈没有定期去产检，或者生产时操作不正规，这些都会造成大脑不同程度的损伤，留下癫痫发作、认识障碍等一些问题。”王群说。

以精准诊断为本，实行规范治疗

癫痫的病因与症状非常复杂，精准诊断是癫痫治疗中极为重要的环节，王群在多年的临床实践中，能够通过丰富的专业经验与检查手段为患者明确癫痫的致病病因，从而制订合适规范的治疗方案。

有位43岁的患者王女士，4年前发作抽搐了6次，当地医院诊断为正常，去了另一家医院，被当作脑神经损坏做了脑神经修复，后来吃了一种药3年多没发病，但最近又开始发作了。“你发作时有什么感觉？”“心有点不舒服，然后无意识，拳抓紧，先右手抽，之后大抽。”“每次发作持续多久？”“这2天的4次发作都是半分钟左右。”“从你说的临床表现肯定是癫痫，你每次发作时头往哪边歪？”“头往右偏，伴有右侧肢体抽搐。”“你的症状显示病灶是在大脑左侧。”“我平时生气这左侧也疼。”王群经过详细的询问，断定王女士患的是继发性癫痫，虽然没有其他疾病与头外伤，但头部存在着病灶。“目前不知道病灶是什么，要做几个检查：头颅磁共振或PET，24小时或2小时的脑电图，你原有的脑电图只做了20分钟，没测出来。”王群为她指明了规范的诊断方向。

前来复诊的杨女士也是一位曾经找不到病因的癫痫患者，她发作性抽搐了6年，由于不规律服药，1年前又出现愣神与抽搐。月前来王群这就诊时，王群通过相关询问与病史资料让她做PET检查。“从这个PET报告分析，你的发作是由左侧海马硬化引起的，这种做手术效果很好，现在你需要住院做术前评估，抓一下发作，准确定位脑部致痫灶。”王群看了检查报告分析道，但患者对手术颇为拒绝，要求继续服药。“病灶在，吃药好不了，将来还是需要手术去掉，不然停药就会发作。”最后，王群还是尊重患者的选择，调整了她的药量，嘱咐下次发病再做术前评估。

王群的专业知识使许多患者都获益匪浅。尚未婚育的患者小吴，小时有头外伤史，发作性四肢抽搐了17年，曾诊断为癫痫合并精神障碍，来王群这接受药物治疗后，脑电图已经恢复正常，5年半没大发作。这次来复诊时，小吴道出忧虑多时的问题：“有癫痫可以结婚吗？”“可以，药控制得好不影响工作与生活。”“那会遗传给下一代吗？”“不会，你这种癫痫是继发性的，不是先天的，精神方面的问题也是由癫痫引起，不会遗传，而且现在控制得很好，药可以慢慢不吃了。”王群的话让小吴终于放下了多年的精神包袱。

“诊治癫痫有三步曲，①是不是癫痫；②癫痫的发作类型是什么，属于原发还是继发；③如果是继发的就得查病因，针对病因去治疗，假如病因不属内科治疗的，还得外科诊治。我们每天都是按这个思路去看病人。”王群对记者说。

门诊结束时已是中午一点，在这寒冷的冬日，忙碌了一上午的王群还没来得及吃饭歇息，催促他开会的电话又响了起来，这对他而言却是“家常便饭”。

（跟诊记者：庞书丽）

扎根神外练就“火眼金睛”——张凯

专家简介

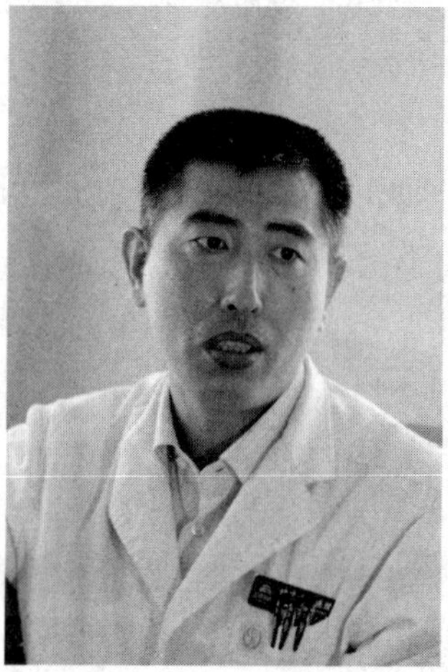

张凯，首都医科大学附属北京天坛医院功能神经外科病区副主任，主任医师，教授，医学博士，博士研究生导师。

专长：各种顽固性癫痫的术前评估，各类癫痫外科手术如前颞叶切除术、大脑半球切除术、胼胝体切开术、迷走神经电刺激术；运动障碍性疾病的诊断及脑深部电刺激术治疗帕金森病、肌张力障碍、抽动秽语综合征；微血管减压术治疗脑神经疾病，包括面肌痉挛、三叉神经痛和舌咽神经痛；脊髓电刺激治疗顽固性疼痛的适应证选择和手术治疗。

出诊时间：周一上午（会诊门诊），周三下午（特需门诊），周四上午。

张先生的妻子患病，经人推荐，夫妻俩慕名找到北京天坛医院功能神经外科病区副主任张凯。短短几分钟的看诊，就被传说中的张凯医生帅了一脸！不单因为一米八多的张凯颜值高，更因为他有一双“火眼金睛”。

门诊当天，张先生率先进门，张凯看着他问道：“你怎么不舒服了？”张先生愣了一下，但也没说什么就让妻子坐下了，张凯见他不说话又问：“不舒服有多久了？都有什么症状？”张先生有点不高兴了，说：“我妻子才是病人！”似乎对医生的“不专业”有些不满。看似闹了个乌龙，但张先生却对此无比感恩。原来就在看完张先生妻子的病后，张凯还不死心地继续“纠缠”，问他最近有无某些症状，张先生很惊讶，表示确实有，张凯说他可能患有垂体瘤，建议检查一下。结果证实张先生确有垂体瘤。

外科医生在很多人眼中就是“一把快刀”，不是在手术，就是在去手术的路上。诚然，外科医生很忙，但他们的工作却远不限于手术干净利落。跟诊当天，张凯完全可以用“风一样的男子”来形容，门诊、手术、病房、博士生答辩……干不完的活儿。而且每一样他都做到极致，比如这个“一眼看穿”的病例，正是“钻与专”使然的结果。

当心特殊诱因诱发癫痫

张凯当天的门诊，以癫痫患者居多，从咿呀学语的小婴儿、花样年华的学生到青壮年，记者见证了这个在中国被称为仅次于脑血管病的神经科第二大常见病的恐怖。

16岁的陕西男孩小伟，8年前查出癫痫，治疗期间依然发作频繁，家属带来的资料中，一张A4纸写满了疾病发作时间，甚至有两小时内发作四次的情况。张凯详细询问后发现，小伟大多在疲劳后发作，但因病历资料和家属描述的发作症状有矛盾之处，建议入院检查再行治疗。

张凯介绍，癫痫俗称“羊角风”或“羊癫风”，是大脑神经元突发性异常放电，导致短暂的大脑功能障碍的一种慢性疾病。病因复杂多样，且是一种发作性疾病，具有病程长、反复发作的特点，其诱发因素很多，不同类型的病人诱发因素又有所区别。常见的诱发因素包括：劳累、情绪波动、惊吓等，喝浓茶、浓咖啡等有神经兴奋作用的饮品也可能诱发癫痫。

另外，特殊类型的癫痫有特殊的诱发因素，比如过度换气可诱发儿童失神性癫痫，光刺激则可能诱发光敏性癫痫。据了解，光线快速的明/暗转变，或者高对比度图案的交替出现，会促使大脑中的神经细胞以比以往更快的速度发射电子脉冲，患有光敏性癫痫者会因大脑中出现这种“电子风暴”而导致肌肉抽搐甚至失去知觉。

1997年，日本就发生了视频致光敏性癫痫集体发作的案例。当时，电视台正播放动画片《神奇宝贝》，由于其画面强烈闪烁，加之背景中蓝色和红色色彩的快速转变，播出当晚共有近700名日本儿童因癫痫发作就诊。该动画片为此被迫停播4个多月。

正确认识癫痫的“治愈”

癫痫不仅发病时痛苦，对患者的生理心理造成多重伤害，而且很“难缠”，治疗往往要做好打持久战的准备。但生病了，谁都希望尽快治愈，巴不得遇到“高人”，治疗立竿见影。对此，张凯表示，要正确认识癫痫，切不可听信神医、偏方。

如何科学治疗癫痫？张凯建议，首先一定要去正规的大医院。“国内有很多不正规的所谓癫痫专科医院，也有很多不正规的疗法，一个病如果治疗方法单一、疗效好就不会有那么多江湖医院，正因为癫痫的难治性，给了非正规医院钻空子的机会。患者得明白，‘神乎其神’的说法不能信。”

其次，在正规医院确诊的基础上，还要正确理解癫痫的治愈。“癫痫治疗的最好结局是不发作、不吃药，这就是治愈，是病人所追求的。”张凯说，但并非每一个病人都能达到这一理想疗效，根据病因、干预时机的不同，有的患者需要终身服药，对此一定要有正确认识。

具体治疗癫痫的方法分为两类，一是内科药物治疗（也包括激素治疗和生酮饮食的调理），接受药物治疗的患者部分可治愈，部分患者需要终生服药以减少发作。

二是外科治疗，主要就是以治愈为目的的切除性手术，这也是癫痫外科手术最主要的方式，要实现这样的目的，最重要的是癫痫灶的定位，准确的致痫灶定位才能保证癫痫的外科疗效。

但临床上面临一些难题，如病灶和功能区的位置太近、病灶过于广泛没有办法切除等。若因此做不了切除性手术，也还有姑息性癫痫手术（神经调控、胼胝体切开术等），以改善病人生活质量、减轻癫痫发作为目的。

门诊当天，来自重庆开县的小燕就特地来找张凯做切除性手术。今年 23 岁的小燕，属于典型的颞叶癫痫，16 岁起病，以愣神、心里害怕、四肢僵直、晕倒等为症状。她曾在重庆两个大医院接受药物治疗，随着药物疗效越来越差，眼下出现了明显的记忆力减退现象。当地医生推荐她来找张凯。

通过影像资料，张凯诊断为左侧海马硬化引发的癫痫，最佳的办法就是手术。

尽管已经慎重考虑并表示“一切都听张医生的”，小燕夫妇还是有些忐忑。张凯看出他们的担忧，又见小夫妻感情挺好，以玩笑的口吻说：“术后恢复效果会很好，可别想着有病就不要媳妇儿了！”女孩听后笑了起来，娇嗔道：“他就是这么想的！”她丈夫只憨憨一笑，紧张感消除了大半。张凯还聊起了重庆他们熟悉的医生，拉近了距离，到最后彼此已经是老朋友似的谈笑了。

脑起搏器植入可治帕金森病

下午五点左右，一位拄着拐杖的大爷进入诊室，张凯问他有何不舒服，大爷只回一句说“帕金森”。张凯笑说：“您进门我就看出来了，您得告诉我不舒服的地方和病史。”

大爷来自黑龙江大庆，13 年帕金森病史，张凯问他有无四肢僵直的情况，大爷说没有。“您别听他的，我是他老伴儿，我说的算，他身体僵，袜子都要我穿。”大娘在旁边说道，大爷还不服气，嘟囔说：“我觉得不太僵啊！”“您就别（四声）吹牛了！”张凯突然一口东北腔豪气地说，逗得全场哄笑。

就在这样的轻松氛围中，张凯详细了解到了治疗情况，大爷刚开始药物的疗效很好，随着病情进展，现在药物维持的时间缩短，出现了剂末现象和开关现象。张凯问大爷的认知情况如何，老伴儿回应：“很正常，到现在还开车呢！”

这句话可把张凯惊住了，“大庆以后是不敢去了，这司机太恐怖了，敢情您当自己是闪电（动画片《疯狂动物城》里的形象）呢！可别吹牛了！”配上张凯的一脸“你就演吧”的表情，似乎“最佳损友”揭朋友老底般，诊室一阵哄笑，大爷都忍不住咧开嘴角笑出了声。

不过，玩笑归玩笑，张凯严肃叮嘱大爷以后不能干开车这么危险的事，并给他分析了治疗方案——脑深部电刺激术，俗称脑起搏器，现在正是他手术的最佳时机。“植入脑起搏器，一是考虑手术适应证，二是手术时机。一般而言，只要是明确诊断的原发性帕金森病，疾病发展到一定时期都是手术适应证，所以就涉及手术时机的问题。”张凯解释说。

原发性帕金森病一般早期吃左旋多巴类药物都是有效的，随着疾病进展，药效可能会变差，表现为：出现明显的药物副作用，最常见的就是开关现象、剂末现象，药物的疗效不如原来，改善症状的程度没有原来高，作用维持的时间比原来短，还可能有异动症，这个时候就是最合适的脑起搏器植入时机。

张凯介绍，脑起搏器植入术的意义在于：电刺激持续存在，可根据患者病情进行体外无创性调整，长期控制患者震颤、僵直、运动缓慢或不能、平衡障碍等症状，消除或减轻药物所引起的副作用。不过他叮嘱到，手术后也不能停药，但药物的剂量会减少。

医患之间要打好配合战

都说外科医生不同于内科医生，问诊不会那般琐碎，就是手术“做或不做”的问题。其实不然，张凯在门诊跟内科医生一样，也会遇到不少令人头疼的患者，让他不得不唠叨。

戴先生，2012 年 6 月因脑外伤引发癫痫，医生叮嘱持续性药物治疗 2～3

年，在连续吃药11个月后没有再发作，戴先生觉得好了就自行停了药。随后又发作，就这样在发作后用药，不发作就停药的状态下，一直到现在都没有好转。而他担心药物的副作用，依然反复追问什么时候可以停药。

“病没有完全好绝不能随意停药，您吃的这些药都是安全的，不用担心。从现在起再坚持吃2～3年，再根据24小时脑电情况酌情减停药物。你就不听医生的话，又得从头再治吧。”张凯难得严肃地说。依从性差，让医患的努力都前功尽弃了。

在治病路上，医患共同的敌人是疾病，要克敌制胜，张凯表示，最重要的是治病过程中医患扮演好各自的角色。患者及家属扮演什么样的角色？配合医生，对医生要有起码的信任。

治病好比拔河比赛，一头是疾病，一头是医患，医生是指挥员，遵从职业操守、寻求最佳解决方案是其角色定位，患者打好配合、一起使劲才能赢得比赛。

门诊当天还遇到一些患者及家属因久病成医，看病时爱照搬概念、妄下定义。其中有一个3岁小女孩，出生即患有癫痫，家长在描述发作症状时用“强直”等概念性的文字描述，张凯问她什么叫“强直”，她却不明白，只知道以前的医生这么说。下诊断是医生的活儿，患者这样做则可能导致传递给医生的信息不准确。

张凯对此只得付出更多的耐心，把信息都掰开揉碎了，乱麻里找线头，抽丝剥茧得出诊断依据。由于小女孩属于低龄小儿癫痫，症状不典型，脑电的病灶定位又不正确，张凯需要更慎重、费神。但他一直耐心细致，对患者每一句疑问都认真回应。

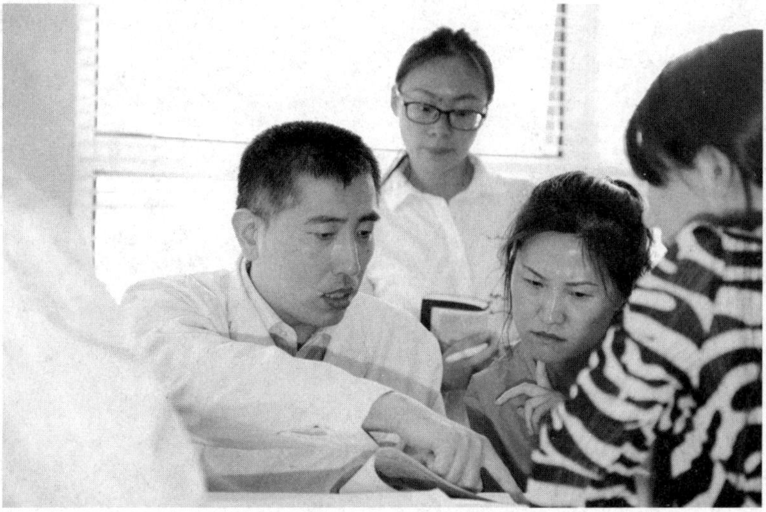

一个下午的跟诊，张凯给记者的印象是多面的：和患者交流时，是幽默风趣又接地气的阳光暖男；给学生分析片子时，是毫无架子、专业精干的兄长导师；和记者仅十分钟的访谈对话，是旁征博引、逻辑清晰的科普专家……跟诊结束后，他抑扬顿挫的声音和高大挺拔的背影依然让记者记忆深刻。

（跟诊记者：罗德芳）

"双保险"护神经功能——胡永生

专家简介

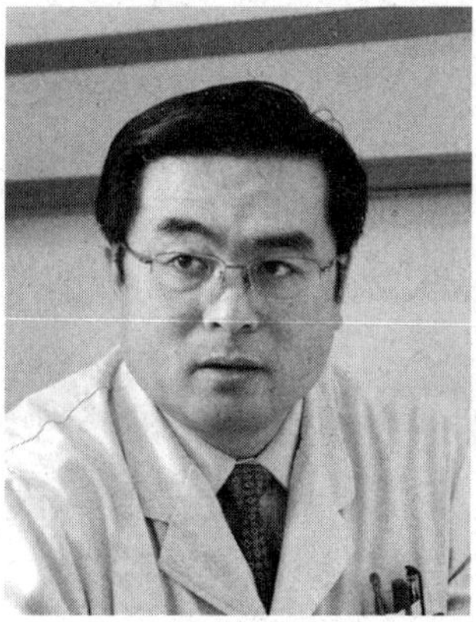

胡永生，首都医科大学宣武医院功能神经外科副主任、主任医师、副教授、硕士生导师、医学博士。中华医学会疼痛学分会中枢痛学组副组长、北京市神经外科学会青年委员、中国抗癌协会肿瘤微创治疗专业委员会疼痛分会常务委员、《中国疼痛医学杂志》常务编委、国家自然科学基金评审专家，北京市健康教育专家。

专长：对中枢性疼痛、臂丛神经损伤后疼痛、幻肢痛、癌性痛、头痛、三叉神经痛、舌咽神经痛以及面肌痉挛、脑瘫、帕金森病、肌张力障碍、震颤、癫痫、周围神经压迫和肿瘤、强迫症、抽动症等疾病有丰富的临床经验和较深入的研究。

出诊时间：周一上午（专家门诊），周三上午（特需门诊）。

周一上午 5：30，家住北京西城区的李奶奶在女儿的陪伴下，早早来到了首都医科大学宣武医院，就是为了能够挂上该院功能神经外科副主任胡永生的号。

李奶奶自从 2008 年起，腿脚开始变得不利索，早先手抖，后来发展到走路都困难，家人以为她得了老年痴呆症，经医院检查，被确诊为帕金森病。

"胡主任是治疗这方面疾病的著名专家，今天是特地来找他求诊，想得到更好的治疗。”李奶奶的女儿告诉记者，老太太以前非常勤快，自从患病后不能做家务活，她觉得自己一无是处，每天都以泪洗面，作为儿女心里非常难受。

面肌痉挛，手术有效率95%

上午8：30，胡永生的诊室外已挤满了患者，本应此时出诊的他，却因早上的查房耽误了一些时间。临近9：00，胡永生出现在诊室门口。此时，翘首以盼的患者及家属一窝蜂地把他团团围住，其中有询问病情的，也有要求加号的。

“我早上6：30就过来了，还是没能挂上您的号。”一位已过花甲之年的老大爷对胡永生说，并询问能否给他加一个号。

“六点多算是比较晚的了，有些夜里两三点就过来排队了。”性格豪爽的胡永生，爽快地答应了该患者的要求。

走进诊室，第一位患者是来自天津的曹先生，他患面肌痉挛已经四年，主要表现为右脸抽搐，伴有耳鸣症状。试过中药、针灸等各种治疗方法，一直得不到缓解，听朋友介绍说，胡永生治疗面肌痉挛“有一手”，就来他这儿寻求良策。对患者的病情经过一番了解之后，胡永生告诉他，面肌痉挛是可以通过手术根治的。

“可以根治？”患者情绪瞬间变得激动起来，急忙询问关于手术的注意事项。

“面肌痉挛是单侧面部肌肉不自主、无规律的抽搐，所以一般不会引起人们的重视，但经过一段时间，面肌痉挛会发展到连动嘴角，严重的连带颈部肌肉也会抽动。”胡永生介绍说，要想根治面肌痉挛，只能通过手术，因其具有微创、根治的特点，很多患者也愿意接受该项手术。

对于患者普遍关注的手术成功率问题，胡永生总会坦诚地告知患者：“任何事情都是有风险的，医院并不是保险公司，不可能包治包好，但是高的成功率是我们一直采取手术治疗的原因。”据了解，宣武医院针对面肌痉挛的手术已有近3000例，其有效率在95%以上。

接不接受手术治疗，是患者的权利。对于犹豫不决的患者，胡永生总会给他分析利弊，并安慰道：“不急，想做了，您再来。”

如此贴心的举动让患者及家属备受感动。“胡主任不但医术好，人品也是一流的。”前来复查的一位苏女士笑称自己是胡永生的“忠实粉丝”。

脑起搏器，治帕金森病最先进

在门诊，总会出现这样的一幕：年老的患者迈着沉重的步子在诊室里缓缓行走着。胡永生告诉记者，他们都是一些帕金森病患者，之所以被要求在屋子里转圈，是要通过他们肢体动作的迟缓程度，来判断其患病的程度。

据胡永生介绍，帕金森病是一种常见的慢性病，多见于中老年人，其病因是由于大脑深部一小团脑细胞功能退化，无法产生足够的神经传导递质“多巴胺”，导致大脑对肌肉活动的指挥能力下降。其典型的特征可用三个字来形容：抖、僵、慢。

来自沈阳的患者吴女士，自诉时常手抖、双脚行走不便，往往走不了上百步。十年前，她左腿出现僵硬症状，中医治疗一直不见起色，反而愈发严重，直至五年前右腿也出现了同样症状。几经周折，吴女士被确诊为帕金森病。

“你这个情况需要做手术，即通过外科手术在大脑中植入电极来控制病情，叫做‘脑深部电刺激术’，俗称‘脑起搏器’。”胡永生介绍说，脑起搏器是一套微电子装置，包括一个脉冲发生器、一根电极和一根延伸导线。手术将带电极的导线植入病人脑内的丘脑底核，通过释放高频电流刺激，减轻帕金森病症状。“植入体内的部件不会影响日常生活，而且是一个无痛苦的过程。”胡永生开心地说，更令他自豪的是，宣武医院功能神经外科研究所是全球最大的脑刺激器植入中心，其技术是让人放心的。

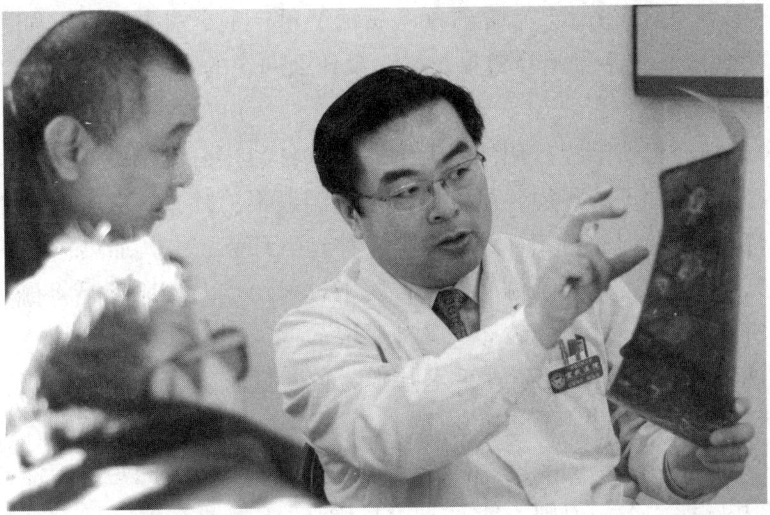

根据吴女士的病情严重程度，胡永生认为她可能需要进行双侧手术，即同时植入两个脑起搏器，手术费大约 25 万元。尽管花费较高，但听到困扰自己多年的疾病能够解除，吴女士依然激动得热泪盈眶。“但脑起搏器不是所有患者都适合，还得进一步检查，看是否符合手术条件。”胡永生说，手术要配合药物治疗，手术只是消除帕金森病的肢体抖动、行动迟缓、运动障碍等症状，不能从根源上解决问题。其根源是脑细胞的退化、多巴胺的减少，因此，只能通过药物进行补充。

“毫无疑问，脑起搏器是目前世界上治疗帕金森病最先进的技术，其有着无可比拟的优势，是病人的福音。”胡永生说。

多元治疗，远离“天下第一痛”

在功能神经外科，神经痛患者不在少数，其中尤以三叉神经痛最为典型。三叉神经痛常见于中老年人，被称作“天下第一痛”。一旦疼痛发作，病人连说话、吃饭等简单动作都无法完成，严重影响正常生活。

78 岁的王老是老一辈的航天设计师，被三叉神经痛折磨已有 18 年之久，其主要表现为右侧面部疼痛。“以前疼痛时间短，周期长，现在次数越发频繁，而且一次比一次剧烈。整天整夜地疼，根本无法入睡。”王老说起这些，满脸的痛苦，他说早期吃止疼药还有所缓解，现在已经到了“走投无路”的地步。

经过详细了解，胡永生告诉王老：“您的病情已经进入较为严重的后期，对药物的敏感性会很低，药物治疗已经意义不大了，我建议选用神经阻滞、伽马刀或者手术等治疗方式。”听到自己病情严重，王老有些紧张，胡永生急忙宽慰道：“您放心！手术治疗效果很好，没什么问题的。”随后给他列举三种不同的手术方法。

第一，神经阻滞治疗。用注入无水酒精、甘油、射频热凝等方法破坏三叉神经，使病人感觉不到疼痛。最常用的是射频毁损治疗，这是一种局麻、微创的治疗方法，用专门的射频针穿刺到三叉神经半月节，将其加热、破坏。

第二，伽马刀。其实是伽马射线，属于放射治疗。其原理是将伽马射线集中在三叉神经处，通过射线破坏三叉神经根。

“这两种方法的优势在于，手术基本无创、低风险、恢复时间短，但一般都不能达到根治的效果。治疗的有效期一般只有两三年，根据患者情况的不同，也有疗效超过十年的案例。神经阻滞可能出现维持时间短、阻滞范围内感觉麻木等并发症；伽马刀则不能‘立竿见影’，大概要在做完后 6 个月左右才会见效。”胡永生分析道。

“还有第三种可以达到根治的方法，即微血管减压术。”胡永生解释说，三叉神经痛最主要的原因是血管压迫神经造成的，通过微血管减压术，先在患者耳后开长5厘米左右的皮肤切口，在颅骨钻开一个一块钱硬币大小的骨孔，然后借助显微镜在颅内操作，用手术器械将压迫在三叉神经根上的血管分离开，使血管不再压迫神经根，从根本上解决三叉神经痛，而且效果立竿见影。但与前两种手术相比，微血管减压术属于有创手术。

经过细心沟通，考虑到王老78岁高龄和身体健康状况，最终决定先用射频治疗。“没事啊，别太担心了。”听到胡永生的话，王老才放松下来，眼里充满了希冀。

高手术高成功率，提供“终点站”式服务

门诊当天，大多数来就诊的患者都是上了年纪的老人，很多还是坐着轮椅或拄着拐杖，在家属的陪同下来就诊的。胡永生告诉记者，功能神经外科有一大特点：患者以老人和小孩居多，年龄两极分化严重。“癫痫和脑瘫患者大多数是小孩，而帕金森和疼痛患者多为中老年人。”据胡永生介绍，患者年龄两极分化与功能神经外科的治疗疾病有关，其可分为四大类疾病：

一是运动障碍病。除了最常见的帕金森病外，还有原发性震颤、肌张力障碍、扭转性痉挛、痉挛性斜颈、抽动症、舞蹈病等，这些都是胡永生科室治疗的强项。

二是癫痫，即“羊角风”。以前，癫痫属于内科范畴，主要靠药物治疗，但经过多年的临床研究发现：根据癫痫的发作表现、影像学资料和脑电图的监测，可追踪癫痫病因，明确引起癫痫的脑内异常放电的病灶，通过手术切除，很大一部分患者可以实现根治。

三是疼痛，包括三叉神经痛、舌咽神经痛、中枢性疼痛、腰腿痛、脊髓损伤后疼痛、头痛、臂丛神经痛、幻肢痛等。功能神经外科在治疗方法上与疼痛科有区别，疼痛科一般除了药物治疗外，就是神经阻滞，而功能神经外科除了采用这些方法之外，还可以在脑内或脊髓进行手术，彻底治疗很多顽固性疼痛，这是大多数疼痛科无法做到的。

四是面肌痉挛、脑瘫、强迫症、植物生存状态等其他功能性疾病。在治疗脑瘫上，宣武医院采用微创、高选择性和多水平的脑脊髓术式，极大地缓解了患者的行走困难，增强了肢体灵活性。此外，还成功地对一些严重的精神病患者实施了外科手术，使他们重返工作和学习岗位。

在胡永生及其团队的共同努力下，功能神经外科取得了辉煌的成绩。单去

年就做了近1800台手术，胡永生说，预计今年手术量将超过2000台。“我们对帕金森病、震颤、肌张力障碍、扭转痉挛、痉挛性斜颈、舞蹈病、抽动症等疾病的治疗，成功率达到98%以上。在国内，有这样高的手术量和成功率是其他医院很难达到的，这也使宣武医院运动障碍病中心被美国帕金森病基金会授予‘卓越成就临床中心’，曾是亚洲唯一获此殊荣的临床机构。”胡永生自豪地说，通过医生在自身技术和医德上的“双保险”，给患者提供“终点站”式的服务，这是他科室的奋斗目标，大家也在身体力行地践行着。

（跟诊记者：徐菁苹　吴正友）

腹腔镜里“耍大刀”——李非

专家简介

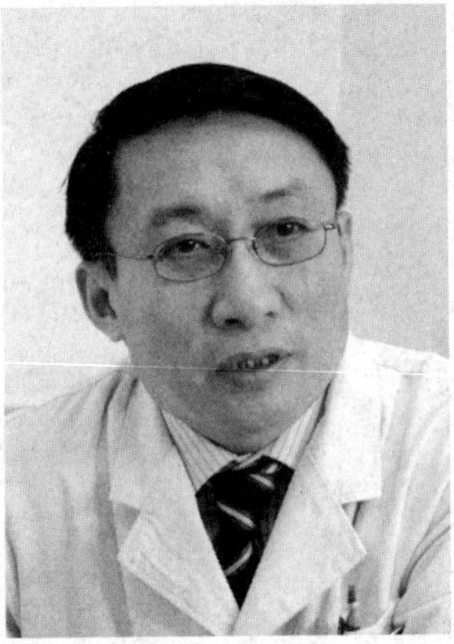

李非，首都医科大学宣武医院普通外科主任、教授、主任医师、博士研究生导师，外科研究室主任、普通外科教研室主任。中华医学会外科学分会委员，全国胰腺外科学组委员，中国医师协会外科医师分会委员，北京医师协会普通外科专科医师分会副会长，中华医学会北京外科分会委员。近年承担国家自然科学基金项目、国家“十一五”攻关项目子课题、北京市科委研发攻关项目、北京市自然科学基金资助项目等多项科研项目。

专长：擅长消化道肿瘤和急慢性胰腺炎的外科治疗，完成普外科大型手术上千例。将介入、射频及放化疗等治疗手段与手术治疗相结合，积极开展胃肠道肿瘤及胰腺癌的临床综合治疗。

出诊时间：周五上午。

“我喜欢普外科医生这个职业，临床工作充满了激情与乐趣。虽然普外科病种繁多，病情紧急，症状复杂多变，是个‘苦差事’，但只要对细节足够重视、细心观察、充分思考，可以挽救垂危的生命，这也让我充分体会到了临床医学的魅力和价值。”这是首都医科大学宣武医院普外科主任李非发自肺腑的一段话，他也在用行动践行着普外科救死扶伤的使命。

对工作的热忱和执着，使李非不断超越自我，创造佳绩，其领导的宣武医院外科实验室成为北京市重点的学科扶植实验室，在梗阻性黄疸、胰腺疾病、生物人工肝等方面取得了卓著的成果，将实验技术、实验设备等提高到国内领先水平。作为首都医科大学普外科领域最年轻的博士生导师，李非培养了多名博士、硕士研究生，在潜移默化中影响着身边的年轻医生，告诉他们怎样成为一名热爱患者、又被患者热爱的医生。

事关患者，小事也是大事

李非在院里是出了名的忙碌，做手术、查病房、出门诊、带学生、搞科研、写文章……长年如一日，从不懈怠。正因为如此，他磨练的高超技术和积累的丰富临床经验，挽救过无数患者的生命。

2005 年除夕，李非为一位晚期胰头癌患者进行胆肠吻合短路手术，但术中探查时，发现患者的病情并不像术前检查所显示的那样，肿瘤仍有完全切除的可能性。经验丰富的李非立刻更改手术方案，为病人实施普外科中操作最复杂、费时耗力的胰头癌根治手术。经过将近 8 个小时的“艰苦奋战”，长在患者胰腺上的恶性肿瘤终于被完整地切了下来，为提高病人术后的生存期赢得了时间。在万家灯火、阖家团聚之时，李非才拖着疲惫的脚步走出了手术室。

李非在消化道肿瘤与胰腺领域享有极高的声誉，他的手术病人也多是疑难杂症患者，但他从不摆出高傲的姿态。对前来就诊的患者，无论病症轻重，他都谨慎以待，细心揣摩，确保患者的病情不受耽误。

记者跟随李非出诊当天，一位年轻女孩在家属的陪同下走进诊室，女孩自述右腿夜晚常会出现肿胀，轻压无痛感，但用手指按压五分钟后，肿处会产生整夜都不能消退的凹陷。不知为何，女孩描述完后着急催促李非开单检查，并不在意诊断意见。

“你先别着急，我要先判断这是否属于外科的问题。”李非从容地说，然后询问女孩的具体症状并仔细观察她肿胀部位的情况，经过一番手诊按压后，李非发现女孩右腿只有一个凹处，并没有其所描述那么严重。“从临床来判断，你的问题不严重，可能是身体营养缺失、蛋白低造成的，如果一定要做检查你才安心，那我按你的实际情况开两个合适的检查。”在征求女孩的意见后，李非给她开检查单并解释了检查项目，女孩临走时，李非还不忘叮嘱道：“以后就诊要注重医生的诊断意见，不要自己轻易做出治疗结论。”

“细节决定品质”，这是李非从医 30 年来一直恪守的信条，在他眼中，只要事关患者利益，无论多微小，都是大事。

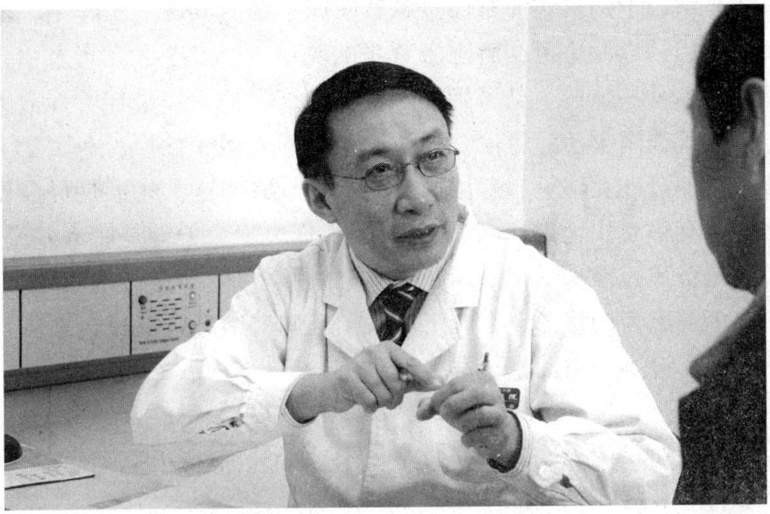

看得好病，更要看得起病

肿瘤患者的治疗背后，伴随着高额的医疗费用，沉重的负担让一些患者不得已放弃生机。李非对此很是心痛，故而在有效治疗的前提下，他会注重控制治疗费用和医保报销数目，以减轻患者的经济压力，并把这些列为科室关注的指标。

一位罹患胃癌的老人，李非对其行腹腔镜微创手术切除部分胃后，病情大有好转。但老人将微创等同于没创伤，对手术后的伤口有些不满，李非细查后向他解释说："微创是一种相对概念，不是完全没有创伤的。而且您的手术运用的是半腹腔镜，假如用全腹腔镜，伤口会比现在短两厘米，但手术费用却会高出许多，半腹腔镜对您来说是适合的，也不会影响伤口的恢复。"听了李非一番解释，该患者及家属都非常感激。对年过半百的老人来说，相对伤口的美观，更在乎的是手术费用，而这些李非都为他们考虑到了。

李非从实际出发，结合患者的经济情况来安排最合适的治疗，也赢得患者的一致认可。73 岁的胃癌患者张大爷就告诉记者："李大夫是我多年求医生涯中难得遇到的好医生，他不只是关注疾病，更多的是关注'人'，不是开诊疗单就完事儿，还关注我们能不能得到有效治疗。"张大爷三年前查出胃癌，做完手术后通过药物做恢复治疗，今天来复查，李非查看检查单后，脸上露出欣慰的笑容："恢复得不错，癌细胞都消退了，说明这药是有效的，继续吃半年吧，药费可以用你的医保报销。"在经济能力可以承受的情况下得到有效治疗，是多少患者梦寐以求的事情，张大爷也因此嘴角始终扬着微笑。

据李非介绍，他的科室非常注重患者医保报销的实况。工作中，他们力求减轻患者的负担，以此也可缓解医患紧张的关系。“实质上，病人和医生都是为治好病，这本是一体的，其区别在于：医生绞尽脑汁找最佳治疗对策，患者则要想尽办法筹钱跟上治疗进度。比如让某个病人接受化疗，在医学上是最合适的手段，但他可能无法承担费用而放弃治疗。假如这个化疗是可以用医保报销的，他一定会很爽快地说：‘大夫，一切由你决定，关键是能治好。’所以归根结底，还是费用由谁来承担的问题。”李非一语道明了患者的心理，他认为，医生应该多理解患者的忧虑，在既定的医学基础上给患者安排合适的治疗，患者自然不会产生过多的负面情绪。

当好“前线兵”，化解医患矛盾

在外人眼里，医生出门诊比做手术轻松，但李非坦言，一个星期中最累的时候就是周五上午的门诊。“因为要不停地说话，不过我很喜欢多跟病人沟通，一来可以让病人更了解自己的病情，二来也可以消除病人已经累积起来的情绪。”

李非每次出诊都会安排一位研究生或者年轻医生当助手，门诊要处理的事太多，李非和他的助手都忙得脚不沾地，忙中难免出错。一次助手开单子时，有一位患者的药多开了一盒。李非知道后，没有责备助手，而是诚恳地向患者道了歉，并安排助手亲自领着患者到收费台处理。由于事情得到妥善有效的处理，家属还特意返回诊室感谢李非。

“这种药比较贵，病人想退掉，可能是不愿意一次性承担太多费用，发生这种事时，我让自己的助手去处理，退款的流程会比较顺畅，病人也能感觉到自己备受重视。如果病人在我这遭受了小挫折，没有处理，到收费窗台又产生矛盾，不满情绪就可能会爆发。”李非说，病人焦急地来医院看病，在各个环节都有产生不良情绪的可能，临床医生又属于“前线兵”，诊室发生的小矛盾很可能成为冲突的导火线，因此临床医生最容易成为投诉的对象。

在李非的观念里，绝大多数患者并不是蛮不讲理的，医患之间的矛盾往往是由于缺乏有效沟通，因此他制定了科室的另一大规章：关注投诉、纠纷与赔偿。在李非的努力下，普外科虽然是宣武医院的大科，纠纷发生率却低于其他科。即使有患者投诉，他们也尽量去沟通，以获得病人的谅解。

有位60多岁的老大爷，复诊时忘了带病历，李非提醒去窗口提取。本来需要外科的病历，该患者取来的却是内科病历，李非只得让家属再跑一趟。但老大爷急了，抱怨道：“这六楼来回跑，喘气都要半天，你们医院管理得太乱了。”其实患者在同一医院建立多份病历是因为经常忘记携带就诊卡产生的，责任在于自身，但李非还是心平气和地向他们解释，也取得了患者的理解。“我们不能跟病人争论，只能开导，告诉他应该怎么做。”李非说。

李非对患者耐心是出了名的，也是医院公认的“好脾气”，但他自曝也有“抓狂”的时候，“如果年轻医师做事不规范或重复犯错误，我都会严厉地批评，医学有其严谨性，医生不应有半点马虎。”李非说这话时表情难得严肃。

操刀腹腔镜，攻克疑难手术

国内曾对腹腔镜手术的可靠性存在质疑，但李非遵循临床研究结果，已经用腹腔镜手术治愈无数患者。虽然科主任不必事事亲力亲为，且腹腔镜手术是宣武医院普外科的一大特色，但普外科的疑难手术，李非都会慎重地亲自诊断治疗，亲自上手术台，对于危重、疑难病人更是亲力亲为。

门诊时，有位刚做完手术的患者前来就诊，李非检查伤口时，记者看到患者腹部只有四个小斑点和一条约四厘米长的浅淡瘢痕。据了解，该患者前不久因腹部莫名发生大出血，被送进了李非所在科室。当时李非查看了患者的症状后，立刻安排进行系统、全面检查，根据 CT、肠镜等报告诊断患者是胃肠间质瘤引起的大出血。胃肠间质瘤不属于癌症，是一种低度恶性的罕见肿瘤，由于该肿瘤比较隐秘，患者平时不会表现出任何症状。

明确病情后，李非决定采取保守治疗，先止血，增加患者身体的血色素与营养后，再进行手术。“患者在四天的保守治疗中止住了血，体力也有所恢复，我们才能从容地做手术，这样也能确保手术的效果。”

李非通过腹腔镜胃肠间质瘤切除术切除了患者体内的“隐患”，如今患者已经逐渐康复，在诊室中与李非谈笑风生，没人看得出他刚在“鬼门关”走了一遭。李非说，该患者比较幸运，国外有指南主张超过 5 厘米的胃肠间质瘤不宜用腹腔镜动手术，但他的瘤是 4 厘米多点儿，采用腹腔镜能取得较好的效果。

随着微创外科技术的发展，普外科腹腔镜越来越多地应用于临床，不断取得成效。临床经验和科研技术水平深厚的李非，对该技术很有把握，但他依然小心谨慎，顾及到手术存在的缺点，会针对性地为患者做好正确的术前心理护理、充分的术前准备、耐心细致的术后观察与护理，从而保证患者的顺利康复。

（跟诊记者：庞书丽）

关爱患者，医者楷模——王玉平

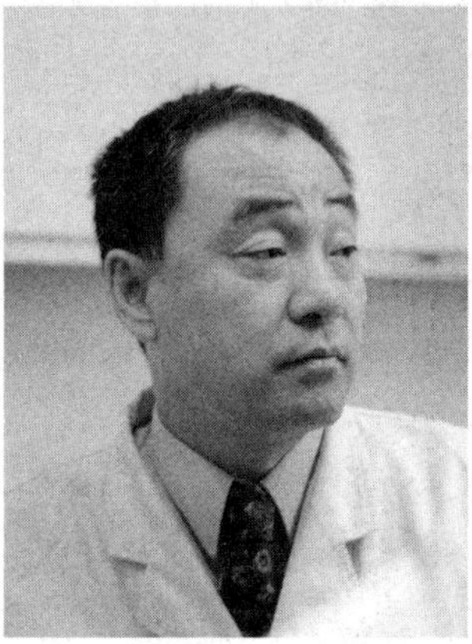

专家简介

王玉平，首都医科大学宣武医院临床神经电生理室主任、神经科副主任、儿科副主任、北京市癫痫诊疗中心主任、脑功能疾病调控治疗北京市重点实验室主任。医学博士，主任医师、教授，博士研究生导师。任中国抗癫痫协会常务理事、中国睡眠研究会副理事长等职，承担国家自然科学基金等各类课题多项。发表学术论文260余篇，发表SCI论文60余篇。曾获中华医学奖、北京市科技进步奖、吴阶平医学奖、北京市神经病学学科带头人等奖励与称号。

专长：擅长癫痫、不自主运动、睡眠障碍、心身医学疾病的诊断和治疗。

出诊时间：周一下午，周三下午。

癫痫俗称“羊角风”或“羊癫风”，因脑受损而引发，多发于青少年。据统计，我国约有900万左右的癫痫患者，每年新增患者约40万，其已成为神经内科仅次于头痛的第二大常见病症。

首都医科大学宣武医院神经内科副主任王玉平，被称为“癫痫定位第一人”，他的患者来自全国各地，其中不乏小儿癫痫患者。病痛使得本该享受花样年华的孩子们承受着普通同龄人无法想象的痛苦，王玉平的小诊室更是寄托和承载着患者及家属的无限希望，因此，除了紧急事务抽不开身外，每周一上午八点，他都会准时出现在诊室，用其专业的知识和素养，为患者提供最佳治疗方案。

细心引导，问诊患儿巧沟通

“医术高明”、“百问不烦”，这是患者对王玉平的忠实评价。在王玉平的门诊，记者确实见证了他对患者的耐心与沟通技巧。

门诊刚开始，进来一位年轻女士，她告诉王玉平，患者是她 7 岁的女儿，在本地上学，近两个月来经常头晕失神，脑电图检查却无异常。在别的医院看了几次，有医生诊断为癫痫，也有医生对此诊断表示否定。

由于患儿未进入门诊，通过王女士的表述，王玉平认为，转述过于主观，不足以成为诊断病情的依据，要求把孩子接进诊室。

患儿进入诊室后，王玉平和蔼地对小女孩说：“你跟妈妈说头晕，是怎么样的头晕呢？”

“就是感觉脑子里放不开。”小女孩语速缓慢，几乎是逐个字地回答。

“怎么放不开呢，你能用别的词说吗？”王玉平继续问。

“就是脑子很紧张。”想了一会，小女孩似乎找到更为合适的词，王玉平顺势提问，小女孩却表示仅此而已。

在王玉平不断引导下，小女孩突然想起了一些发病时的细节。

“你头晕的时间有多长呢？一分钟，还是两分钟？”了解细节后，王玉平问，但小女孩貌似不懂。“那是一节课，还是一个课间？”小女孩还是不语。“你会数数吧，如果用数数来算，你头晕、晃眼，看见黑色圈圈的整个过程能算几个数？”“短的时候 5 个，长的时候 29 个。”小女孩终于懂得了如何回答。

“怎么跟我问时回答不一样。”小女孩妈妈在一旁嘀咕道。

“因为你不会问。”王玉平笑着说。综合具体情况，他初步确定小女孩的病为癫痫，“虽然脑电图可以显示癫痫样活动，像你女儿这种病情比较轻，在图上反映不出来，但其实存在异常。”癫痫的发作往往是因脑神经异常，如果得不到及时治疗会对儿童的大脑造成伤害，王玉平认为必须要严格地控制发作，针对小女孩的症状，他对症地给小女孩开了一些药物，并仔细向王女士交代服药量。

门诊当天，王玉平面对的大多数是一些表达水平有限的未成年患者，所以需要花更多心思在与患儿的沟通上。

设身处地，开通复诊“绿色通道”

约 9 点多的时候，一位 14 岁的男孩，在父母的陪同下走进了诊室。男孩的妈妈一进门，眼圈就湿润了，哽咽着对王玉平说："我们一直想找您看病，您救救我的孩子吧。"

据男孩的父母介绍，男孩自从有了症状后，就被本地医院推断为癫痫，至今未接受过任何正规治疗。当他们解释其中原因时，男孩的爸爸向王玉平讲起一次特殊的经历，在孩子病情日益加重时，曾轻信过一名"医生"，扬言只要五千元就可以一次性根治癫痫，其结果可想而知，被骗了。

"根据孩子的症状以及检查报告，可以诊断为癫痫。但癫痫不可能一次性治愈，你们这五千块算是交了学费，以后千万不要病急乱投医，这病一定要去医院接受正规治疗，通过药物的控制、调理，目前治疗效果还是不错的。"王玉平劝告他们。

"药物会有副作用吗？孩子明年要中考了。"男孩的爸爸一边看着开的药方，一边关切地询问道。

"作为医生，一定是开最合适的药，你放心，这个药不会有大的副作用，对中考也没有影响。回去只要按量服药，两个月后再来复查就可以了。"王玉平说。

"我怕到时挂不上您的号，之前我从晚上排队到早上也挂不到。"患者的父亲担心地问道，因为这次挂号光预约就花费了很长时间。

"看病一定要了解正确、省时省力的挂号途径，我给你开个纸条，你复查前打上面的电话可以预约到我的号。"王玉平对患者说。据记者观察，凡是来复诊的患者，王玉平都会给他们开一个"绿色通道"，在纸条上写着具体复诊时间，因此也杜绝了一些通过其他不当途径寻求加号的现象。

男孩的父母对王玉平十分感谢，当初凝重的神色逐渐地消去了。

"走正确的途径，看对的医生，花最少的钱。"这是门诊时，王玉平经常对患者嘱咐的话语。

尊重患者，提供多套治疗方案

"王主任，我又过来麻烦您了。"一位40多岁的女士带着女儿走进了诊室，像对待老朋友似的和王玉平打着招呼。

据了解，该患儿今年12岁，今年6月被王玉平诊断为癫痫，接受药物治疗已有四个月，期间未有发病，但本月却突然复发了两次，虽由外因诱致，但考虑到复发了两次，王玉平认为应该增加小女孩的服药剂量。

"上次加大剂量后，这段时间经常出现耳鸣、头晕，这次还能加吗？有没有更合适的药。”该女士问，原来在上次控制效果还不错的情况下，已经加大过一次药物的剂量。

“现在给你开的左乙拉西坦片已经是最不易出现不良反应的药，从目前来看，只能减少该药物的剂量，同时添加一些其他的药物。现在有一种很合适这类病情的药，但考虑到她是小女孩，要跟你商量一下，服用这种药一般会增加体重。”王玉平把最优方案告诉该女士。

“那不行，因为她是练舞蹈的。”该女士一口否决了。

“如果你不同意，还有次要方案可供选择。”说完后，王玉平给患者分析了次要方案的具体情况。

“既然是次要方案，为什么要让我选择。”女士纠结着，喃喃自语道。

“我认为最好的方案，药物可能使人变胖，对你而言不是最好的选择，你不愿意用。但病是一定要治的，我就得提供其他方案给你。”

一番考量之后，女士决定还是采用次要方案，王玉平再次详细分析了药物的功能与不良反应。

“除了按时吃药，你还要注意不能让她喝酒、可乐与咖啡，尽量回避青霉素等抗生素，用感冒咳嗽药时要看说明书，含咖啡因的不能用。”问诊结束前，王玉平还不忘一番嘱咐。

现代医学更人性化，患者的治疗方案也要在综合中讲究个体化，是否选择？最优的治疗选项患者有话语权，但王玉平会站在专业的医学角度，圈定一个最佳疗效的范围。

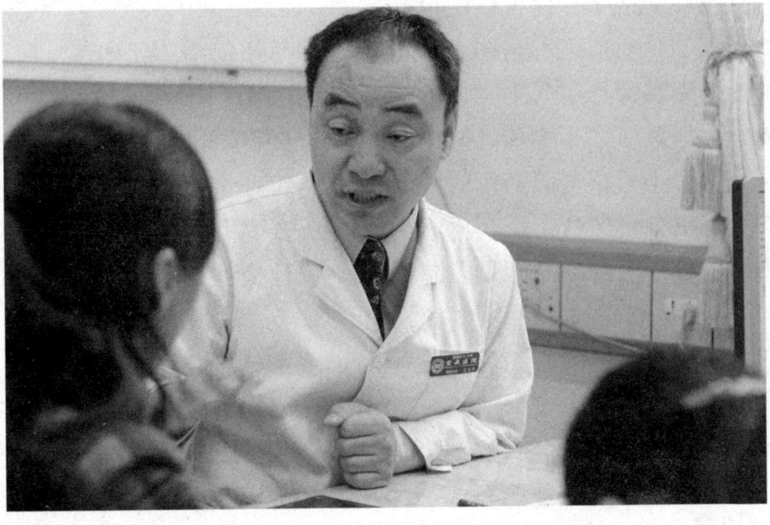

以医为纲，为患者做最优权衡

10∶30时，一位来自石家庄的女士前来求诊。据她介绍，患者是一岁半的表侄子，在当地医院被诊断为癫痫，做脑电图检测到神经活动异常，但吃药并不见起色。

由于家属性子比较急，在描述小男孩病情的详细情况时，多次出现前后矛盾、表达不清的情况，王玉平费了一番口舌去引导与纠正主诉病情，后来还督促其打电话给小男孩父母仔细询问，才得以全面了解小男孩发病与服药的详细情况。

王玉平翻阅完该患者的病历，认真地思考了一会，说："当地医院的诊断为癫痫没错，开的药也合适，但从孩子的体重计算，应该是服药剂量小了一点。"说完，王玉平拿出手机，打开计算器，详细地向家属分析。末了边在病历本上写着边告诉家属："这种药片有250毫克/粒与500毫克/粒两种，因为孩子服药后仍然发病，以后每天早晚要各增服175毫克，你们要找当地大夫把药片调开，但我仍不放心让你转达，转述如果不准确可能会把孩子给治坏了。"

家属听了突然激动起来，大声说："什么叫把孩子治坏，我们都很心急，你怎么可以这样说话。"

王玉平虽有点愕然对方突然发火，但立刻反应过来安慰对方说，这样是为了以防万一出错，看病不是小事。但家属听不进王玉平的解释，责备的话像连珠炮似的，不给王玉平任何说话的机会。

"你给家长打电话，我直接告诉他们。医生最怕间接传达信息。"面对这样的情况，王玉平难得严肃起来，他不能对患者的病情有丝毫马虎。

家属悻悻地拨通了小男孩妈妈的电话，王玉平在电话里确认了孩子的药片类型后，交代了小男孩增服药量的原因与详细事项，当了解到小男孩在服药期间上吐下泻，王玉平改变了用药方案："现在还可以维持之前的药量，如果还发作就增加药量，用药的原则是控制到一次都不发作，坚持到三年以上再慢慢减量。"

电话结束后，家属的心情逐渐地平静了下来，她也认识到刚才态度不好，向王玉平道了歉，王玉平表示理解并嘱咐下次应该由小男孩父母亲自来就诊。

"医生都希望为患者提供最确切的治疗，家属未必能完全理解，但并不会改变我们对此的坚持。"这是王玉平的从医原则，以医为纲，为患者做最优权衡。

恪守原则，坚决抵制“号贩子”

下午13:40，王玉平的门诊才正式结束。此时，记者感觉饥肠辘辘，当我们正要离开的时候，仍有不少患者挤进诊室咨询。

“王主任，今天中午恐怕是吃不上饭了吧。”记者问。王玉平拿着手机忧心地说：“吃饭倒不是问题，但两点还要赶去其他医院开会。”

正是这样一些默默付出的医生，才有了患者的康复和安然。然而，有时他们的付出，却不能得到患者及其家属的理解。那位来自石家庄的女士，她情绪爆发的根本原因在于高价买了号贩子的号，却自以为没有得到应有的“服务”。号贩子的违法行为并非由医生在背后操作，但是无形当中却败坏了医生的名声，也让医生成为患者发泄负面情绪的无辜承受者。

门诊发生的种种不愉快事件，王玉平对原则问题毫不让步，他说：“获利的是号贩子，受损的却是患者与医院的权益。”有位患者家属上门求诊，得知她买了号贩子的号，王玉平毫不留情地让她退掉，再重新挂自己的号。他还叫来管理预约挂号的护士长，“今天有10多个初诊患者，就有4~5名患者的姓名与挂号的名字对不上。”王玉平严肃地对护士长说，一定认真核对患者的信息，如果对不上，就一律作退号处理。绝不能让号贩子有机可乘，这是对患者负责，同时也是对医生、医院负责，这就是真实的、坦荡荡的王玉平。

（跟诊记者：庞书丽）

04. 首都医科大学附属北京同仁医院

青光眼患者的光明使者——王宁利

专家简介

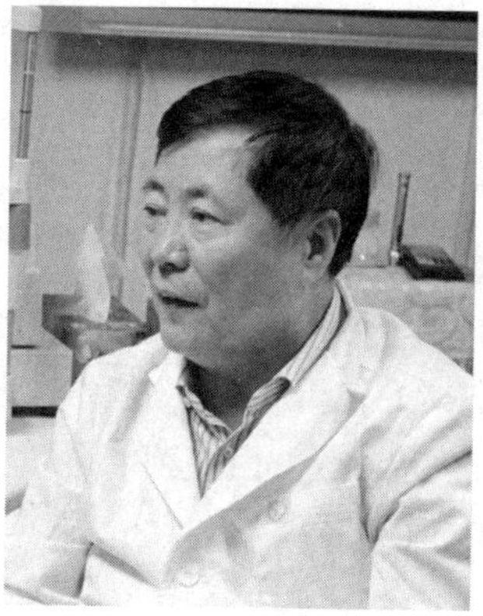

王宁利，首都医科大学附属北京同仁医院党委书记、副院长，眼科中心主任，主任医师，教授，博士生导师，国际眼科学院院士。现任北京市眼科研究所所长，首都医科大学北京眼科学院院长，中华医学会眼科分会主任委员。2014年被美国《眼科医生》杂志评为全球最知名100位眼科医生，曾获中国医师奖、周光召基金会"临床医师奖"。

先后承担了863、973、"十一五"国家科技支撑项目、国家自然科学基金重点项目和国际合作项目，以及北京市自然基金重点项目等。获得6项国家专利；主编9部著作；荣获国家科技进步二等奖及中华医学科技奖等省部级以上各种成果奖励7项。

专长：青光眼、白内障、高度近视眼眼内镜屈光手术、遗传性眼病；各类青光眼手术，及各类白内障眼内屈光手术及青光眼激光治疗，特别是疑难及复杂性青光眼治疗。

出诊时间：周二上午，周五上午。

这是个周二上午。严重的雾霾污染使整个京城陷入一片灰茫。北京同仁医院首席眼科专家、副院长王宁利的门诊早早就亮起了灯，为诊治患者而忙碌着。

“王院长昨晚患突发性耳鸣，住院监护了一整晚，今早抽完血又匆匆赶过来了。”王宁利的助手医师告诉记者，为了不耽误出诊，王宁利迅速完成了患者到医生的角色转换。

“一只眼要用10倍的关心”

在30多年的从医生涯中，王宁利共完成各类眼科手术2万余例，其中青光眼手术近1万例，疑难及复杂手术占比高达60%，是目前我国完成手术量最多的青光眼专家之一。他也被国际青光眼协会确认为全球50名顶尖青光眼专家和“高级临床科学家”。拥有这么多耀眼光环的王宁利，在患者面前却是一位幽默风趣、亲切体贴的医生。

门诊中有位70多岁的老奶奶，3年前曾经做了白内障手术，今天来复查，检测到裸眼视力1.0。“3年前是您帮我做了白内障手术，当时视力恢复到1.5，我特别高兴，最近怎么下降到1.0了？”见到王宁利，老奶奶开心地与他拉起家常，也说出了这次看病的主要目的。

“视力1.0属于标准正常视力，视力1.5不好。”王宁利用裂隙灯为老奶奶仔细检查后，含笑说。“不是1.5的视力最好吗？”老奶奶不免疑惑地问王宁利。王宁利拍着老奶奶的胳膊说：“视力1.5看得太清楚，您看见老伴脸上皱纹多，万一看不上，离婚了咋办？1.0就刚好！”听完解释后，在场的患者医生都哈哈地笑了起来，老奶奶也拉着王宁利的手开心地大笑，纠结的心也松开了。

王宁利最善于用幽默的言语缓解患者的忧虑，他的心中也时常流淌着保护患者光明的责任感。

患者老吴曾因事故失去了右眼的视力，祸不单行的是，上了年纪后，左眼患了青光眼，做了手术后眼压仍然控制不住，高达40mmHg，比眼压的正常高限21mmHg高了将近一倍，疼痛难耐的同时这唯一一只好眼的视野也在迅速地缩小，濒临全盲的边缘。王宁利认真地为他查看眼部及看了厚厚的病历报告后，严肃地叮嘱助手：“他的病情你一定要密切留意，我时常说一只眼一定要用10倍的关心，是因为患者如果连这点光都没了，就陷入黑暗了，等于整个世界都没了。”多番向助手强调后，王宁利才放心接诊下一位患者。遇到需要会诊讨论的疑难病例，他会嘱咐助手当天把所有相关资料整理好，制作成幻灯片，并让患者把联系方式留下，告之有解决方案会马上通知。

门诊中记者听说，一对十几岁的姐弟均被确诊为“双眼先天性白内障”。了解到他们的母亲也患有白内障，且发病年龄和姐弟俩非常相似。王宁利考虑，他们可能是一个伴有遗传因素的先天性白内障家系，决定立即为姐弟俩进行白内障摘除联合人工晶体植入术，还为他们的家庭进行遗传咨询以避免他们的下一代也出现同样的问题。然而，患者的家庭经济条件较差，无法承担诊治、手术、耗材等费用。对此，王宁利四处求助，经过多方协调，最终决定由他亲自为姐弟俩实施手术，同时联系慈善机构赞助他们所需要的人工晶体。姐弟俩重返校园后给王宁利寄来了一封情真意切的感谢信，感谢王宁利为他们擦亮了心灵的窗口。

王宁利说，一名医生不应该仅仅是医病，而是应该在自己能力范围内，给一个家庭以希望。

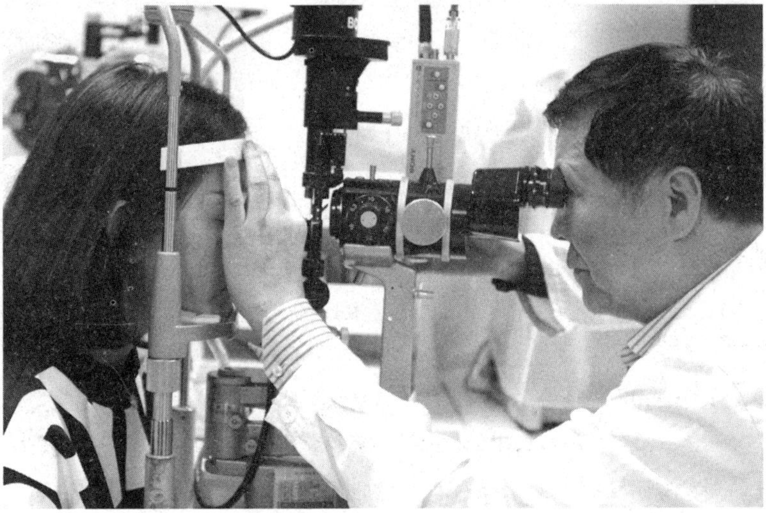

破解青光眼发病机制难题

"生命不止、光明不息"，这是王宁利常对他的患者说的话。为了遵守这句诺言，除了大量的门诊和手术外，他积极引进国际上先进的手术技术，并加以改进创新，变成适合我国患者的手术方式。他所设计的适合于我国原发性闭角型青光眼的"复合式小梁切除手术"改变了我国青光眼手术依赖西方手术模式，手术治疗效果差，手术并发症高的状况。针对原发性开角型青光眼的"房水流出通路重建手术"，由于不再需要在手术中建立滤过泡，从而完全避免了过去青光眼滤过泡相关的并发症，提高了青光眼手术的安全性和患者舒适度。

王宁利在青光眼方面的主要工作可以总结为两方面：一是我国最常见的闭角型青光眼发病机制的发现，以及基于这一机制建立起的适用于我国闭角型青光眼的防治技术体系；二是关于正常眼压的开角型青光眼发病机制的新发现。

闭角型青光眼是一组由于眼内房水流出通道——房角慢性或急性关闭导致的眼压慢性或急性升高继而导致视功能损害直至失明的疾病。急性闭角型青光眼的患者，在疾病发作时常有剧烈的疼痛和马上落入黑暗世界的恐惧。于是，王宁利瞄准了我国最主要的不可逆性致盲眼病——原发性闭角型青光眼，该疾病在我国的发病率超过 2% 。由于这一疾病的发病机制不明，再加上筛查检出率低，临床治疗效果差，手术并发症高，导致其致盲致残率极高。

为了解决这一问题，王宁利在 20 世纪 90 年代远渡重洋，学习国外先进技术。回国后，为了快速引进国外高频超声技术，他自行贷款，购买国外设备，开始进行临床观察研究，并对国外设备进行原理学习和改造。最终，经过多年的努力，王宁利自主研发设计了高频全景超声生物显微镜，并利用这一技术和设备发现了我国闭角型青光眼发病机制与西方人之间存在的差异，建立了适合于我国闭角型青光眼患者的防治模式。通过对这一模式在全国范围内的推广应用，使我国闭角型青光眼的早期诊断敏感性提高了 59% ，手术并发症发生率降低了 93% ，急性闭角型青光眼的致盲率降低了 92% ，带动了我国原发性闭角型青光眼整体防治技术水平达到国际领先。

随着闭角型青光眼防治技术的提高和社会经济的发展，近年来我国眼病疾病谱发生了变化，以前被认为是西方人常见的原发性开角型青光眼近年来发病率逐年提高。原发性开角型青光眼发病隐匿，缺乏明显症状，患者就诊时往往已经到了晚期，失去了治疗的机会。于是，王宁利带领他的团队开始瞄准原发性开角型青光眼的课题研究。他把自己的这个队伍称为“711 团队”，每天从早上 7 点钟到医院，一般到晚上 11 点才能结束当天的工作，并且没有周六日。这样每天额外工作 8 小时的辛勤忙碌，10 多年来就比别人多付出了将近 5 万个小时，这为他们迎来了时间上的胜利，他的团队在国际上第一次通过前瞻性研究发现了“眼颅压力梯度导致青光眼”，改变了既往仅关注眼压的状况，为临床治疗带来了新的思路和证据。被世界青光眼联合会前主席 Weinreb 教授评价为“将改变青光眼临床实践的里程碑式的研究”。王宁利 2014 年入选了《美国眼科医生》杂志所发布的全球最具影响力的 100 位眼科医生。

“让患者享有好的诊治体验”

王宁利的门诊有一个鲜明的特点，患者从进门到拿药离开，整个医疗体验过程都能得到悉心的医疗服务，这是因为王宁利讲究团队的分工协作。

“她的左眼行了小梁切除术后没用药，现在眼压是 11，右眼用了降压药，现在眼压是 18……”每位患者坐上就诊椅后，助手医师马上开始向王宁利汇报病情。"点上麻药，我给她看一下房角。"与患者打过招呼后，王宁利转身吩咐，助手也利落地完成了指示。"好了，你跟我来吧。"待王宁利诊断结束，护士长温和地带着患者去完成下一步的诊疗安排。这是王宁利门诊中的小缩影，汇报病情、点麻药、分析眼底血管造影、散瞳……王宁利的团队在这摆着多台检测仪器的四方间里有条不紊地忙碌着。

"虽然今天早上我九点才来，但我的团队从八点就已经开始在这接待患者，患者从门诊开始到我诊断再到其他医生处理，享有1个多小时的医疗服务，虽然我给他看病的时间很短，但他得到的检查与问询都是非常细致的，享有很好的诊治体验。"王宁利说，患者的诊断、治疗、住院与随诊都是由特定的医疗组完成，中途不会更换医生，如此一来，医生与患者建立起长期的关系，对其病情的掌握也十分透彻。

"1998～2000年我在美国访学，在美国著名的圣莉雅眼科中心学到了这种模式，当时觉得特别好，回来在科里效仿，团队分工，效率非常高。现在我们的团队有副主任医师、主治医师、住院医师等，各种层面的都有"。王宁利很注重对团队的培养，出诊中经常让他们参与病情分析，讲解疑点。

王宁利常教导团队："患者是带着最后的期望来到同仁医院，我们不能因为害怕承担风险、担心名誉丢失而拒绝患者。"他的门诊患者80%以上都是从外院转来的疑难病例。面对每一个疑难病例，王宁利都会让手下的医生夜以继日地查资料，制定手术方案。为了让患者明白手术的过程，甚至还要制作动画为患者演示手术方案。他身边的医生经常会感到很累、撑不下去了，甚至委屈。但当他们看到这位年近60岁，全国最知名的眼科专家之一依然在坚持的时候，也迅速放下所有的不满，打起精神微笑着继续为患者而忙碌，因为榜样的力量是无穷的。

王宁利总对身边人说："除了丧失生命，没有什么比丧失光明更可怕，作为一名能够挽救人类光明的医生，自己做得还不够，纵使工作再辛苦、身体再疲惫，还有很多事情等待着自己去完成。"

（跟诊记者：庞书丽）

05. 首都医科大学附属北京友谊医院

让“一挂下水”风平浪静——张澍田

专家简介

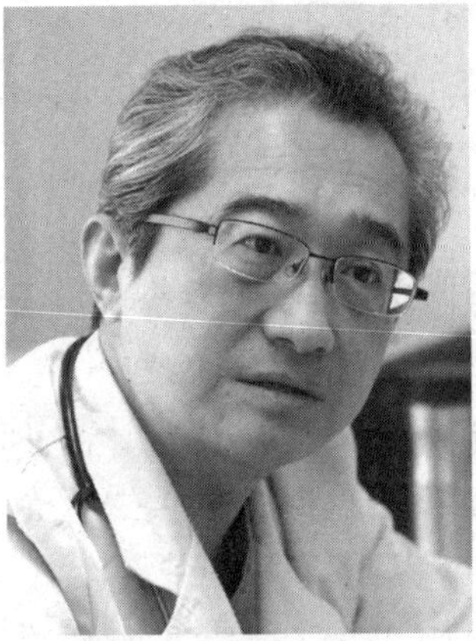

张澍田，首都医科大学附属北京友谊医院执行院长，消化中心主任，主任医师，教授，博士，博士生导师，香港大学医学院客座教授。兼任国家消化系统疾病临床医学研究中心主任、国家临床医学协同研究创新联盟秘书长，中国医师协会消化医师分会、介入医师分会副主任委员，中华医学会消化内镜学分会主任委员、中华医学会肠外肠内营养学分会前副主任委员、中华医学会消化病学分会前副主任委员。

专长：消化内镜介入（微创）诊断与治疗，如早期癌的内镜下切除，晚期癌的支架置入，肝硬化出血的结扎和硬化、溃疡病出血的内镜下止血，胆结石的内镜下取石，胰腺炎的内镜治疗。

出诊时间：周三下午。

据全球癌症报告相关资料显示：我国是消化系统疾病的大国，约有四分之一的人患有各种消化系统疾病。死亡率最高的前五位肿瘤中，消化系统肿瘤更是占据了四个席位。如何能及早发现消化系统癌前病变和早期癌变，防患于未然，消化领域专家任重道远！这对于新一届中华医学会消化内镜学分会主任委员、首都医科大学附属北京友谊医院执行院长、消化中心主任张澍田更是如此，因为他深爱着这份职业。

带学科：贯彻“十字方针”

荣膺最新一届消化内镜学分会主委后，张澍田很快就提出要带领整个学科贯彻“创新、引领、规范、推广、交流”的十字方针，将“‘友谊’消化直通车万里行”、“‘面对面’高级消化医师大讲堂”和“‘手把手’高级消化内镜医师大讲堂”，与“一带一路”以及京津冀协同发展、长江经济带战略发展规划结合起来，到全国各地医院甚至“中巴医学走廊”建立消化基地，通过双向交流，增进国际友谊，更新知识，规范操作。

与此同时，作为北京市首批健康科普专家团的专家之一，他不断参加媒体邀请的有益百姓的演讲，让更多的老百姓少得病、不得病。院外奔走往来，回到友谊医院，他自行褪去光环，勤勉认真，又像其他普通医生一样，一袭白衣，出门诊、做手术、查房、科研、教学，用严谨的态度从事着这份他热衷的事业。

出门诊：抽丝剥茧似断案

在一个本应该非常宁静的中午，张澍田的诊室外人声沸扬。记者推门而进，看到戴着金丝眼镜的张澍田正微笑着注视着前方的病人，他天生带着一种儒雅俊朗的气质，一头花白的卷曲头发在白大褂的映衬下显得神采奕奕。

眼前的病人是一位70多岁的男性患者，由老伴和儿子陪着来看病，一脸的憔悴与焦虑，张澍田看着他的病历说：“怎么想着从渭南潼关来北京看病呢，路途真是挺远的。”站在老夫妇后面的儿子说：“我爸间断性腹痛2年，近期疼得特别厉害，已经持续七八天了，我正好也在北京工作，听闻您特别擅长治疗这个病。拜托您帮我爸爸看好，这病都把他折腾成这个样了。”

张澍田没有说话，一丝不苟地看着厚厚的已经显得陈旧的病历本，大约一分钟后，问：“为什么2年前，没有及时治疗，当时是怎样的情况，你能简单地说一下吗？”一直没有吭声的老人开始有气无力地说起来：“2年前，过年的时候，因为我们是农村人，吃肥肉多了一些，大概是大年初四五，就开始右上腹疼痛。当时也没有管，从那之后，就好像落下了毛病，时不时地疼痛，还时不时地干恶心。晚上休息的时候更明显，白天干一些简单的农活后就会稍微好一些。也就是七八天前，肚子疼得实在厉害，在当地卫生室开了些抗生素，但吃完之后也没有效果。”

张澍田边看病历，边认真听着患者的主诉，时不时抬头用鼓励的眼光看看他。患者一说就是五六分钟，他一直耐心倾听，偶有打断，及时追问："你现在发热吗？""头疼吗？咳嗽呢？"……经过一系列细致入微的发问，坐在一旁的记者都能感觉到病症在一点点地浮出水面，也感觉到看病就像断案，需要条分缕析，明察秋毫。

一旁的老伴听得着急，坐不住了，说："当地县医院诊断为'急性胰腺炎'，您看是不是确实是这个病，需要哪些治疗？"

张澍田不紧不慢又问："您之前有糖尿病、高血压等慢性病史吗，或者是肺结核、肝炎等传染病？"老人说都没有。"躺到床上去，给您做个检查"，张澍田亲切地说，看老人走到床边，便扶着他的胳膊让其轻轻躺下，压压右上腹，轻轻地问疼不疼，然后按压身体的不同部位。

差不多检查了三分钟后，张澍田说："老大爷，起来吧。"然后对一旁的儿子说："剑突下及右上腹压痛，无肌紧张及反跳痛，未扪及包块，肝脾触及，我再看看检查片子，"从病人手中接过 CT，他问："这些片子是什么时候拍的？""是一周前在友谊医院拍的。"听罢，张澍田拿着片子，借助下午的太阳光，将老人的儿子叫到一边，边看边言语，"肝脏体积有增大，包膜完整，没有明显占位征象。胆管无扩张，胆囊大小如常，其内未见结石影。胰腺肿大，胰管未见扩张。"

看完之后，他迅速又拿起腹部 B 超，仔细看了一遍，继续分析："B 超显示肝正常，胆囊腔内液性暗区清晰，腔内探及散在强回声后声影不明显。胰内光点增多、增粗、增强，分布均匀。脾大小约 7 个肋单元。"然后给出了结论："不用紧张，这些情况不排除胆囊炎、胆囊结石，这几天您先进行抗炎、抑酸、补液支持治疗就行，可以判定是急性胰腺炎，但是不需要手术。"大妈听了问道："有什么需要特别注意的吗？""关键是要心态好，保持乐观的情绪，这很利于疾病的恢复，住院期间，我们会持续关注病情，包括生命体征、意识、尿量、末梢循环，引流液颜色、性质及疼痛的状况，及时发现感染、出血、休克、胰瘘或肠瘘等早期征象。一旦发现，医生会尽早处理，您放心吧，大妈。"患者一家人听了后非常庆幸，充满感激地走出诊室。

接着进来第二位患者，这名女患者属于"质疑型"，也是胰腺炎患者，一遍又一遍地重复发问简单问题，让张澍田仔细看她的病历。能够感受出，她带着对医院的成见和戒心，所以对每一个检查、每一个病情解释都存疑，不断地问第二遍，第三遍。而对于她的碎碎念，张澍田不温不火，保持耐心给她讲解，一起看片子，一起读病历，一起分析病情的来龙去脉，礼貌贯穿始终，那份修养实在令旁人折服。

在接下来四个小时的跟诊时间里，张澍田脸上挂着的微笑始终没有停止过。有时诊室在很长的一段时间内，寂静无声，这是张澍田在认真地分析病例。

一下午，张澍田总共接诊了24名病人。记者跟诊结束时才知道，张澍田出门诊前刚参加完一场重要的学术会议回来，但从他的表情和神态中，没有看到丝毫的疲惫。时下有许多专家，因为在自身专业领域的不凡成就都走上了重要管理岗位，却因精力有限，疲于应付临床，但张澍田则是“忙并快乐着”，在业务与管理之间，分配好时间，把握好节奏，拿捏好“度”。他告诉记者：“当今社会需要的是复合型人才，如果仅仅局限于专业成就，不愿意甚至不屑于培养自己的管理才能，这样的人不会走到很高的平台上。其实管理经验并不是只有当了科主任、院长才需要，小到一个住院医生或是带组组长，都需要方方面面的沟通和协调能力。”张澍田由衷地说。

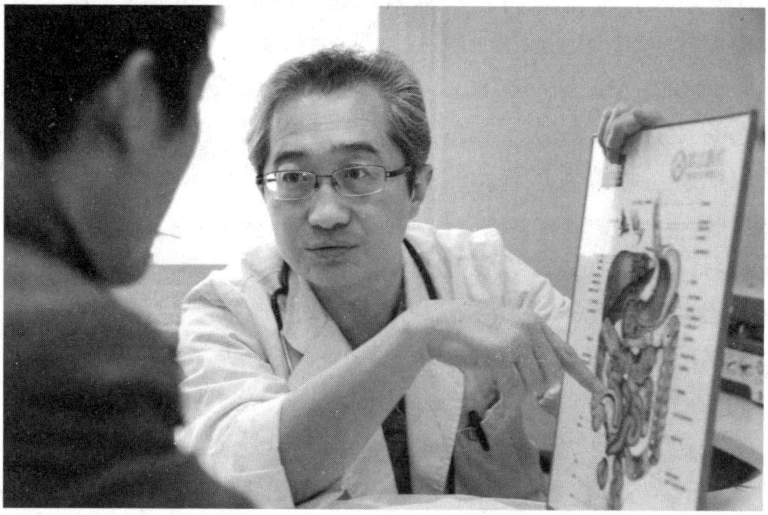

抓业务：做水陆“两栖动物”

做消化科医生的最大特点是脏、苦、累，打个不很恰当但十分形象的比喻，消化科医生天天在跟人的“一挂下水”打交道。首先要吃得起苦经得住累，苦心钻研，这是张澍田对自己的要求，也是他对学生的要求。他说：“光有知识不会看病不行，但只会看病没有理论水平也会妨碍医术更上台阶。”所以，他主张：做水陆“两栖动物”，既能在实验室作研究又要有丰富的临床经验。

在“水里”工作强度大——累，在“陆地”工作枯燥多——苦，两者兼顾，既累且苦，但是“医生不苦怎么能体会病人的疾苦?”张澍田总是这样反问个别拈轻怕重的后辈医生。

30多年来，在他面前，无数病人躺着进来，笑着走出去了，感人的情形，几乎每天都在上演。30多年来，有多少病人的生命，就这样在张澍田的手下得以续写。责任，不只是个冠冕堂皇的名词，更是个需要用爱心去打造的动词。

友谊医院横跨两个街区，东边的门诊楼上有他的院长办公室，西边的住院楼上有他的病人，两楼之间有大约两三里的封闭通道。就这样，从西到东，从东到西，张澍田每天一趟趟来回奔波着，有人喊他“院长”，有人叫他“大夫”，他都认真地应着，辛苦并快乐地坚守在这片他爱的热土上。

（跟诊记者：罗　辉　温彦芳）

微创外科的辟路者——张忠涛

专家简介

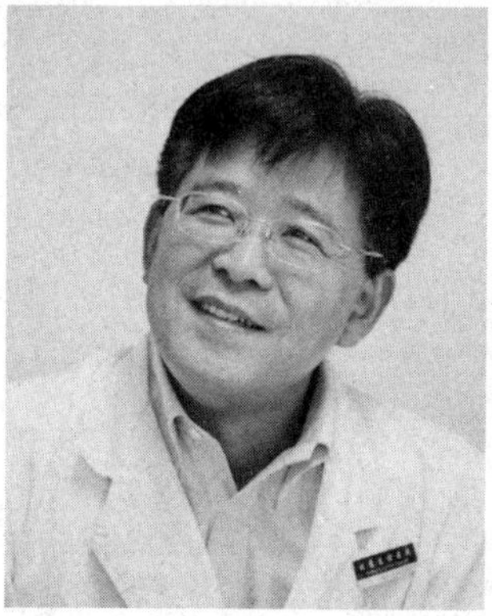

张忠涛，首都医科大学附属北京友谊医院副院长、普通外科主任、外科教研室主任，首都医科大学普通外科学系主任，国家消化系统疾病临床医学研究中心副主任，北京市消化疾病中心副主任。医学博士，主任医师，教授，博士生导师，卫生部有突出贡献的中青年专家，享受国务院颁发的政府特殊津贴。

兼任中华医学会外科分会常委、秘书长，中华医学会外科分会外科手术学学组副组长，中国医疗保健国际交流促进会结直肠癌肝转移治疗专业委员会副主任委员，中国研究型医院学会普通外科学专业委员会副主任委员，中国抗癌协会胃癌专业委员会常委，北京医学会外科专业委员会副主任委员，中国医师协会外科医师分会上消化道外科医师委员会副主任委员等职。

专长：胃肠及肝胆外科（微创手术、代谢/减重手术）。

出诊时间：周二下午（特需门诊），周四下午。

从事临床医学20余年，北京友谊医院副院长、普外科主任张忠涛用心血为我国普外科的发展添上了浓墨重彩的一笔。他致力于胃肠及肝胆疾病的诊治，成功实施国内首例单孔腹腔镜胆囊切除术，积极倡导和推动“全腹腔镜胃肠道肿瘤根治”的理念，在微创外科技术的创新与综合应用上颇有建树。

“张院长在普外科的名声是响当当的，他 39 岁就当上了科主任，在我们面前从来不摆架子，对病人的态度也很好。”同科一位副主任医师感慨地对记者说。

尽职尽责：就是爱为患者操心

周四中午，记者穿过拥挤的走廊来到诊室时，张忠涛早已精神抖擞地开始出诊。这位久负盛名的医生，对待患者却爽朗亲切。

“吃东西要注意清淡一点，不用太担心，没事。”张忠涛为一位胆囊肿大的老大爷制定诊治方案后，拍着他的手轻声道。

“谢谢，这次来北京就是特意来找你的。”老大爷乐呵呵地说，又聊了几句家常方才安心地离开诊室。

紧接着走进一位脸容憔悴的大妈，“你哪里不舒服？”“我最近肚子老疼，反复发烧，吃也吃不好。”大妈皱眉苦诉，她已经有 10 多年的胆结石病史。张忠涛经过详细问诊与查看彩超结果后，建议手术摘除。“是不是下定决心要做手术了？”“就是想找你把石头做了。”“你留下手机号码，我们有病床了马上给你打电话。”大妈一听着急了，希望尽快做手术改善症状。

“吃不好对身体也不好，我找人帮你安排。”说着，张忠涛打电话给助手嘱咐事项。“待会人来了你就跟他走，放心吧。”大妈听后悬着的心终于放了下来。

张忠涛爱为患者操心，细节中可见一斑：逐字核对个人信息；向减重手术患者分析如何住院更节省费用；交代缴费的地点……在接诊一位肝硬化伴有大量腹水的患者时，为了让他得到更对口的治疗，亲自给院内肝病中心的医师打电话：“你帮他好好治一治。”“我们这的肝病中心水平非常高，你在那住院治疗一段时间，查出腹水的原因。”最后张忠涛又在纸上列明注意事项，诸如用身份证在哪办就诊卡、挂肝病中心的号等。“太好了！”患者将要离开时红着眼眶说，“没想到外科的大主任会这样尽职尽责地对我。”

既要忙临床，又要忙科室，张忠涛的日程表无论是平时还是节假日，总是排得满满当当的，这还不算各种突如其来的加班加点。对此，他早已习以为常。而由于长时间的手术站立及门诊静坐，他也出现了“职业病”：静脉曲张，每次手术前总要先把弹力袜穿好。身为外科大夫，面对诸项事务特别是长时间的外科手术，除了体力好外还需坚强的耐力支撑下去。

经验丰富：给患者吃下“定心丸”

张忠涛在行业里拥有许多耀眼的头衔，而作为学科带头人，他总是紧跟普外科学术发展的最前沿，大胆创新和引进新技术，这奠定了他在学术界的领先地位，也成了患者心中的权威。

门诊中有位60多岁的老大爷，先前得过急性胆结石与胆囊炎，经过治疗后胆囊炎已经痊愈，但最近经常发热、腹部疼痛。“发病时胆囊就肿大，看了好多医院，也做了好多检查，他们说得我心里挺焦虑的。”“螺旋CT看见结石了，磁共振显示的是泥沙样的结石，再做个B超，如果有明确的胆囊结石就做个手术。”张忠涛详细分析道。“我有这样的症状是不是结石太大了？”“这大小跟你的症状没关系，有的小也严重，不用太紧张。”“还是你这经验比较丰富。”老大爷感叹地说。

还有位80岁的高龄患者，患有高血压、冠心病、糖尿病多年，去年9月体检时查出肝部有块长六厘米的肿物，甲胎蛋白值达131。家属带着她去了三家医院，都因年纪大、病史复杂而被拒绝做手术治疗。在他们全家十分焦急的时候，经人推荐找到了张忠涛。张忠涛详细了解病情后，认为可以手术治疗，并且开了住院通知书，根据患者实际情况做了几套细致的手术方案。后来手术非常成功，家属感激不已：“您辛苦了，是您给了我母亲的第二次生命！给了我们全家人的幸福！”

张忠涛常常以渊博的专业知识为患者排忧解难，一句“没事”如同给他们吃了定心丸：一位先前在别的医院就医时被说得忐忑不安的患者，张忠涛仅仅针对CT片子的病情分析就让他一下子放下心来；有位胆结石患者在别的医院被诊断为胆管癌，但张忠涛明确是结石，并且手术安排得很周到……有的患者因此感叹：“我们遇到了业务高超、医德高尚的好大夫。”

门诊中有很多胆囊炎和胆结石患者，张忠涛介绍，胆囊切除大概是普外科做得最多的一类手术，但临床上发现不少患者对手术很恐惧，到处寻求保守治疗方法，如溶石、碎石、服药等，其实没有必要。首先，现有的溶石手段疗效都不肯定，达不到满意的效果；其次，胆结石不主张碎石，碎了的石头掉在胆管里会引发阻塞、急性胰腺炎等更严重的问题；再次，如果结石长期存留，对胆囊形成慢性刺激，有可能发生癌变；最后，胆囊切除手术是目前最有效和彻底的根治手段，安全性也非常高，但凡有症状应该首选。

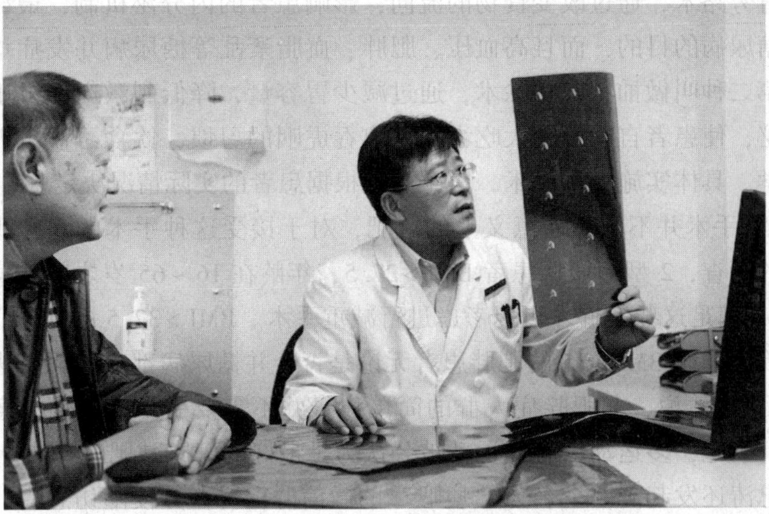

心系患者：发起"瘦吧"微信群

目前我国的肥胖症患者呈爆炸性增长，肥胖已经被证明与2型糖尿病、心脑血管疾病、脂肪肝、脂代谢紊乱、睡眠呼吸暂停综合征等病症密切相关。为让饱受肥胖与2型糖尿病困扰的患者得到有效治疗，张忠涛从2012年起在科里开展了减重外科手术。

有位36岁的肥胖患者林哥，当他踏着沉重步伐来到诊室时，庞大的身躯让记者倒吸一口气。但张忠涛一见到他就逗趣道："我知道你是来干什么的。"林哥听了哈哈大笑："我的哥们说您是这方面的权威，他之前270斤，来这做了减重手术后，2个月就瘦了50多斤，所以我也赶紧来找您了。""你的体重和身高是多少？""我181cm，297斤。"张忠涛听了后拿出手机计算他的BMI（体重指数），BMI等于体重（kg）除以身高（m）的平方。

"45.3，BMI大于35属于重度肥胖了，你认真尝试过减肥吗？""节食、运动都试过，没有用。"接着林哥说起肥胖带来的烦恼，他喜欢户外活动，但肥胖让他蹲下、站起都难以独立完成，现在还出现了高血压、睡眠呼吸暂停等并发症。"从小宠的，使劲给他塞吃的。"林哥瘦弱的妈妈在旁边叹气。"重度肥胖带来的问题出现了，虽然现在没有糖尿病，但将来也会出现，你现在的情况适合做胃袖状减重手术。"张忠涛向林哥分析减重手术的类型与适合条件。了解了手术相关情况，林哥下定决心要跟肥胖挥手再见。

张忠涛介绍，目前世界医学界普遍使用的手术减重的方法主要有两种：第一种是胃旁路术，通过改变食物的流向，影响患者的内分泌机制，最终达到治疗2型糖尿病的目的，而且高血压、肥胖、血脂紊乱等糖尿病并发症均有明显改善；第二种叫做袖状胃切除术，通过减少胃容量，降低刺激产生饥饿感的荷尔蒙分泌，使患者自动改变大吃大喝、狼吞虎咽的习惯，饮食习惯也因此变得健康科学。具体实施哪种手术，医生需要根据患者的实际情况决定。

“减重手术并不是普通意义上的减肥，对于接受这种手术的人，我们会进行严格的筛查，2型糖尿病患者 BMI > 27.5，年龄在16～65岁之间，病程不超过15年，满足这些条件才可以考虑进行减重手术。BMI > 32.5的糖尿病患者首选手术治疗，而 BMI > 35的肥胖患者无论是否合并糖尿病都应该积极进行手术治疗。”张忠涛说，非肥胖症人群的简单瘦身并不需要手术，应该注意改变生活方式，少吃，多运动，有氧运动被公认为是最好的健康减肥的方法。

张忠涛还发起了一个名为“瘦吧”的微信群，旨在方便随访患者，也为肥胖和糖尿病代谢综合征的人们提供帮助，给予医疗生活建议，促进这个人群彼此间的互持互助、鼓励病患分享经历。这个群经常传来好消息：小李减了100多斤后例假来了，半年后怀上了孩子；庆哥现在能跑能跳，原本因肥胖引起的糖尿病症状均得到了改善……经过患者口口相传，许多肥胖人士慕名而来。

探索前行：外科技术国内外领先

2008年，张忠涛完成了国内首例无任何辅助戳孔的完全经脐单孔腹腔镜胆囊切除手术，病例报告被评为“中国百篇最具影响国内学术论文”。2010年他执笔撰写了《单孔腔镜技术专家共识》，建立了国内首个样本量最大的单孔腹腔镜的前瞻性随机对照研究。2012年获得“十二五”科技支撑计划项目“单孔腔镜手术微型机器人的研发与应用”，为我国具有自主知识产权的新型腹腔镜研发奠定了重要的基础。

张忠涛的探索、创新步伐不止如此。在他的带领下，北京友谊医院普外科已经发展成为综合实力强劲、专科特色突出，具有领先地位的科室。科室率先在国内开展了腹腔镜、十二指肠镜、胆道镜术中联合应用治疗胆管结石技术，倡导腹腔镜主导的多种微创外科技术联合应用治疗继发性胆总管结石，实现了继发性胆总管结石的“一站式”治愈，极大缩短了住院时间、降低了医疗费用。此外，在“终末期肝病及其并发症的外科治疗”、门脉高压、乳腺、甲状腺等方面都有出色的创新与疗效。

张忠涛在单孔腹腔镜手术技术、内镜－腹腔镜联合诊治技术、全腹腔镜下胃肠道手术技术、门静脉高压症的手术治疗、肝脏移植技术等方面也处于国内外领先地位。针对国内高发的结肠癌、直肠癌，他还率先在国内开展了“腹腔镜、经肛门内镜联合腹壁无切口结肠癌根治术”“腹腔镜辅助低位直肠拖出式前切除术”“腹腔镜下完整结肠系膜切除术 CME”“完全经肛门全直肠系膜切除术 TME”“肿瘤相关系膜切除术 TSME”，使许多结直肠癌患者得到了规范化的治疗。

“结直肠癌外科规范化治疗的基本原则是保证系膜完整性、按照解剖层次锐性分离、根部高位结扎主干血管、保证合适的切除肠管长度。由于恶性肿瘤的治疗效果仍不理想，各种新理念、新方法、新技术层出不穷。这也提醒我们，结直肠癌外科治疗的规范化也不是一成不变的，也要不断进步和成熟。所以将 TME、TSME 和 CME 甚至更新的理念在微创平台上不断进行融合是结直肠癌治疗规范化水平和程度提高的必经之路。”张忠涛说。不仅是结直肠癌，他在外科技术上也始终保持着孜孜不倦的学术态度。

下午阳光渐淡，出完门诊的张忠涛正欲赶去开会时，科里的副主任医师杨盈赤拿着一位晚期胰腺癌患者的 CT 迎了上来：他是许多疑难病例的最终希望。一众家属也随之向他围拢。记者挤出人群，正为完成任务松口气，回过头看认真看着片子的张忠涛，他的工作似乎永远不会结束。

（跟诊记者：庞书丽）

肥胖与糖尿病人的减重专家——孟化

专家简介

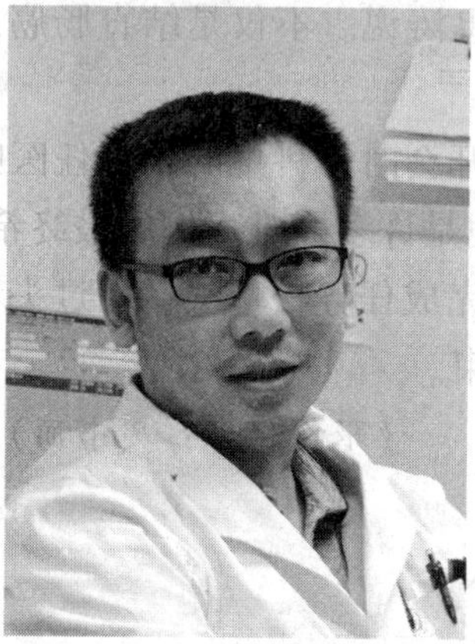

孟化，首都医科大学附属北京友谊医院普通外科主任医师，博士后，副教授，研究生导师。中国肥胖和糖尿病外科医师第一届委员会（CSMBS）委员，北京医师协会手术技艺研究会常务委员，中国抗癌协会胃癌专业委员会青年委员，国际胃癌协会（IGCA）会员。《中国临床医生》编委，《消化肿瘤杂志（电子版）》编委，《中华临床医师杂志（电子版）》学术委员会委员，《中国误诊学杂志》编委，《中国慢性病杂志》编委。

专长：胃肠外科疾病，肥胖症、肥胖型2型糖尿病的微创胃减重手术，以及胃肠肿瘤、胃食管反流等疾病的手术治疗。

出诊时间：周二下午。

小菁今年28岁，事业一帆风顺，丈夫温柔体贴，生活本无烦事挂心，但无奈“心宽体胖”，体态本就丰腴的小菁在这种生活环境里愈发肥胖起来，以致情况越发失控：无论吃多少，总是有饥饿感，想控制体重，却又管不住嘴，因而体重飙升到了260斤。过度肥胖引发的已不是爱美的问题，小菁还出现了多囊卵巢、停经、不孕、糖尿病等疾病，精神因此遭受巨大的压力，尝试了各种减肥方式也无济于事。后来经朋友介绍，她找到了首都医科大学附属北京友谊医院普外科主任医师孟化，接受了一种微创胃减重手术。

“现在半年过去了，小菁减掉了80斤，糖尿病得到了完全缓解，而且还在手术后 11 个月怀孕了。”在诊室里，向记者说起小菁的近况时，孟化眼里充溢着喜悦，作为国内微创减重手术的佼佼者，这是他最幸福的时刻。

胃转流术：完全缓解 2 型糖尿病

我国糖尿病患者的数目庞大，其中 90% 的患者超重和肥胖，他们不仅血糖、血压高，出现血脂升高、尿酸升高、血液黏稠度增加等症状，还常常伴有阻塞性睡眠呼吸暂停综合征（OSAS），严重时甚至会致残或死亡。而用于治疗 2 型糖尿病的胃减重手术能完全缓解病情，这项手术于 20 世纪 80 年代在国外兴起，也被美国顶尖医学机构——克利夫兰医学中心评为 2013 世界十大医疗创新之首。孟化作为胃肠肿瘤专业背景的专家，虽然不是国内“第一个吃螃蟹”的人，但近三年来，在该院普外科主任张忠涛的大力支持下，将该技术发挥到了极致，获得众多患者的信任与赞誉。

门诊开始不久，一位身穿粉色休闲服的中年张女士扶着墙缓慢地踱进诊室，她是典型的“枣核型”身材，身胖腿细，腹部过多的赘肉几乎垂到了臀部。入门后还没坐下，张女士就迫不及待地向孟化诉苦：“孟大夫，我可找到您了，听说您这治得好，您看我这肉多得腰都承受不了，现在这腰有毛病，腿关节也磨损得疼，前两天眼睛还结膜出血，我是真害怕了。”

“不要着急，咱们先了解一下你的身体状况。”孟化温和地安抚张女士，然后向她询问身高、体重、病史等具体情况，并详细查看了相关检查报告。原来张女士是一名 2 型糖尿病患者，虽然长期接受治疗，也多次尝试减肥，但效果不显著，每天都要打胰岛素，病情也在不断恶化，经街坊推荐来此求诊。

“您体重 86 公斤，身高 1.6 米，BMI（体重指数 = 体重公斤数除以身高米数的平方）约为 34，结合你的病史及检查报告，你非常适合做一种胃转流的微创减重手术。”孟化用计算机向张女士详细地分析，2 型糖尿病患者通过检查如果没有手术禁忌的疾病，BMI 指数大于 28，药物治疗欠佳的患者一般都适合做该手术。他对手术的条件筛查控制得非常严谨，患者的每个检查结果与 BMI 都会认真的分析，并告知患者住院后还需要行详细的术前检查，以评估胰岛的残余功能，之后才能做出能否手术的最终评判，以确保每一个患者获得最好的近期及远期疗效。

“做完手术后，我的病情就能治愈吗？”“做完后 90% 以上的患者不用打胰岛素了，我们临床上叫完全缓解，病程少于 5 年的年青肥胖患者完全缓解率接近 100%，病史超过 15 年、年龄大于 65 岁的患者我们原则上是不做手术的。有研究表明实施本减重手术后随访至 2 年时，患者糖尿病缓解率达 72%，但这种缓解率会随着时间推移而逐渐消失，随访至15年时降至30%左右，而随访至20年时只剩18%，但期间他们累计发生的心血管事件和糖尿病并发症住院风险仍大大低于常规管理组。所以像您这种情况，手术后身体各项机能均会获益，体重降下来后，腰与腿的毛病也会逐渐好起来，但也要借此良机改变自己以往的不良生活方式，不能再度毫无节制地生活，否则难保多年后不会反弹。”孟化客观地向张女士告知手术的效果与术后注意事项，在纸上画出手术图示，详细讲解微创手术方式，让她进一步了解手术的真实效果。最后，张女士安心地预约了住院时间。

“像张女士这样的患者，进食后食物会经过胃、十二指肠、空肠和回肠，并被消化吸收，由于胰高血糖素占主导地位，最终引起血糖升高。我们对她进行微创胃转流手术后，在未切除任何组织或器官的情况下，通过减少胃容积，以及胃肠吻合、肠肠吻合等改变了食物的流向，绕开远端胃及近端空肠使食物直接进入小肠中，从而引起一系列体内自身激素的变化，使得血糖在手术后就显著下降。”孟化向记者详细介绍了胃转流手术的原理，通过该项时长约2小时的腹腔镜微创手术，能减小胃的空间，增加胰高血糖素样肽－1的分泌以及改变人体对食物的摄入与吸收，体重自然会逐渐下降，最终胰岛素抵抗现象也随之减弱，这样就把2型糖尿病的始发原因去掉了。

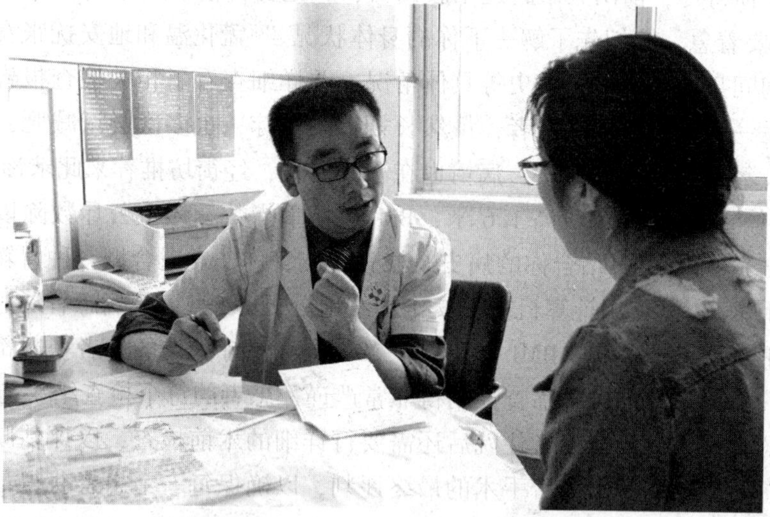

总的来说，该手术改善的不仅仅是血糖的情况，对整个内分泌激素变化有深远影响，肝功能、脂肪肝等状况会有改善，对缓解心绞痛、鼾症也有很大帮助。孟化曾接诊过一位重度鼾症的患者，做完手术减了50多斤以后鼾症完全没有了。而且，据资料观察，该手术在国外已开展20多年，术后的患者尚未发现远期严重的并发症，糖尿病患者临床的各个指标也恢复正常。2005 年，44 岁的世界著名球星马拉多纳也是做了这样的手术。

“我有一个糖尿病患者病情最重时每天需要打胰岛素 100 个单位，手术后现在调整为不用打胰岛素，只口服二甲双胍类的药物效果就非常好。”提及此，孟化开心地笑了起来。

“香蕉胃”手术：帮胖人快速瘦身

肥胖会引发许多疾病并影响寿命，增加人们心理负担，影响社会交往和工作，因而孟化实施的减重手术里，对象不但包括糖尿病患者，还有许多普通肥胖爱美人士。减重手术经典的是胃转流手术与胃袖状手术，其中胃袖状手术一般多适用于普通肥胖人士，作为治疗严重肥胖的最佳方法，不仅能使他们的健康状况大幅改善，生活质量也可显著提升。

下午三点，诊室走进一位由丈夫陪伴前来的肥胖女士，她 30 岁左右，穿着喜庆，爽朗的笑声感染了在场的所有人，孟化与她也像朋友一样交谈着。记者从他们交谈中得知，女士并非糖尿病患者，检查报告显示血糖也没有异常，但她希望自己能拥有较为苗条的身材，尝试多种减肥方法无效后，被朋友推荐到此，因为有朋友的成功先例，她对孟化也很信任。

“你体重 87.5 公斤，身高 1.67 米，BMI 约为 32，没有糖尿病的人 BMI 大于 32 才做手术，你这个属于手术的临界点，可以选择做或者不做，毕竟你没有糖尿病。我建议你通过‘迈开腿、管住嘴’的方式来控制体重，如果一年后仍不能获得满意效果，再行手术治疗也不迟。”面对前来求助的“健康人士”，孟化会站在他们的角度，据实相告，有时不惜把人“拒之门外”。对于那些适合手术而不敢手术的重度肥胖患者，孟化也会尊重他们选择的权利。

“如果我现在不做手术，以后会得糖尿病吗?”“肥胖的人 5 年内发生糖尿病的概率约高出正常体重人群 60%，不过你这个报告里出现了胰岛素抵抗，增大了患糖尿病的概率，也不用太担心，胖的人常常会伴有这项指标异常，如果你瘦下来就好了。”“但我就老觉得饿，平常吃很多也不觉得饱，所以才会越来越胖，我这样是不是精神有问题，我觉得还是有必要做减重手术。”“肚子老觉得饿，与激素有关，肥胖的人胃上会分泌大量的饥饿素，如果做了这个手术，可以减少这种激素分泌，也就治好了你的‘精神问题’。”

女士听完后，哈哈大笑起来，是个性格非常乐观的人，孟化也逗趣说：“10 个胖子 7 个是乐观的，还有 3 个特别抑郁。”对于此话，女士也表示赞同，她有个 16 岁的侄子，正值青春年华，体重却达到了 200 斤，因而老感到自卑、抑郁。了解到该手术只会在肚子上留几个小圆瘢，不是瘢痕体质的人，或许瘢点都会看不见，以后老了也不会有后遗症，女士萌生了让侄子也接受手术的念头．“年满16周岁的可以做手术，但您先让他算算自己的BMI指数，条件合适才过来”，孟化细心地提醒她。

末了，诊室里还发生了个有趣的插曲，孟化准备添加女士到微信群，以便长期跟踪随访，“你备注只写我的体重啊，太搞笑了，这样你的通讯录都是多少斤的胖子？”女士看了孟化的手机大笑起来，而他之所以如此，是因为作为一名减重专家，他对体重数非常敏感，看到该数字就能迅速与患者的信息匹配起来。

“胃袖状手术与胃转流手术有所区别，前者不会改变食物的流向，只是将胃纵行切除，切除胃底部，变成中国人说的‘香蕉胃’，这样使胃产生饥饿感的激素分泌会减少，同时减小了胃的容积，从而进食减少，起到减重效果。此外胃袖状手术还会改变患者的脂肪代谢相关基因、肠道内的微生物环境，进而也会使患者的血糖有显著改善。”孟化向记者解释，这两种手术带给患者的创伤都很小，手术后一般3～4天就可出院，如果不是干体力活随时可以回到工作岗位，在饮食上则要保持一个月的流食。

医患如友：建微信群促交流

孟化作为一名胃肠外科专家，不仅在减重手术上独树一帜，在胃肠常规疾病、胃食管反流、胃肠道肿瘤的治疗上也颇有建树。为让更多患者受益，每个周二下午，他同时出外科专家门诊和肥胖糖尿病门诊。

许多胃肠病患者是老年人，他们忘性大，听力减弱，需要医生多次讲解治疗方案，甚至在离开诊室后几次折返回来询问，孟化总是详细耐心地回答他们的问题，并懂得照顾患者的情绪。

一位坐着轮椅的老奶奶被推进诊室，她骨瘦嶙峋，沉默不语，或是病情的缘故，总是郁郁寡欢，让人心生怜悯。见到她，孟化温和地问：“怎么啦？”“她肚子鼓起了大包。”家属快口说了起来，原来老人两年前患直肠癌做了手术，其后没复查过，现在肚子的气排不出，在其他医院做B超诊断为肠梗阻。孟化考虑到可能与以前的手术有关，认为老人应该做CT检查，但家属不愿意，磨蹭了很久才拿出老人的另一份检查报告：直肠癌复发晚期，已多处转移。他们不接受孟化的建议，一直催着孟化给老人开具灌肠单（急诊处才能开具，而且有风险）。

待老人被推出诊室后，孟化严肃地批评家属：“你们看病还把真实病历藏着，她的病情就是复发了，肿瘤阻塞了肠道，只有住院做手术才有效，顾虑到她的情绪，这些话我都不愿意当她面说，你们倒是非逼着我说。”他怕沉默的老人承受不了这种打击，因而对家属的行为感到十分痛心。

当面对乐观的患者，为了让他们全面了解自己的病情以配合治疗，孟化又会变得“信息透明化”。一位50多岁的胃癌晚期患者，一年半前经孟化做了姑息手术后至今生存良好，今天过来复查。这名患者身材壮实，一直是笑眯眯的，让人不敢相信他患有癌症，但今天来检查发现肝门有个占位较大，孟化与他详细分析，并指出现在应该做全身化疗，针对病变部位可加做局部放疗。“化疗打就打呗，反正你帮我做完手术后能活到现在，算是赚了。”患者乐呵呵的，“现在能吃能喝就好，也还没到再做手术那步，咱们慢慢来，发现一点治一点，你保持这种乐观态度，生存质量就更好。”孟化的话也让患者定了心，患者的乐观，与医患之间的信任和融洽相处是密不可分的。

“有很多做完手术的老人，手术后已经超过5年，没事也三五个月来复查一次，花几十块挂一个号，就是想与我聊聊天，这样就觉得安心了。”孟化笑着告诉记者。而其中有位一年后来复查的患者得知孟化还记得他，脸上乐开了花，医患间的情谊在那一刻也更加巩固了。

此外，为长期跟踪、随访接受过减重手术的患者，以了解他们的体重变化与饮食习惯，孟化建了一个微信群，通过这种快捷的交流方式，医患慢慢演变为朋友，患者体重下降了也总是及时与他分享并在朋友圈中广为传播，因而孟化现在的肥胖糖尿病门诊患者多来自朋友推荐，这是真正的口碑效应。

“这位原本268斤，一年的时间就减到了160；这个260斤的减到了170；这个180斤的减到了138……”向记者报着这些病例时，孟化眼里是满满的安慰。

（跟诊记者：庞书丽）

精诚之心待胃肠病患者——杨盈赤

专家简介

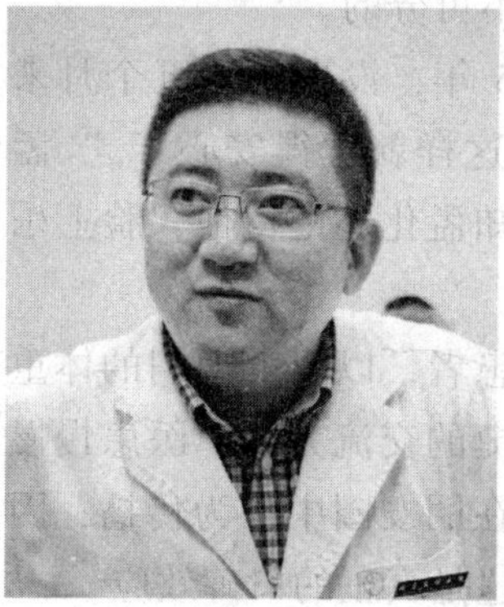

杨盈赤，首都医科大学附属北京友谊医院普通外科副主任医师，医学博士，博士后出站。任北京医学会外科学分会青年委员会副主任委员，北京医学会肠内肠外营养分会青年委员会委员，北京医师协会腹膜后肿瘤专家委员会委员，北京中西医结合学会普外科分会青年委员，全国按疾病诊断相关分组收付费规范普外专业临床专家咨询组专家。2015年中华医学会外科学分会“中华外科青年学者奖一等奖”获得者。

专长：结肠恶性肿瘤、直肠恶性肿瘤、胃恶性肿瘤、胃肠间质瘤、腹膜后肿瘤、腹膜后纤维化、家族性息肉病、溃疡性结肠炎、顽固性便秘、代谢综合征、直肠阴道瘘等腹部良恶性疾病的诊断、外科治疗及综合治疗。

出诊时间：周四下午。

说起北京友谊医院普外科的杨盈赤医生，患者的一致评价是：人好，医术好！作为普外科领域的后起之秀、2015中华外科青年学者奖一等奖的获得者，他秉承“大医精诚之心”，热情为患者服务，为许多患者解除了痛苦。

真性情：老患者爱与他开玩笑

一个周四的下午，杨盈赤医生的诊室门口被患者挤得水泄不通，他们中有候诊的，也不乏折返咨询的。杨盈赤在人群的包围里像一枚永不停歇的螺丝，无休止地在诊室与治疗室间周转，为患者诊断、答复疑问、拆线等。

门诊中一位从山东过来的患者老王，不久前诊断为结肠癌并动了手术，回家休养一段时间后，身体渐见好转，今天在儿子的陪伴下前来复查。从他们交谈中，记者得知，为了不耽误患者就诊，杨医生刚从手术台下来就匆匆赶到了诊室。这份热忱打动了患者与家属，就诊结束时，老王的儿子感激地对他说："您连正常的午餐都没吃就凑合吃了一口面包，一分钟都没有耽误门诊，这让我们很感动，我代表全家深深地感谢您！"

在患者面前，杨盈赤也是一位性子直爽的医生，聊起天来像老朋友般，言语耿直风趣。譬如对即将动手术的结直肠癌患者说"营养要跟上，要打仗了，不能怂了。"面对运行缓慢的电脑又会略为"抓狂"："不要催我了，我都快疯了。"大概是在他真性情的感染下，老患者都颇为乐观或有几分调皮。

一位结直肠癌术后来复查的患者老吴，趁杨盈赤去治疗室的间隙，坐到他的椅子上，笑嘻嘻地对候诊的患者说："你是什么病，来，我帮你看。"与众患者逗乐了一会，见杨盈赤回来，又笑着坐回了就诊椅。记者见此情景，禁不住夸赞其心态乐观，老吴却说："这得感谢杨大夫，他不仅看病还开导我，做我思想工作好几个月了。"

杨盈赤详细看了老吴的检查报告后，认真地说："你的肠子畅通了，不像以前那样存东西，内镜结肠支架在里面起了作用。要好好吃饭，但别吃大菜叶。"讲解了病情的近况与需要注意的事项后，杨盈赤又向他详细分析了存在的隐患，最后叮嘱他："你下周四一定要来复查哦，我给你个条，挂不上号我给你加。"老吴离开了诊室，杨盈赤仍不放心地冲门口喊："务必要来。"

为方便患者问诊，杨盈赤还经常把自己的名片送给患者，让他们扫码加微信。有位即将动手术的结肠癌患者，因为年事已高，每次上医院都颇为劳累，杨盈赤让家属加了自己的微信，叮嘱对方过 2 周把病变部位的照片发给他："我觉得可以动手术了就给你安排床位，科里床位很紧张，要提前给你留。""你能给我手机，我特别高兴。"家属为此感激不已。

"他人不错。""嗯，他人很好。"杨盈赤待患热心，一旁的两位患者在聊天中达成了共识。

实力强：消化道肿瘤手术疗效好

北京友谊医院普外科积极倡导和推动"全腹腔镜胃肠道肿瘤根治"的理念，在国内率先开展"腹腔镜、经肛门内镜联合腹壁无切口结肠癌根治术"

"腹腔镜辅助低位直肠拖出式前切除术"等技术，并与消化内科、肝病科强强联合成立了北京市消化疾病中心，进一步突出了在消化系统疾病诊治方面的综合优势。杨盈赤在普外科主任张忠涛的带领下，潜心苦学，锐意进取，为许多结肠癌患者的康复带来了希望。

门诊中有位85岁的老患者李大爷，月前因为结肠癌引起的肠梗阻非常难受，身体已无法正常解决排便排气的问题，当时找到杨盈赤求诊时，腹部已明显膨隆且非常硬。根据他的实际情况，杨盈赤安排他到消化内科先做了内镜结肠支架置入术，用支架把肠道扩张，使大便可以排出。今天来复诊时，李大爷的腹部明显瘪了下去，也松软了。

"今天看支架的效果，缓解得还不错。"杨盈赤颇为安慰。"他现在可以排便，自己很开心，我们也总算放心了。"家属在一旁笑着说。

"几年前结肠癌患者要想排便只能造瘘，随身带着肛门袋，给生活与心理都带来很大的影响，现在有了结肠支架技术，大大提高了患者的生活质量。"杨盈赤说，结肠支架是解决直肠、乙状结肠甚至降结肠梗阻的微创而又立竿见影的手段，患者无需开刀，只是像做结肠镜一样插入一根只有2～3mm粗的管子，就能通过支架解决肿瘤引起的结肠梗阻，对于需要手术的梗阻患者，先放入支架使患者症状改善，肠道得以清理，可以争取手术一期吻合的机会。

"排便问题解决了，但病还在，还需要通过我们外科动手术，把病灶去掉，但别着急，手术要在放完支架2～3周后做，因为肠梗阻会引发水肿，等水肿消失再做手术效果更好。"听了杨盈赤详细的分析，李大爷紧张的神色也渐渐缓解了。

"确实实力强，去了别的医院不行，来这对了，效果好，特别这医生，人很好，琐事都管。"李大爷站起来后竖着大拇指对记者说，"不只是他，医院整体实力强，我太幸运了。"李大爷接着又补充一句。"杨大夫名字管用，现在火着呢。"家属在后面乐了。

"快要做手术了，你的营养要跟上，但别吃大叶菜，结直肠癌术前，最重要的就是肠道准备，肠道准备从控制饮食开始。"末了，杨盈赤叮嘱李大爷。

杨盈赤介绍，手术前的一段时间，患者应该尽量吃软烂、少渣的食物（不要吃菜叶等粗纤维食物）；从术前3天开始，患者要吃半流食，比如粥、面条等；手术前2天，患者需要服用泻药，以及肠内营养液，为手术做准备，此时依然吃半流食；手术前1天，患者就需要吃流食（营养液、果汁等），以及服用泻药，这天还需要进行灌肠；手术当天的凌晨也需要进行一次灌肠。除了肠道准备，患者和家属还要注意观察患者术前大便，看看大便的次数、性状（颜色、形状等）等等，如果有什么问题就及时报告医生。另外，对于有糖尿病的患者，手术前需要把血糖控制好；有心脑血管疾病的患者，需要稳定病情，维持水、电解质平衡，医生评估可以手术即可。

多沟通：换位思考医患更和谐

下午一点是人们最为困乏的时候，出诊中的杨盈赤在狭小的诊室与患者的包围里，却仍是精神抖擞地解决患者的各种疑问，耐心抚慰他们的焦虑情绪。

坐着轮椅的罗大爷闷闷不乐地被家属推进诊室，“最近吃得怎么样?”看到他，杨盈赤关切地问。但罗大爷的情绪仍有点低落，原来是做了结肠癌手术后，最近大便又出血了。“您看，出了这么多血，多吓人呀。”家属拿着当时拍的照片给杨盈赤看。

“从血的颜色来看，比较新鲜。”详细询问了家属后，杨盈赤向他们具体分析出血的相关可能性，排除了家属最担心的原因。“这两天吃点易消化的，你的出血量并不多，1000ml 的水里有 1 滴血就会变得很红，同样地，5ml 的血拉到盆里就看上去很可怕，但好在，你不是连续出血，而且几次出血加起来最多几十毫升。”杨盈赤列举简单的例子让罗大爷与家属更为了解病情，“待会护士会给他拆线，如果不放心就叫我过去看看。”末了，杨盈赤叮嘱家属。

还有位 56 岁的张大妈，半年前小腹胀痛难耐，连夜上医院挂了急诊，被诊断为肠梗阻和肠扭转并做了手术。近日感觉小腹经常疼痛，大便不正常，因此今天来到诊室就叫苦不迭。“你先别着急，你当时在急诊做的手术是切掉了部分坏死的小肠，不是肿瘤。我给你开两个检查，你旧刀口周边疼痛，做个 B 超检查一下伤口，再拍个立卧位腹平片，排除是否有其他病，没有必要的话不用复查肠镜，做肠镜挺遭罪的。”杨盈赤安慰她。

“我这两天有点心理负担。”“你还记得当时对我说了什么吗?捡条命，所以要知足。切掉 20 厘米的小肠对它本身的功能不会产生影响，肠坏死与当时开刀都 100% 会引起肠粘连，导致功能紊乱，但这问题不大，揪着疼的可能是刀口瘢痕，瘢痕有软化、修复重建的过程，老百姓说要经过三冬三夏才不疼就是这个道理。”“那下周四我怎么给你看检查结果?”“到时直接拿来给我看，没事就不用挂号了。”杨盈赤一番解说与劝慰，张大妈暂时放下了心口大石。

“你拿患者当朋友，他才会与你做朋友，当他成为你的朋友，就不可能出现医闹。但前提是做朋友一定要发自真心，以诚相待，不能出于其他目的。患者与你本是陌生人，没多久他就把健康甚至性命交给了你，医生为此压力很大，但患者的压力更大，你要懂得换位思考，多想想他们没想到的，那患者就很踏实。”杨盈赤说，患者对医生盲目信从或疑心极重都不是正常的医患交流，医生要懂得去沟通，让患者理解。譬如外科普遍面临的问题是并发症，应让患者明白出现并发症是必然的，关键是要接受与及时处理。

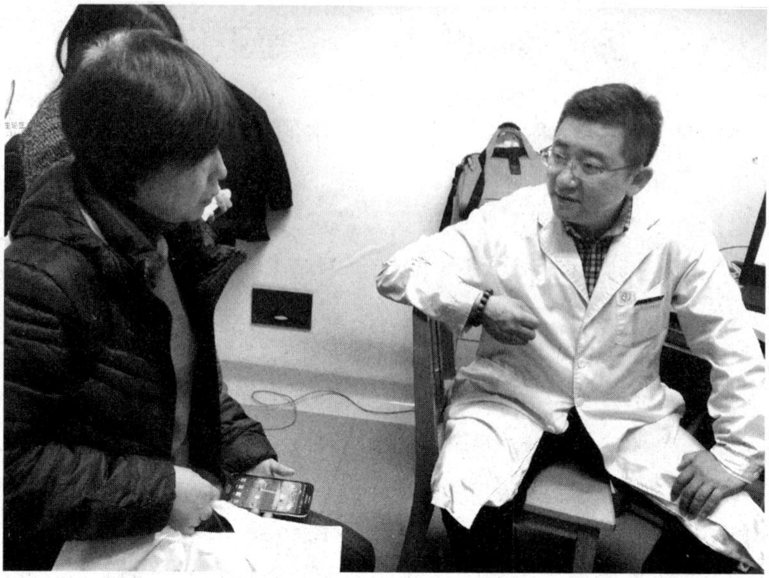

当记者提及杨盈赤爱与患者开玩笑时，他却认真了起来：“那不是开玩笑，那是自己人，医生和患者是一家人！”

（跟诊记者：庞书丽）

为精神疾病患者打开“心窗”——贾竑晓

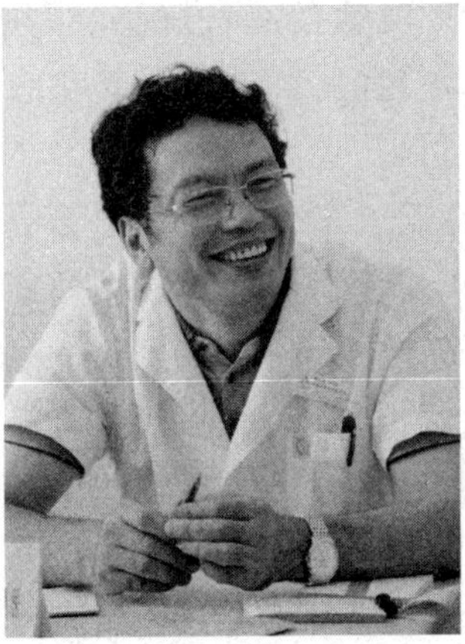

专家简介

贾竑晓，首都医科大学附属北京安定医院精神科主任医师，教授。国际早期精神障碍研究协会会员。主持和参加国家自然科学基金、北京市自然科学基金和中国博士后基金等多项各种级别课题。在核心期刊发表论文70余篇，主编专著4部。担任北京卫视《养生堂》、中央电视台《健康之路》、中央人民广播电台《养生大讲堂》等健康类节目主讲嘉宾，录制精神科科普节目60余集。

专长：精神分裂症前驱期和抑郁症、焦虑症、强迫症、躁狂症早期症状的鉴别诊断和治疗，人格解体的诊断治疗，抗精神病药物副反应、焦虑症、抑郁症和失眠的中西医结合治疗。

出诊时间：周三、周四下午。

“他在家里总是要反复洗手，要么是一坐一天，要不就在房间里来回地走动，走到一定程度才能走出门。”北京安定医院精神科的诊室里，一位20多岁的精神分裂症患者沉默地坐着，他的妈妈正在代为陈述病情。

“症状明显比原来减轻，回去要坚持吃药，有什么问题就赶紧去当地医院，或者直接来这找我。”坐在患者对面，微笑着出诊的，正是我国最早研究精神分裂早期识别的北京安定医院精神科主任医师——贾竑晓。

“帮助别人有很满足的感觉”

双相情感障碍，是指既有躁狂发作，又有抑郁发作的一类疾病。其临床表现按照发作特点可以分为抑郁发作、躁狂发作或混合发作，给患者带来了极大困扰。

一位 30 多岁的男性患者，患有双相情感障碍。接受贾教授一段时间的诊治后，状态已经调整得很好，这次是过来复诊的。“贾主任，我想再住院巩固一下，你觉得怎么样？”患者问道。

“你现在的情况已经很好了，不需要住院。情绪稳定下来了，就要好好工作。”患者见贾教授不同意自己的想法，又转而说道：“那我一个月后再过来吧？”“你不怕麻烦啊？你可是要从四川过来的。”贾教授有些疑惑。“不怕，坐火车睡一觉就到了，”患者接着说出了自己的真正目的：“看见您，我心里就会踏实一点。”

有同样想法的，不止他一个。患有双相情感障碍的王女士，服用了贾教授开的药之后，病情已经明显好转，不需要经常过来复诊。但尽管家在外地，她却一次未曾落下复诊。“现在情绪感觉怎么样？”贾教授问王女士。“现在状态很好。”她显然对自己的好转很高兴。“你的情况可以适当减药了。”“都听您的，有您的话我放心，”王女士说完，转身拿起一个袋子：“这是我给您带的一点儿特产，您收下。”贾教授连忙拒绝，对方却一再坚持，不禁沉下脸严肃地跟她说：“这可不行，再这样我下次不给你看了。”王女士这才拿着东西离开了诊室。

个别患者想要通过假装自己好转的方式减药，但难逃贾教授的“火眼金睛”。一个患有双相情感障碍的姑娘，已经在贾教授这里治疗了一段时间，这次又过来复诊。“现在药在好好吃着吧？工作怎么样？跟人相处有没有问题？”贾教授问道。“大夫，我现在情况都挺好的，也找了一个工作。您看我的情况，是不是能减药了？”仔细看了患者一会儿，贾教授转身面向助手说：“你看她的眼睛，双眼放光，比一般人明亮得多，这就说明她的情况还不能减药。”接着，贾教授劝说她：“你吃的药并不多，还不能减。万一要是病情加重住院了，那损失多大啊！”听了贾教授的话，患者有些失望，但仍然听从了贾教授的建议。

“有的患者想要通过假装自己已经好转的方式减药，但是对于有经验的大夫来说，就很难实现。因为患者可以控制自己的举止和言语，但是控制不了眼神与表情。”正因如此，贾教授对每位患者的表情都会仔细观察。

对于个别的患者，贾教授还会用一些小策略。一位 60 多岁，患有偏执性精神障碍的大妈，总觉得自己被狐狸附身了，打开煤气灶都会十分害怕。很多这样的患者在发病后，都会觉得自己可以给别人算命“治病”，这位患者也不例外。

“你是想保护附在身上的东西吗?”贾教授问道。“现在不是我在说话，而是它在说话。”“您喜欢它附在你身上吗?”“不喜欢。”“不是可以帮人看病吗?”“可是连我自己都看不好。”很显然，通过贾教授的询问，患者也知道自己的病需要治疗，因此接下来的诊治过程就会少了很多麻烦，患者也更容易配合。

有的朋友会问贾教授，长期面对精神疾病患者会不会对自己的精神状态有影响。贾教授每次的答案都是坚定的两个字：不会。“一个是职业的问题，我毕竟是精神科医生，知道那些精神行为是异常的及产生的原因，反而更容易调节自己，使自己的心理状态更容易平衡；另一个就是当你面对那么多不幸的人的时候，你会感觉生活给予你已经很多了，已经充满了感恩和知足。如果有这个心态，就不会受影响，帮助别人就会有一种很满足的感觉。”贾教授说。

“要让患者感受到希望”

对于如何与患者交流并建立信任，贾教授的方法是：给患者一个希望。“第一个是你的治疗要有效。比如有的患者在很多医院治疗过，但都没有效果，已经绝望了。这个时候找到你，如果你的治疗能产生疗效，患者就会信任你。再有就是要让患者觉得医生是关心他的，这样会让患者感受到希望。”贾教授说道。

在贾教授的患者中，有一位学医的外地小姑娘，患上了双相情感障碍。在当地医院被诊断为单相抑郁症，服药导致了病情的加重。父母不远千里，带着她来到了安定医院，希望能得到贾教授的救治。“贾大夫，您一定要帮帮我女儿。她总是觉得心里堵得慌，吃上药就特别烦躁，现在还拒绝吃药。我们觉得孩子现在都傻呆了，”小姑娘的母亲很是焦急地说道：“我们想让孩子在这住一周院，下周再找您调一调。我们就是冲您来的。”

“不用着急，我先看一下，”说着，贾教授转身问小姑娘：“你为什么不想吃药啊?”“就是觉得烦，觉得父母跟自己的想法不一样。”小姑娘面无表情，眼神空洞，轻声地回答。

为了让小姑娘配合治疗，贾教授耐心地说道：“之前我有一个女患者，也是双相情感障碍。但是她坚持吃药，研究生顺利毕业，现在都在北京的三甲医院当医生了。你是学医的，这个道理应该也很明白吧？所以你应该配合治疗才是。”接着，贾教授又让患者的父母在诊室外等一会儿：“你们先等等，让那个女医生过来和她聊聊，开导一下。”“谢谢您贾大夫，谢谢，要不我们都不知道该怎么办了。”小姑娘的母亲感激地说道。

“这也是一种因人而异的心理疏导方式。我们平时很少会让一个患者去开导另一个患者，但是这个小姑娘你们也看到了，挺可惜的，正好那个女医生跟她情况很像，就希望能劝她配合治疗，坚持吃药。”贾教授对记者说。

据贾教授介绍，精神疾病并不仅仅是通常人们所理解的又打又闹的“疯子”，而是一个概念很宽的疾病名称，包括从轻到重、病因各异的至少有几十种的各种类型精神疾病。所谓“疯子”一般仅仅是精神分裂症阳性症状的表现和躁狂症急性发作的表现。在这几十种病症中，有一种叫做“人格解体”的精神疾病，目前全国只有两位医生研究较多，贾教授便是其中之一。这次门诊中有位二十多岁的小伙子，患有人格解体，时常为此感到苦恼，经人介绍后从外地慕名前来求诊，贾竑晓给予了专业的建议，使他感到有了希望。

从中午十二点半，贾教授就要开始接诊，一下午的时间他至少要为40多个患者诊治。他出诊常常忙到下午六七点钟，最晚时八点多才能下班，所以经常在医院规定的四点半下班时间后，门诊楼道空荡荡了，他的诊室前却依然格外热闹。长时间超负荷工作，贾教授出现了颈椎、腰椎、胃等过劳受损的临床症状。虽然亲朋好友时常提醒他要注意身体，但每当他坐到诊台前，面对家属恳求加号的焦急眼神时又会忘我地工作。

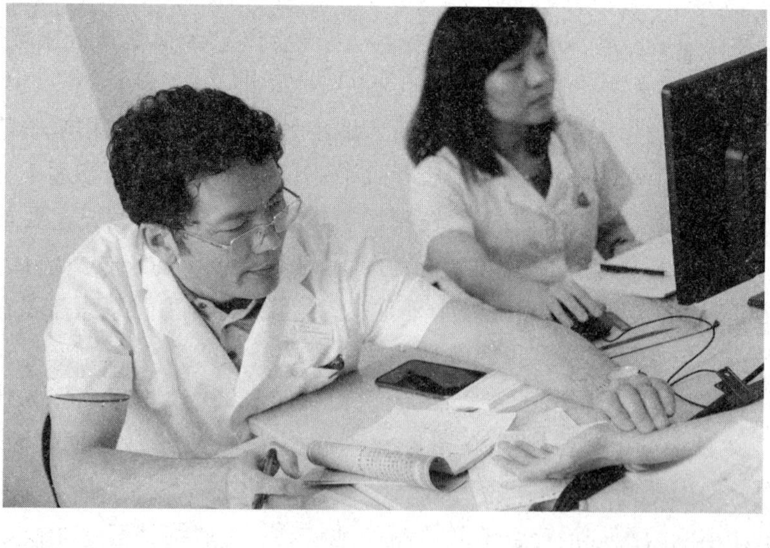

然而，贾教授坦言，前几年忘我工作是带着治病救人的满腔热忱，但在近几年医闹频发的社会大环境下，忘我工作的同时，有时对医生职业感到些许悲

凉、无奈和茫然，以及是否冒医疗风险去治疗难治性患者的纠结难免会涌上心头。

“每种疾病都有30% ~40% 的患者是难治性的，需要医生冒一定风险探索非常规方法救治。但行医环境逼迫医生不敢冒险时，有经验的医生不敢实施和传授给下一代医生，下一代医生就无法积累到这种经验，所以将来会有30%~40% 的患者无法得到有效治疗，医疗质量一定会下降，这是将来所有人的不幸，贫富贵贱概莫能免，这也是社会的不幸。”面带忧色说到这里，贾教授深深地叹起气，他希望这种环境能改善，不仅是给医生一个希望，也是给患者一个希望。

“拯救孩子就是拯救一个家庭”

在众多精神疾病中，精神分裂可谓最让人谈之色变。一位年轻人，患有比较严重的精神分裂症，有时甚至会吃一些脏东西或者喝脏水。在父母的陪同下，来到了安定医院。

“为什么要吃那些脏东西啊？”贾教授温和地询问患者。“因为脏东西可以长能量，吃干净的东西拉肚子。”“以后不能吃脏东西了，那些能量都是负的，干净的东西能量更足。”“以前不知道，现在知道了。”患者显然接受了贾教授的建议。

“还要您多费心，这孩子一抢救就得一万多。”患者的父母说道，他们的家庭条件不怎么好，每次发病都要花费不少抢救费用，对这个家庭来说着实是个大难题。“不用担心，我先开一些药，拿回去吃，咱们再看后续的情况。”贾教授的话让患者父母紧绷的脸也放松了下来。

精神分裂症的治疗，多数依靠服用西药。但在贾教授看来，中药在治疗精神分裂症方面也有着优势。“传统中药由于副反应小，因而对精神分裂症前驱期进行干预有着无伦理风险的优势。多年来中医精神病学的临床实践也证实了中药对精神分裂症前驱期有一定的治疗效果。”作为中医和精神病学的双料博士，贾教授显然有更大的发言权。

在他主编的《中医论治精神药物不良反应》一书中，也提到了精神疾病的确切病因目前仍不清楚，精神药物治疗靶点选择性和专一性不强，大脑和躯体存在着难以割舍的复杂联系，精神药物在治疗精神疾病症状的同时，会影响和精神症状产生无关的大脑其他部位及躯体，因而产生了许多不必要的副反应。而对于很多不良反应，西医要么选择让患者忍受，要么只有等到严重影响躯体安全或符合西医疾病诊断的严重程度时才会启动临床处理程序。而中医本身的优势就在于对躯体症状的调整，强调治未病，几千年来有着丰富的临床经验。因此在贾教授的门诊中会看到一个特殊的现象：给精神病患者切脉开方。

而在精神分裂症的早期识别与治疗上，贾教授也是国内最早开展这些研究的医生，因此许多患者慕名而来。一个患有精神分裂的十几岁小姑娘，刚刚高考结束，在母亲的陪同下来到了安定医院。通过把脉和详细的问询后，贾教授为患者开了药，并叮嘱对方："这个药要一直吃，吃到上大学一年以后，等到寒假再过来。"患者的母亲想要多开一些药，贾教授提醒对方可以在老家的药店买到，但这位母亲却坚持自己的想法："在您这开药，我比较放心。"

在贾教授看来，自己的职业可以拯救一个家庭："我们面对的很多患者，都是家里的独生子女，孩子身上寄托着全家几代人无限的希望。孩子诊断为精神分裂之后，有的父母几乎就瘫在地上了。父母对自己的孩子寄予那么多希望，一旦知道得了精神分裂症，马上就受不了了。在这种情况下，你能把一个精神分裂的孩子治好了，实际上就是拯救了一个家庭。所以精神科的大夫还是有一定的成就感的。"

（跟诊记者：郭　强）

"心病"患者的贴心人——毛佩贤

专家简介

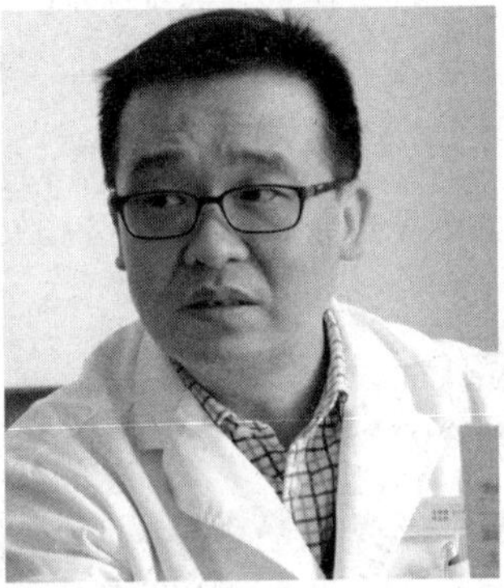

毛佩贤，首都医科大学附属北京安定医院精神科主任医师，老年科（干部保健科）科主任，中央保健会诊专家。中国老年保健医学研究会认知心理疾病分会常委、中国心理卫生协会老年专业委员会常委、中国老年学学会老年心理专业委员会委员、北京市司法局法医精神病鉴定专家。获首都医学发展科研基金1项，国家自然科学基金1项，参与市科委"北京市重点实验室2012年阶梯计划项目——老年精神疾病临床数据与样本资源库建设"等项目的研究工作，并参与和主持多项药品临床注册研究工作。

专长：擅长抑郁障碍、双相情感障碍、焦虑障碍、精神分裂症，以及老年期心理精神障碍的诊治。

出诊时间：周三上午（特需门诊）；周四上午、下午；周日上午、下午。

"夫人之所以为人者，非以此八尺之身也，乃以其有精神也。"由此可见，"精神"对于一个人来讲，是何等重要，如果缺了它，很可能是生病了，需要积极地接受治疗。那么，从事精神领域的专科医生又是怎样以精湛的医术，使这些失去"精神"的患者，逐渐摆脱痛苦获得新生的呢？

首都医科大学附属北京安定医院老年科主任毛佩贤无疑是这些"精神"患

者的希望。这是一个周三的上午，他的门诊外众多患者正翘首企盼，盯着诊室间或开启的门扉，焦急地等待着诊治。

疏解患者担忧，给所谓“疯子”正解

“一直坐立不安，心里感觉闹得慌，还感觉像猫抓似的难受，很想去死，做什么都没有兴趣，高兴不起来。”63 岁的董阿姨，说着今年春节以来的一些感受，当天在儿子和老伴的陪同下一起来到诊室。毛佩贤一边看着病历和片子，一边认真地听着患者的自诉。

“以前有过这症状吗？从病历上看，您得过病毒脑炎？”毛佩贤仔细地询问。

“以前没有这种症状，脑炎是去年九月份得的。”

“当时有什么表现还记得吗？”由于担心患者的一些症状是病毒脑炎留下的后遗症，毛佩贤不放过任何细枝末节。

“高热、头痛半个月，不认识人，言语凌乱，反应迟缓，当时是抢救过来的。”站在一旁的家属，带着酸涩的心情，帮着回答。

“从检查的结果来看，恢复得不错，如果是病毒性脑炎没有康复，脑电图可能还会呈现出异常，您的脑电图复查很正常，病毒学检查也未见异常。”毛佩贤一边看片子，一边肯定地作出判断。

“我这到底是什么病？”患者带着疑惑，焦急地追问。

“抑郁症，焦虑症状比较明显，通俗地讲就是精神上出问题了。”

“毛大夫，要是疯了可怎么办啊？那是不是就不好治了呢？”患者很忧虑，同时也道出了无数精神病人的心声，在他们看来，只要是“疯子”，就治不好了。因此，对此病怀有非常惧怕的心理，担心自己有朝一日“疯”起来，变得癫狂失态，举止怪异，让人取笑。

“‘疯’只是老百姓的一种俗称，现在治疗技术和水平都提高了，所谓的‘疯子’绝大部分是可以治好的。所以，不要太紧张，我给您制定好方案，回去按时吃药、定期复查就行。”毛佩贤一边开着药方，一边疏解患者的担忧。

毛佩贤说，由于目前对精神疾病的诊断不是依靠影像和实验室检查做确诊，很多患者和家属也不理解，但病人确实存在很多心理和情绪问题，如抑郁、焦躁、孤僻、痴呆等，这些异常和未知让人感到困惑和恐惧，只能用大众所认知的“疯子”一词来形容。但医生从不称病人为“疯子”，有时诊断书上的疾病诊断也多以症状学名代替，避免用敏感的字眼让病人受到刺激和伤害。但有些病人自己及家属却不时一口一个“疯子”地叫着，这让医生也觉得不解和无奈。

在门诊，甚至有患者会问毛佩贤，“我是精神病吗？”搞得他很纠结。回答“是”，病人会马上感觉完了，自己已经“疯”了；回答“不是”，这些疾病也确实属于广义的精神病范畴，最后只能中肯地答复，“名字不是疯子？是‘病人不是疯子’吗”，病人的心理也安抚多了，情绪舒畅，更有利于治疗。

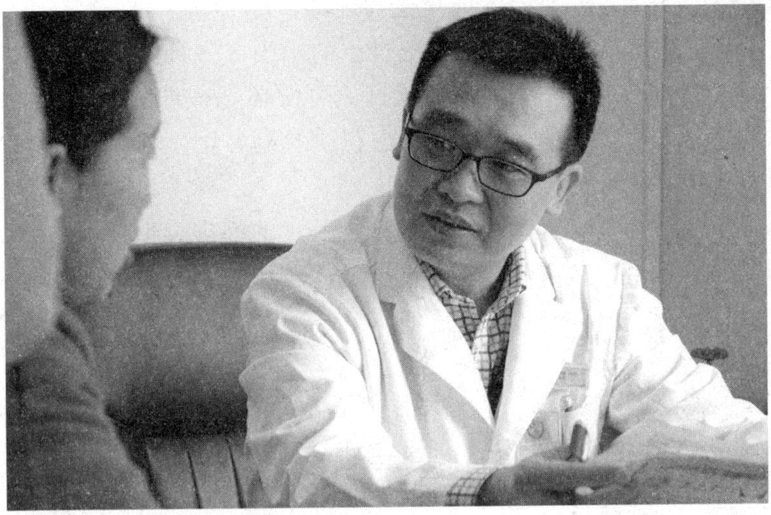

苦口婆心，澄清药物依赖说

一些精神疾病患者很担心药物的依赖性，从心里就比较抵触和排斥用药，常处在想治病却又不愿吃药的矛盾中。

一位60多岁的老阿姨情绪、睡眠不好，毛佩贤曾多次为她诊治，但她经常不按时服用药物。

“稍微好转就不吃了，说多少次也不听，现在吃药还能管用，难道你非到将来吃药都不管用了，病情严重住院吗！”因患者不按医嘱吃药，毛佩贤便毫不客气地批评。当然，这种“气”是对患者油然而生的心疼，担心不规范吃药或突然停药会加剧病情的恶化，带来无法弥补的损害，而且有的损害可能是不可逆的，再治疗就比较复杂。所以，他对那些不积极配合治疗的患者会很严厉。

毛佩贤深知，很多患者对精神病方面的医疗知识缺乏了解，甚至“道听途说”，轻信传言。所以他经常利用机会给初诊的病人进行一些健康宣教和科普工作，并不断地鼓励他们以便树立治好的信心。他时常用反诘的口吻询问病人，“高血压和糖尿病靠吃药控制病情，那叫依赖吗？糖尿病和高血压是病，精神疾病也是一种疾病，也同样需要药物治疗，这个不叫依赖，这是一个误解”。

在治疗过程中，也有患者自己给自己当医生。未经医生允许在家乱服药，有一位老年男性患者就在未经医生允许下，不顾自身安全，在家擅自服用其他病友给的药剂，并且超出老年人能承受的剂量。

“出了问题怎么办？更有甚者不把自己的病当成一种疾病来看待，只是简单地认为是心理问题，觉得没有必要吃药，更没必要长期吃，这些情况都很危险。”毛佩贤说，医生肯定会为患者考虑利益的最大化，但患者不能“自以为是”，造成严重后果谁也无法承受。

毛佩贤认为，不管是哪种疾病，躯体或心理的都有其生物学的基础，需要用服药来调治。当然，也确实存在一部分病人药量减不下来，这种情况就是老百姓常说的“依赖”，其实这不是依赖，是病还没有好遗留下的残留症状，需要继续治疗。

勇于担当，圆患者“妈妈梦”

长期从事精神疾病诊疗的毛佩贤，不仅具有丰富的临床工作经验，还擅长处理一些疑难杂症，比如为怀孕期间的孕妇患者提供安全有效的诊断治疗方案，确保了宝宝的健康、平安降生，解决了家庭进退两难的局面。

眼前，就诊的这位个子不高的年轻妈妈，就是经过毛佩贤的精心用药治疗，已经有了第二个宝宝。

“恭喜你！现在孩子有两周岁了吧？”毛佩贤很欢喜地向这位年轻妈妈问好。

“还不到两周岁，宝宝很好，这得感谢您。”患者怀着感恩之情激动地说。

“我记得那时是吃着药怀孕的，带孩子照片了？看看可以吗？”毛佩贤言辞亲切，温馨的话语，一下子拉近了与患者间的心理距离。

“当然可以啊，手机里有拍的视频，给您看看。”说着，患者高兴地将手机视频中的小宝宝指给毛佩贤看。

毛佩贤看着视频里活泼可爱、健康壮实的宝宝。从其动作、表情、发育、智能等方面观察都很正常。他的脸上也情不自禁地露出了成功的喜悦。

原来这位患者是在患病期间怀上了她的第二个孩子。在此情况下，给患者用药必须要格外小心，以确保安全。要考虑药物对腹中的胎儿是否有伤害，将来孩子的成长发育是否受到影响等等。对医生来说，要面临很大的挑战和难度，并承担着一定的风险。然而，临床经验丰富的毛佩贤，对这样的患者显然成竹在胸。

正如内心坚毅的毛佩贤所言：“医生这职业既冒风险，又要有责任和担当，这是必须的！”在权衡利弊的情况下，根据患者的病情，毛佩贤选择了对胎儿影响小的药物，结果证明是非常成功的。

亲力亲为，24小时守护患者

著名医史学家西格里斯曾经说过：“每一个医学行动始终涉及两类当事人：医师和病员，无非是这两群人之间多方面的关系。”这种医患关系是医疗人际关系中的关键，特别在一线的门诊尤显突出。

毛佩贤正在聚精会神地为患者看病，两位带着不满情绪的中年男子推门而入，怒气冲冲地对毛佩贤说道：“你们这不是成心刁难人吗！收款的人把我的单子收回去了，也不给我一个底单。”原来医院规定，自费的患者不给打底单，只有医保、新农合需要报销的才给底单。这两位患者问诊时说是自费，医生就没给打底单，后来改变想法，却不知道医院的规定和流程，导致了这场小误会。

“这不是成心刁难你们，因为你们没说清楚。需要报销，我们就会留底单给你们，不需要报销，按照医院的规定是要收回的，你们留着也没有用啊。以后你们到医院就医，一定要事先说清楚，在挂号时，就讲清是新农合还是医保，医生每天面对这么多患者，有时可能会忘了提醒你们。”毛佩贤耐心地安慰患者，患者明白后，心平气和地走出诊室。

毛佩贤身上有一股正气，还时常为患者的治疗失当愤慨。一位从外地赶来的小伙子在母亲的陪同下前来治疗，毛佩贤询问患者以前是在哪儿看过病，都在服用什么药？

“在老家看的。”陪同的母亲随手从包里掏出十多种药品，其中有多种不知名的药被散装在各个小瓶里，连患者本人都分不清具体药物，还拿出药片让毛佩贤辨识。单凭药物的外观，作为医生是不能轻易下结论的，这就影响了药物的调整和进一步的治疗。见此情景，毛佩贤深感痛心，一方面，对母子的无知，觉得惋惜；另一方面，对医者不负责的态度觉得无奈。

工作中的毛佩贤处处为患者亲力亲为，每次都亲自将患者的预约单和服药单粘贴在病历本上，以防老年患者遗失，又担心上了年纪分不清药名和用途，细心地在每种药品上按服药顺序标上号：“一号药是主抑郁的，早晚各一片”；“二号药是主焦虑的，两天后再开始服用”；“三号药是辅助抗焦虑的”；“这个胶囊打开，吃一半，留一半”……一遍又一遍地叮嘱着。不仅如此，为了确保患者能及时、科学地得到治疗指导，他主动把自己的电话号码公布给患者，患者若遇到任何情绪问题、用药问题等都可以电话咨询他。随时待命的毛佩贤，24 小时都是属于患者的。

专业素养深厚，真心服务患者的毛佩贤，赢得了患者的信任和喜爱。有的患者与其说是来复诊，不如说更喜欢借此机会和他唠唠家常，给孤寂的老年生活添一抹亮色。

在不断的加号中，毛佩贤终于完成了上午的工作，只有不到 20 分钟的时间又将开始下午的出诊了。

（跟诊记者：罗德芳　马婧妍）

蛛丝马迹“揪出”过敏元凶——王学艳

专家简介

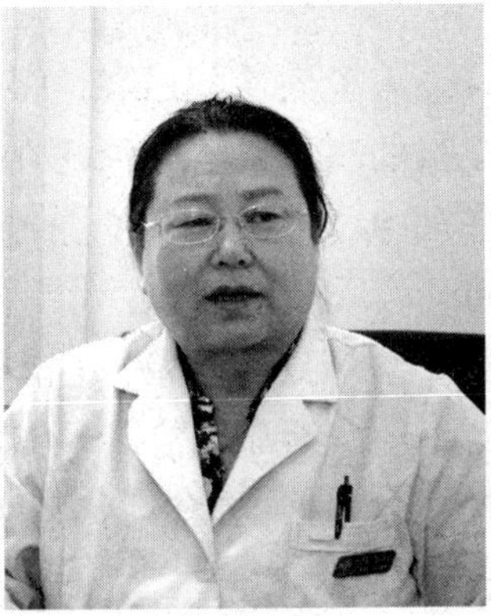

王学艳，首都医科大学附属北京世纪坛医院变态（过敏）反应中心主任，主任医师，国家临床重点专科项目负责人。现任中华医学会理事、北京中西医结合学会常务理事、北京医学会理事、北京医学会过敏变态反应分会主任委员、北京中西医结合学会变态反应专业委员会副主任委员、中华医学会过敏（变态）反应学分会委员、卫生部免疫学组专家、北京市医疗事故鉴定委员会专家、北京市保健局专家，《中华实用变态反应和哮喘》、《医学科学报》等多家杂志编委。

专长：过敏相关性疾病，如湿疹、皮炎、花粉症、过敏性鼻炎、哮喘、慢性复发性口腔溃疡、结肠炎、夜尿症、偏头痛、过敏性紫癜、小儿多动症等疑难杂症。

出诊时间：周一上午，周二上午，周三上午。

你有一种疾病反复出现，找不到病因？那你可能是过敏了！

走进北京世纪坛医院变态（过敏）反应科，走廊两侧张挂着一幅幅精美的植物照片：柏树、桦树、杨树……乍看以为是摄影展览，但在变态反应科，它们却是最常见的过敏原，生气蓬勃的背后危机四伏，可以让某些人产生打喷嚏、流涕、皮炎等症状。为解除过敏原给患者制造的“危机”，科主任王学艳投身变态反应临床工作 30 余年，呕心沥血组建了北京市属医院唯一注册的变态反应独立专科，带领团队不断进步，科室 2010 年被评为“国家级变态反应临床药理基地”，2013 年成为卫计委国家临床重点专科，她还创下了诸多“几天治好几十年的病”的医学美谈。

待患如亲促进医患和谐

提到变态反应科，许多人会感到疑惑：它的含义是什么？能治什么病？在医学上，变态反应是指免疫系统对一些无危害性物质过于敏感，发生免疫应答，造成机体伤害，也即是过敏，引起人体过敏的物质就叫过敏原。变态反应科能针对过敏原导致的疾病，比如湿疹、鼻炎、哮喘、夜尿症、偏头痛、小儿多动症等进行脱敏治疗。

周二上午，当记者来到王学艳的诊室时，门口坐满了候诊的患者，多是从外地慕名而来或其他医院转过来的。为了给他们充裕的时间，前一天还在生病的王学艳早上 7∶30 就开始了出诊，脸上带着些许水肿，但对待每位患者依然耐心细致，不急不慢的语气也让人感受到她的平和。

“如果每位医生都像你这样，就没有医患矛盾了。”一位从内蒙古过来的患者感叹地说，他因长期腹痛、浑身红疹，来北京求医 10 年都无法确诊，花费了大量钱财，家人也遭受着心理折磨，经人推荐找到王学艳，被诊断为食物过敏，忌口 1 个月就痊愈了。“多远来主任都接待，当时她没出诊，了解我的情况也给看了。”患者对记者说，“这就是恩人。”他的爱人插口。“你们订明晚的车票吧，我这边去协调一下。”得知患者要赶回家，王学艳帮他协调了做检查的时间。最后患者感激地说要把家里最好的一头牛送给她，还要给北京市长热线打电话：“王主任用大医精诚树立了医患和谐”。

王学艳对所有患者都一视同仁，为了及时处理他们的问题，总在科室各个部门来回地协调。有位患者急需看消化科，她也嘱咐助手“帮他联系消化科，让病护中心来一个人领着去”。“这大夫态度可好了。”几个患者与家属乐道。

为了患者能舒适就诊、科室人员舒心工作，王学艳事事躬行践履，是医院里出了名的实干家。譬如科室的布局，从门口的医生简介、走廊壁画的张挂到空间的利用，每个细节都蕴含着她的辛劳与思考。“检查治疗观察区的玻璃是透明的，医护人员可以及时发现病人的突发情况，挂幅风景画，病人等待时心情不会那么压抑；走廊的植物照片都是常见的过敏原，能让病人了解它们的样子与花期……这地方不大，当初装修时我 3 天 3 夜没睡觉，想着怎么充分利用。”王学艳说。她的劳动成果也得到了院长的认可与赞扬，呼吁其他科室向其学习。

王学艳每天面对形形色色、受尽病痛折磨的患者，立志把变态反应知识推向基层与边沿地区。2015 年，王学艳身先士卒，带领团体开展了长达 4 个月的内蒙古公益行活动，足迹从城市到农村到牧区。为当地培养了医务人员 26 名、建立了花粉监测点 11 个、设立了 10 个变态反应门诊、2 个变态反应中心，还开办了健康大讲堂与现场义诊，使许多患者得到了正确的诊疗。期间她每天只睡四五个小时，夜里几乎在路途中度过，由于过度疲劳，在一次义诊中她出现严重过敏性休克，在当地抢救后被送回世纪坛医院治疗。恰好第二天是出诊的日子，为了不让外地患者失望，王学艳坚持在病房开诊。有的患者见了情不自禁地流下眼泪，说：“您本身就是病人，还在为我们看病，您这种精神太感人了。”

“咱们行医者，最重要的是德行，社会效益永远要放在经济效益的前头。”这是王学艳对年轻医师的教导，她与患者的关系也正如科室分诊台上写的：医患和谐，相互理解。

详问病史诊断离奇怪病

生活中大家比较熟悉的过敏反应是呼吸道和皮肤黏膜症状，但像偏头痛、慢性腹泻、复发性口腔溃疡、夜尿症、儿童多动症等疾病，很少人想到与过敏有关，一般先到其他学科就诊，容易造成误诊。其实，过敏性疾病是一种全身性的疾病，会涉及全身各个系统各个器官。王学艳介绍，能够科学地判定患者是否患有过敏性疾病是关键，而详细问病史则是诊断的基石。

门诊中有位 60 多岁的患者张大妈，见到王学艳就忍不住诉苦：“哎哟，主任，我咳嗽得厉害，一咳眼泪、鼻涕和尿都出来了，最近咳得更厉害。”说完又要开口，王学艳温和地示意：“你别着急，我问你什么你回答什么。”然后详细地问了许多，诸如“你什么时候开始咳的？” “开空调、扫床有反应吗？”“家里有养宠物吗？”“过去有什么病吗？”“平常吃东西会有反应吗？”等问题，得知张大妈家里养了只大喜鹊，一抖毛她就咳，吃东西后咳得更厉害。“吸入的羽毛要查一查，如果真的对它过敏要拿走，自己也可以诊断，回去做食物的日记，看对哪种食物有反应。”王学艳向张大妈分析如何做自我诊断。

还有位从重庆过来的李先生，以前脸部经常又红又痒，每到春季尤为严重，去医院被诊断为皮炎，抹了很多药都不见效。后来慕名找到王学艳，通过详细问诊，她怀疑李先生除了花粉过敏还有毛囊虫过敏，做了过敏原检查发现果然如此。李先生吃了一段时间的药后，症状都消失了。“王主任看病很细，说过敏也会引起痒。”李先生对记者说，“现在是春天了，你对春天的花粉全过敏，不能停药，一停症状又全出现，这个药会刺激胃，饭后吃，脸部抹点润肤的别太干燥。”王学艳叮嘱他，“问病史太重要了，医生就要多说点，有的药也要告诉不良反应与服用方法，有时就差一句话”。

在王学艳这，许多离奇古怪的疾病都得到了正确诊断：腹泻40年的老太太，多处治疗无果，原来是大米过敏，忌口三天就好了；经常咳嗽、胸闷的王先生被多家医院怀疑是肺癌，来这发现是尘土、尘螨过敏，脱离居住环境与做特异性过敏治疗后病情得到了有效控制；经常小便失禁、晕倒的小娟原来是香水过敏；一吃苹果就耳朵麻木的朱先生原来是对桦树花粉过敏，而桦树花粉与苹果花粉有交叉抗原性……“王主任一年看1万多例病例，有20%~30%是离奇的，甚至有的因病弄得家破人亡。”助手医师告诉记者。“我20多年的病在这找到了病因，有的大夫说如果王主任看不了，你就别治了。”一位患者也感慨地说。许多被其他学科“放弃”的疑难病患，在这里找到了最后一丝希望。

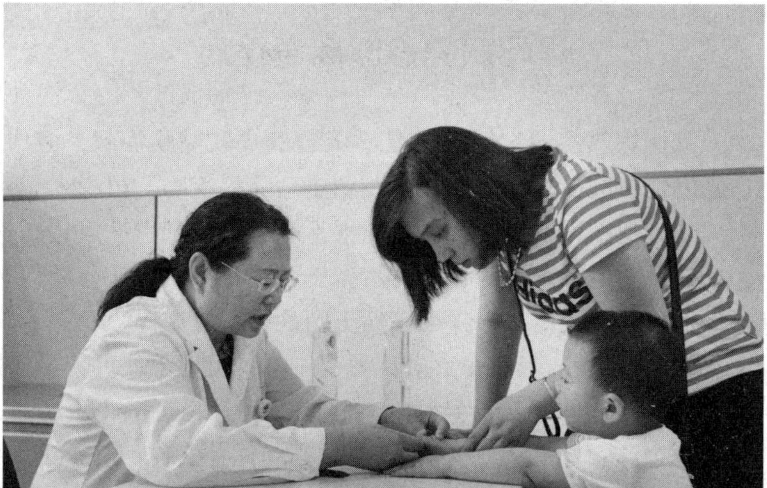

“病史是诊断过敏性疾病的基石，这个主要依靠医生对病人应当有的责任心，医生只有通过详细询问病史，找到一些蛛丝马迹，从临床上做出一个判断，再决定做什么样的检查，这个检查必须要和病史相符。只有在检查结果和病史相符的情况下才能做出诊断。不能过度地依赖检查结果。另外在查过敏原的时候，医护人员应该询问患者停药了没有，否则检查结果容易不准确。”王学艳向记者介绍。

脱敏治疗解除过敏痛苦

王学艳在国内对变态反应专业尚一知半解时，就全身心投入了该领域的研究，率先在国内开展过敏原检测及治疗技术达八项，其一手创建的变态反应科拥有国内先进的过敏原检测设备，率先在国内开展了标准化疫苗——阿罗格等特异性免疫治疗。目前王学艳率领团队主攻花粉过敏、食物过敏与疑难杂症，为许多患者解除了痛苦，在国际上也颇具影响力。

门诊中有位60多岁的张大爷，对高粱、玉米等花粉过敏多年，每到8、9月就犯病，严重时鼻子不通气、眼睛痒得恨不得抠出来，来王学艳这接受脱敏治疗后症状已经逐年减轻，这次来复诊时满脸喜悦的神色。“今年要是不犯病就彻底好了，恭喜你。”王学艳欣慰地说。“我听你的话，坚持了2年呢。”原来张大爷这2年一直坚持每周打2次脱敏针，来不了北京也在当地医院打。“像你这样治疗2~3年，80%的病人都能完全脱敏，这种针是很安全的。”“太感谢主任了！受这个病折磨多少年了。”张大爷乐呵呵地说，他也没想过有痊愈的一天。“如果花粉期打针症状加重，就给我们打电话，我告诉你怎么调药。”王学艳再三叮嘱他，并把联系电话写在他的病历本上。

同样来自外地的李先生则是食物过敏的患者，20多年来全身皮肤经常长满“血片子”，手脚发痒疼痛，看了10多家大医院都治不好，还累及了其他器官，把爱人都急哭了。但记者在门诊中见到他时皮肤与气色都大有好转。“20多年的皮肤病来这才看好了，这些年到处看病多累呀，也不知花费了多少钱，主任你对我们全家都有恩啊!”“你有食物过敏，长期吃等于长期直接接触过敏原才会这样的，病因明确了治疗自然有效果。”王学艳微笑着说，又对记者解释:“他刚来时情况不太好，皮试与抽血都做不了。”“为什么看到您就哭了，太激动了！家里有病人，负担太重了，我都急上火了，在您这省了好多钱。”家属激动地说，当初从外地来时王学艳也给他们提供了很多帮助。

王学艳还参与过智障症儿童的临床研究，其中有位抽动症患儿的病情引起了她的注意，后经细心诊查原来是食物过敏，患儿忌口后抽动症就停止了。门诊中也有位全身抽动的小男孩，在其他医院已经排除了癫痫的可能性，做过多次治疗无效，王学艳在诊查中认为病情与食物等过敏原有关，遂安排了下一步的治疗方向。“现在各大医院看不了的病常转给王主任，特别疑难。”助手医师对记者说。

“过敏性疾病是可以通过脱敏治疗的，脱敏治疗目的是改变过敏体质，使得以后再接触这种物质不发病，减少用药或不用药，中断发病环节。一般经过

2～3 年的脱敏治疗大多数患者能收到良好效果。”王学艳说，过敏如何预防，根据不同的过敏原因，采取相应的预防措施，比如对花粉过敏的人群，有条件的可以移离生活环境，室内安装空气净化器。在花粉期，应尽量减少外出，外出时，可佩戴防护眼镜、防花粉口罩，不要迎风走路，开车或睡觉时关好门窗。假如是食物过敏，忌口是最有效的方法。但除非有严重过敏反应，一般不主张严格忌口，可以少量多次食用。比如儿童对牛奶过敏，但如果不吃牛奶，会导致抵抗力下降、营养不良等健康问题，因此可以让他少量食用，慢慢适应并最终耐受，一般经过 6～9 个月的饮食调整，大多数人可以恢复到正常饮食之中。

“捡”回患者源于一腔热情

“王主任是真的热爱这个学科，刚接手时为了不分心还想让女儿晚上学一年，她也特别热心，很多病人是‘捡’回来的，吃饭、坐车、到其他科室时都‘捡’，对陪诊的人她也会多问几句，好多人因此受益。”医院宣传科干事闻卓对记者说。

2009 年 4 月 13 日，王学艳从外地回到北京时，在机场发现一对老夫妇神色非常慌张。她主动上前询问缘由，原来是找不到路了，便让对方跟她一起坐车走。这时老大爷开口问“北京哪家医院看肾病比较好”，王学艳一听，带着惯有的医生职业感与他交谈起来。得知他每天早上起来都憋不住尿，而且一吃饭就犯病，24 年间去了很多家医院、做了无数次肠胃镜都不见效后，王学艳坦然了：“这个病我能看，你跟我走吧。”于是带着老夫妇回到了医院，还帮他们安排好住宿与看病手续。家属听说后很着急：“你们是不是被骗了，她是‘托’吧?”然而王学艳的推心置腹让老夫妇没有丝毫怀疑。

第二天是王学艳出诊的日子，老大爷挂了号查过敏原，发现是对鸡蛋过敏。王学艳笑着说：“你先忌口，过几天再来。”起初老大爷不大敢相信，4 天后 20 多年的病症却神奇消失了，因此非常信服，但复诊时却万分委屈：“我认可了，但我不变态，我很正常，这写着变态反应。”“变态就是过敏。”王学艳哭笑不得，向老大爷解释了一番，也体会到患者的误解心情，日后在牵头成立北京中西医结合变态反应专业委员会时，提出变态反应科要在“变态”2 字后加上“（过敏）”，免得引起老百姓不必要的误会。老大爷治好了病，王学艳想到他们以前没来过北京，又安排了人带他们去故宫、长城等景点旅游。第二年，中央电视台了解到这件事后，到老大爷家乡采访，村里组织了 80 多人的秧歌队欢迎王学艳和央视记者，王学艳当日还在村里开展了过敏性疾病健康教育讲座。老大爷一家也至今对她心存感恩。

还有一位外地患者，天天打喷嚏、流鼻涕，瘦得皮包骨，带着2万块钱与最后一丝希望来北京求医，却遇上了骗子，买了两大麻包的药后身上只剩下回去的路费。后来王学艳遇到他，把他带回了医院。“我的钱都花光了，您看这些药我需要吗？”患者当时茫然地问，“你要是在我这治，2千块都花不了，你就脱敏、用药，三个月回来复查就行了。”王学艳给他免费查了过敏原，发现原来是食物、尘螨过敏导致的过敏性鼻炎，最后担心他没钱吃饭给了他一袋食物，又问晚上的住宿地，患者说住在附近宾馆。但王学艳下班后却在医院门口的阶梯上发现了他，当时正值寒冬，患者为了省钱宁愿受冻，王学艳立即发动科室人员给他募集了住宿的钱，又亲自找人帮他退掉那两大麻包药，患者感动得哽咽不已。

这些故事在王学艳的身上数不胜数，让她成为许多患者铭记的好医生，但这对她而言只是习惯使然，她的体内流淌着医生无私奉献与助人为乐的天性。

门诊到中午12点多才结束，王学艳走向饭堂时，遇到科里刚从公园拍摄回来的花粉专家，手里提着2个大面包，王学艳赞扬说团队的人都很认真。而这何尝不是以一人之行影响着整体。

（跟诊记者：庞书丽）

08. 首都儿科研究所

儿童健康成长的守护者——李辉

专家简介

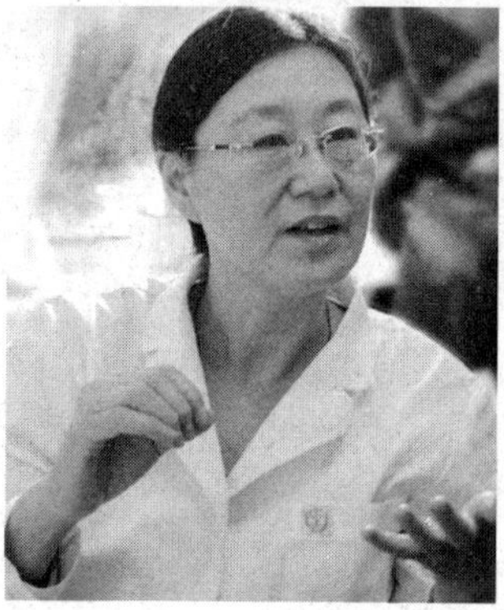

李辉，首都儿科研究所儿童生长发育研究室主任，研究员，硕士生导师。多年来从事儿童生长发育的研究及相关的临床工作。参加科研课题20余项，主持制定中国儿童生长标准，承担北京市儿童智力残疾医学鉴定工作。参与多部专著及科普读物的编写，获第六届宋庆龄儿科医学奖、第六届中国科协期刊优秀学术论文一等奖及中华医学会第十五次全国儿科学术大会一等奖。

专长：儿童生长偏离、生长障碍（如身材矮小、肥胖症）的诊断及干预治疗，青春期发育评估及性早熟治疗等。

出诊时间：周五上午（特需门诊），周五下午（生长发育专业门诊）。

午后的阳光照射在一间不足8平方米的狭小诊室内，显得格外闷热。可是，首都儿科研究所儿童生长发育研究室主任李辉却浑然不觉，此刻，她正静心地与每位患儿及家长做着细致的沟通。

身为首都儿科研究所儿童生长发育研究室研究员的李辉，同时也是一名儿科医生。多年来，她的研究方向和专业特长主要是为在生长发育过程中出现各种异常症状和主诉的儿童提供必要的指导、测查、评价和治疗，如性早熟、生长发育迟缓、身材矮小、营养不良、肥胖等生长发育问题，并在该领域取得了丰硕成果。

高超的专业素养之外，尤让记者觉得敬佩的是她的耐心与真诚。

关注就诊细节，“贴心”叮嘱患者

一位母亲带着 10 岁的儿子前来复诊开药，患儿因患生长障碍，身材矮小，正在接受生长激素的治疗，以前一直使用水剂注射药品，这次过来，主要是复查并想咨询医生能否改为粉剂。

据李辉介绍，注射生长激素有水剂和粉剂两种剂型，前者使用方便但价格贵，后者相对便宜但是操作比较复杂。考虑到该患儿家长是首次使用粉剂，李辉耐心详细地告知家长操作方法和相关注意事项，因为这些环节如果操作不当也会影响药物的治疗效果。

在问诊的过程中，李辉得知，孩子用药期间将随家人一起回广州过年，她还不忘提醒家长把药存放在冰袋里随途运输，并再三嘱咐回家先测试几晚，以保证温度达到药物的保存要求。家长道谢后已走到门外，她还不放心地冲着门外的家属喊：“治疗效果跟每个环节都有关系，回去在细节上一定要多加注意。”

李辉就是这样，总会对每位前来就诊的人反复叮咛。此外，她还会根据患者的不同需求，为他们提供最佳的治疗方案。

有一位妈妈领着身材矮小的女儿来复查，李辉仔细看了病历报告后，认为这个孩子还需要进行半年的生长激素治疗，孩子的妈妈听了，面带忧愁地陷入沉默。“如果有困难，可以选择价格相对便宜的粉剂，效果也差不多，就是操作稍微复杂一些。”李辉察觉出家属有经济压力，及时给予了建议，让患者转忧为喜。

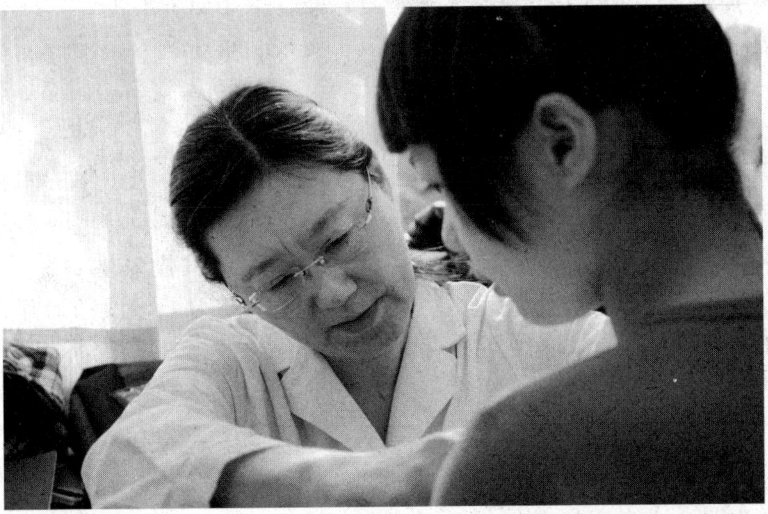

她的“贴心”不仅如此，她会提醒每个持有“京通卡”的家长及时往卡里充钱，以方便在诊室直接扣费，避免排队付费浪费时间。她关心患者在就诊过程中的各个细节，尽其所能为患者排忧解难。

持续生长监测，早干预助儿童健壮成长

一位在诊室外等候多时的母亲，带着年已 17 岁的儿子来到李辉门诊。原来，该男孩六年前曾因身材矮小就诊过，但未接受治疗，现在已经过了生长发育高峰期，身材仍显得矮小，其母为此忧心不已，前来求诊。

李辉看了他以往的门诊报告、发育和验血报告等指标，又询问了双亲的身高后，建议先做个骨龄检查。

拿着男孩新拍好的片子，李辉向男孩的母亲分析道：“太晚了，骨骺已经闭合，没有生长空间了。儿童的身高越早干预越好，现在用药不仅毫无价值，还可能有不利的影响。”经过一番分析，家属终于明白，孩子已不能达到理想的身高值，虽有惋惜，但得到了明确诊断。

“很多时候，我们看到家长仅凭主观臆断，盲目地等待或忽视孩子的成长发育，或者觉得孩子小时候长不高不要紧，将来会长高，也担心治疗风险，就让其自然生长，因此，耽误了最佳的纠正时间。”李辉惋惜地说，孩子与成人不一样的地方就是身体随年龄增长在不断地变化，因此父母需要持续监测他们的生长发育状态。

李辉向记者介绍，监测儿童生长发育指标只需要家长每年对孩子的身高、体重进行准确测量，并以曲线图的形式持续记录，一旦发现数值或曲线走势不正常或偏离于正常，那么孩子身体不是有疾病，就是营养有问题。这是家长检测孩子健康最有效、最经济的手段，可以早发现、早干预、早治疗，不仅花费成本低，也能最大程度地节省医疗资源。

遗憾的是，在实际生活中，一些家长、幼儿园和学校的老师，对孩子的身高体重测量的结果缺乏仔细深入的分析、评估，或没有与前一年的测量结果作比较，这样即使有问题也不能及时地被发现。“有些疾病因发现时已晚，即使治疗也恢复不到原本的状况。因此希望学校和家庭认真做好生长监测的工作，以便早期发现儿童生长发育过程中存在的问题，及时给予干预和治疗，这样才能培养出健康的孩子。”李辉说。

纠正养娃误区，关爱做到点子上

家长们对儿女的生长发育往往存在一些认识误区，稍有“风吹草动”，便

带着孩子去治疗，或对其进行过度的进补等现象也时有发生。面对这样的父母，李辉总会尽力去纠正他们的错误观念。

操着一口外地口音的中年男子带着9岁的儿子走进诊室。在同龄人当中，该患儿的身高处于中等偏下的水平，身材也略显肥胖。提起儿子，似乎让这位父亲很伤脑筋。身高发育不理想，不断给他买“保健品”进补；上课注意力不集中，学习成绩不佳；还被老师批评为多动症。在父亲的眼中，这个儿子“毛病”确实太多了一些。为儿子四处求医，成为这位父亲的头等大事。医生诊断为：注意力缺陷多动障碍，可是吃了一年的药仍没有好转的迹象，在走投无路的情况下前来求助李辉。

李辉听完爸爸的一番倾诉，着重询问了一些具体情况，了解到孩子看动画片时可以长时间地集中，虽然成绩很差，但都能及格。“不要遇事就认为孩子有病，孩子很正常，不能将他当病人看，逼他去做不喜欢的事情，给他太大的压力，也不要找客观原因，孩子学习困难根本原因是行为习惯的问题。可以给孩子制定一个计划，按计划去做，养成习惯就好了。以后要与孩子多沟通，给他学习的动力。至于身高，盲目地进补是错误的，要通过合理的医学方法与运动来改变。”李辉如此对孩子的父亲说，并向他分析了详细的治疗方案。

在父亲的责备下，孩子显得疲惫不堪，李辉在发现问题后，先是指正了父亲的教育方式，再从心理上引导鼓励孩子重拾信心，经过一番苦口婆心，父子俩一起释然地离开了。

看着他们离去的背影，李辉有些无奈地说：“现在有一些家长爱子心切，却对孩子的生长发育缺乏一些基本的常识，误以为给孩子吃大量的‘营养品’或‘补品’就能促进成长和发育。有时这正是导致孩子肥胖、性早熟的‘催化剂’和身高矮小的‘杀手’。等到发现没有效果，再去找专科医生治疗，往往孩子就被耽误了最佳治疗时期。”

此外，还有些家长会盲目的就诊，常常去找一些非正规医院或者社会机构，寻找促进身高的“良方”，可是，往往会造成误诊，或者错误用药。李辉建议，有生长缓慢或者身材矮小的孩子，一定要到大医院的儿童生长发育专科或内分泌专科进行咨询检查，并及时治疗。

“家长对孩子们的关爱，一定要关爱到点子上。”李辉感叹地说。

首创生长曲线图，儿童发育障碍有图可循

一对从外地来的父母，因10岁女儿身材矮小问题拿着报告前来问诊。李辉凭着多年的临床经验，得出女孩骨龄比实际小了1岁的诊断，她随后拿出

“身高、体重百分位曲线图”详细向家长示范和分析孩子的生长走势，目前的位置在哪儿，正常线应在哪儿等等，都一一讲解、作比较和说明。

记者发现，在门诊使用的“中国 0～18 岁儿童身高、体重百分位曲线图”分为男女两个版本，是李辉及其团队亲自参与设计、制定的，目前已被广泛应用。

据李辉介绍，这两张图可谓功劳不小，每一位进门诊看病的儿童，都要经过它们检验，以验证身高是否“合格”。而这“身高、体重百分位曲线图”虽然在儿童的生长发育监测中起到很大的作用，用起来却很简单。

对于家长来说，只需要将孩子身高、体重的测量值与图表对照便可自己评估，如果测量值位于正常范围内，表明是正常的；如果将多次测量的点连起来，生长的轨迹趋势是好的，说明没问题，如果曲线变平或下降了，就代表有问题，需要及时纠正。这样的数据，也为医生了解患儿是否正常发育提供了依据。

我们知道，李辉在出门诊的同时，还要做大量的科研工作。她带领团队研究出来的成果为卫生行政部门提供了决策依据，同时也为儿童保健、医疗、教学、科研等工作提供了有用的参考数据和评价标准。

“理论一定要联系实际。只有把研究与临床相结合，知道临床上需要什么，才能有的放矢地去做这方面的研究，将研究成果再运用到临床。而‘曲线图’的制定标准，都是通过大量研究得出来的数据，最后再提供给临床医生使用。”李辉向记者解释，门诊其实就是最好的实践，在实践中有研究，然后发现问题，解决问题，不断加以改进。

在下午的整个门诊过程中，李辉始终未喝一口水，未离开座位一步。本已狭小的就诊空间，每每都会有两位家长、一位患儿，还有一位助手相随，显得十分拥挤。而这一切，无不考验着作为一名职业医生的耐心，或许说他们是凭着一股毅力和奉献精神在坚守着自己的岗位，或许当习惯已成自然，这点辛苦对于他们来说，已经不算什么了。

（跟诊记者：马婧妍　庞书丽）

鼻腔健康的重塑者——刘俊秀

专家简介

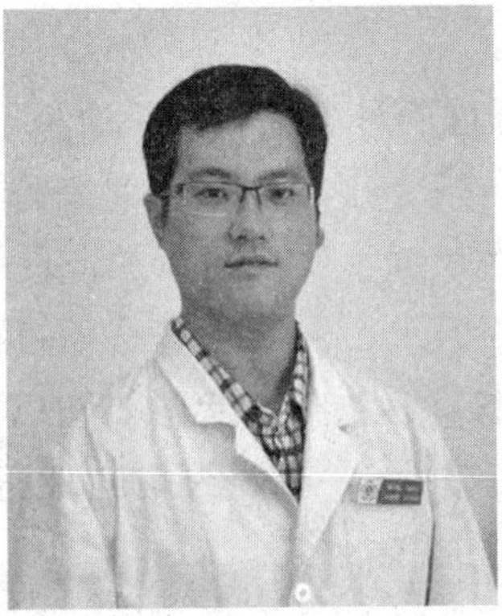

刘俊秀，北京大学第三医院耳鼻喉科副主任医师，副教授，硕士研究生导师。2003年毕业于北京大学医学部，获得耳鼻咽喉科学博士学位。2009荣获中国医师协会耳鼻咽喉科医师分会授予的全国优秀医师奖，承担国家级科研项目两项，参与多项国家重点项目的科研工作。

专长：鼻科疾病、鼻内镜手术、鼻炎、鼻窦炎、鼻腔鼻窦肿瘤、鼻眼鼻颅相关疾病、眩晕疾病的诊治和前庭康复。

出诊时间：周三、周四上午，周五全天。

“你的情况应该是鼻前庭炎，涂点儿软膏就可以了，不用担心。”在北京大学第三医院耳鼻喉科的诊室里，一位秀气的医生正在耐心为他的患者诊断，并不时叮嘱对方一些注意事项，声音温和又富有磁性。

这位医生是北医三院耳鼻喉科的副主任医师刘俊秀，这位鼻科领域的“后起之秀”有着丰富的临床经验和对工作的满腔热情，用他的话说，有兴趣才能把工作做好。

临床诊治细致入微

“孩子怎么不舒服了？”在刘俊秀的诊室里，一个四岁的小男孩在爷爷奶奶的陪同下前来就诊，小男孩有些调皮，在诊室里四处跑动。“一个月前感冒了，后来变成肺炎，吃了很多药。但是现在白细胞还是偏高，孩子还经常揉鼻子，也有点儿咳嗽。”孩子的奶奶担心地说道。

“血象高一些是正常的，不用担心。来，小朋友，过来这边我给你检查一下。”说着，刘俊秀让小男孩的奶奶把他抱到了诊疗椅上。小男孩有些胆怯，一直在左右扭动身体。刘俊秀见状，温和地对他说：“来，把身体坐直了，放松一点，你特别勇敢。”小男孩听了刘俊秀的话，逐渐放松下来。“非常好，小朋友特别棒。”刘俊秀鼓励他说。

接着，刘俊秀用枪状镊轻轻地撑开小男孩的鼻腔，头上的额镜把光线反射进去，这样可以更清晰地观察鼻腔内的情况。一番详细的检查后，刘俊秀放下手中的枪状镊，转身对小男孩的爷爷奶奶说道：“孩子的情况应该是过敏性鼻炎，揉鼻子就是因为痒，抗生素先不用给孩子吃了。”

检查结束，刘俊秀为小男孩开好了药：“先开这两种药，一种是洗鼻子的，一种是喷鼻子的，治嗓子的药先不用。”由于小男孩今年才 4 岁，刘俊秀接着又补充说：“这种药在咱们国家使用的最小年龄是 3 岁，所以可以放心使用。”听完刘俊秀的话，孩子的爷爷奶奶也放下心来：“大夫，需要再查一下过敏原吗?”“这个要查一下的，小孩儿的过敏容易引起感冒、发热，起码要知道孩子对什么东西过敏，对于孩子来说，控制过敏太重要了。”刘俊秀耐心地解释。“您讲得太详细了，谢谢刘大夫。”孩子的奶奶感激地说。

“现在是过敏性鼻炎高发的季节。打喷嚏、流鼻涕、鼻子痒、堵，这些症状都会给日常生活带来很大的困扰。有时候鼻子堵得你会头昏脑涨。即使没堵那么严重的时候，一个打喷嚏，一个鼻子痒，也会让你没法儿集中精力去做自己想做的事儿，这还是挺痛苦的。”刘俊秀向记者介绍说。正是出于对病痛的理解，他总是把诊治工作做到细致入微。

曾有这样一位女患者，在长达两年的时间，一直出现喷嚏不断的症状，甚至会因为打喷嚏而流鼻血，睡眠质量也很差，经常头晕。在之前的很长时间都被误诊为过敏性鼻炎，服用了很多药物依然没有效果。

直到她找到了刘俊秀，才得知自己患的是鼻中隔偏曲和鼻窦炎，需要手术进行治疗。患者担心手术失败会毁容，刘俊秀当时笑着安慰她：“不会毁容，更不会出现别的问题，放心吧。”这话给了她很大的信心。得知患者是学生，刘俊秀还非常耐心地给她解释了学生医保如何报销的问题。

在手术完成后，刘俊秀多次来探望患者。了解到她在术后出现头晕、流泪、浑身乏力的症状，及时给予安慰：“你的神经系统比较敏感，这都是正常现象，不用担心。”患者在这里复诊了三次，每次刘俊秀都会耐心地询问她恢复得怎么样。“我觉得我的鼻子全好了，练声也不憋气了，每天心情都特别好，就像换了一个人似的，而且嗅觉特别灵敏，”患者高兴之余，也由衷地感慨：“刘大夫有着口罩都遮不住的帅气，又耐心，是大夫当中的男神。”

鼻中隔偏曲需手术

鼻中隔偏曲，指的是鼻中隔向一侧或两侧弯曲，或鼻中隔一侧或两侧局部突起，引起鼻腔、鼻窦生理功能障碍并产生症状，如鼻塞、鼻出血、头痛等。

“鼻中隔偏曲属于常见疾病，开始的症状可能是睡觉的时候朝下的一边出现堵塞。随着年龄的增长，会逐渐出现两侧都堵的情况，这个时候睡觉就会打鼾和张嘴呼吸。出现这种病有的是很小的时候鼻子受过外伤，有的是先天就长歪了。很多患者要么已经耐受了这种状态，或者出现缺氧症状，觉得打呼噜很正常。实际上如果打鼾期间出现了缺氧的状况，对人的伤害是非常大的。”刘俊秀说。

门诊中有位患者长期咳嗽，扁桃体也有发炎的症状。经过一番检查，刘俊秀得出了诊断结果——鼻中隔偏曲。“觉得鼻子堵不堵?”刘俊秀问道。“有时候会鼻塞，还会打喷嚏，尤其是有冷空气的时候，会不停地打，特别难受。”患者皱着眉头回答。

“你的情况是鼻中隔偏曲，如果以前没受过外伤的话，就是先天这样，这个需要手术才能治疗。”“必须要手术吗?”患者对手术显然有些抗拒。“鼻中隔偏曲的手术是必需的，如果不手术的话，随着你年龄的增大，会越来越严重。”刘俊秀耐心地解释。“手术会破相吗?”“鼻中隔偏曲的手术，不会导致外形的变化，这一点完全可以做到。”“那就听大夫您的，早点儿手术，彻底把病治好。”刘俊秀的话让患者第一次认识到了自己的病情，决定听从他的建议，接受手术治疗。

另一位经常打喷嚏、流鼻涕的袁女士，来这经过检查，刘俊秀发现她鼻中隔偏曲，并且鼻窦炎很严重，一侧鼻窦里还有囊肿，立即给她安排了手术，并为她解决了一些困难。手术一切顺利，袁女士多次复查，恢复效果都非常好，之前不适的症状也消失了，因而由衷地感激他：“十分感谢刘大夫，真的是医术精湛、态度和蔼又处处为病人着想的好大夫。”

同样患有鼻中隔偏曲的李先生，在门诊中向刘俊秀描述了自己的症状：“头疼、鼻塞，好像呛过水一样。”“鼻子的问题可能会引起反射性头疼。做完鼻中隔偏曲手术不一定能保证头疼能治好，但确定的是鼻子的问题产生的症状，这个肯定需要治疗，”考虑到患者的经济承受能力，刘俊秀接着又补充说：“手术需要全身麻醉，费用会贵一些。你现在的通气量足够，可以先保守治疗，用药一段时间之后再过来复查。但是抽烟是绝对不行了。”

据刘俊秀介绍，做完鼻中隔手术并不意味着治疗的结束，术后的复查以及每天自己清洗鼻腔，对治疗效果也有决定性的作用。他提醒说：“一般术后鼻内镜清理要做2次，不要因为感觉鼻内镜检查不舒服而放弃复查，否则术后的结痂、粘连等问题会造成手术效果不好，再次出现鼻塞等症状，就得不偿失了。”而患者在自家进行清洗时，需要购买专业的清洗液，每日清洗，增强鼻腔黏膜的抗病能力，也可以及时清除鼻涕和鼻腔分泌物，减轻鼻腔充血，促进鼻腔恢复正常的呼吸功能。这对慢性鼻炎、鼻窦炎也有一定的治疗作用。

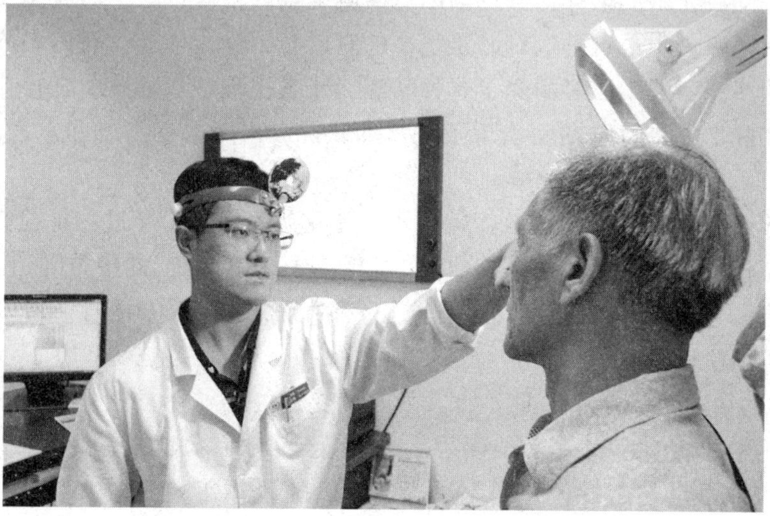

鼻腔手术大有作为

对于自己从事的研究方向，北医三院鼻腔手术的发展一直让刘俊秀引以为豪。“鼻腔手术主要是改善它的通气功能。如果有炎症的，我们做个微创手术，把通道打开了，靠自身功能的恢复，鼻腔的功能就会得到一个很好的改善。再一个就是鼻子虽小，但可以做很大的手术。比如随着内镜的发展，通过鼻子可以做到前颅顶、侧颅顶。”刘俊秀说道。而眼睛的一些手术，也可以通过鼻腔来做，这样面部就不会出现伤口。

“最典型的例子就是垂体腺瘤。垂体就位于脑部的最中间，有一个蝶窦，蝶窦的底壁正好容纳垂体，所以如果垂体长了肿瘤，可通过鼻腔到达我们的蝶窦，然后把肿瘤切掉，这种微创手术很简单。”刘俊秀自豪地说。

“人做工作，首先得感兴趣，有兴趣才会花时间和心思把这个工作做好。”

对攻克鼻科疾病的兴趣，以及由兴趣衍生来的热情，让刘俊秀在相关领域成为了后起之秀，也成为“急患者之所急”的医生。

一个27岁的患者，打篮球时由于外力导致了鼻骨骨折，而患者最近要结婚，心急之下找到刘俊秀，希望能尽快得到治愈。刘俊秀详细了解病情后，告诉他：“鼻子的两个功能，外形和通气，现在都受到影响了。你之前做过手术，突出的骨头已经很薄，鼻黏膜可能会出现穿孔。不过一般不会有太大影响。需要住院，做全麻手术。”

“谢谢刘大夫，什么时候能给我安排手术？因为我最近要结婚，做手术会不会对脸有影响啊？”看得出来，患者也十分着急。“放心吧，给你做的手术是从鼻腔里做，外表不会有伤口，所以不会影响形象的，”刘俊秀接着说道：“我给你留个电话，你的情况要走急诊，否则你还要等3个月。走急诊下周就能安排手术。”

同样因为鼻子外伤导致骨折的张先生，刘俊秀在了解病情后，很快为他安排了住院，并亲自打电话协调住院时间。“手术效果非常好，鼻子和以前一样，根本看不出受过外伤，特别感谢刘大夫。”复查时张先生感激地说道。

“我看病的顺序不需要维护，早一点晚一点患者也都互相理解，就是因为他们的治疗效果都还不错。”门诊尾声时，刘俊秀笑着对记者说。

一上午的时间，需要为20多位患者诊治，在自己的座位和诊疗椅之间来回走动几十次，但刘俊秀的脸上却丝毫不见任何疲倦，也许用他的话来说，原因就在于对自己本职工作的兴趣，或者说是热爱。

（跟诊记者：郭　强）

爱下基层的骨科医生——周新华

专家简介

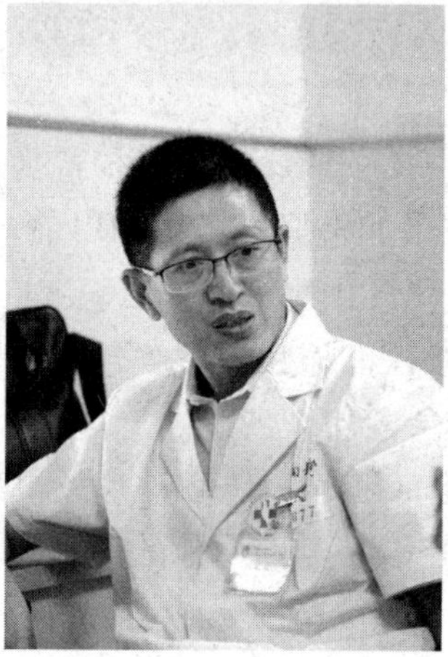

周新华，北京积水潭医院矫形骨科主任医师，教授，博士。现任国家及北京等多省市自然科学基金课题项目评审专家。《当代医学》《医学综述》等杂志编委。多本杂志的审稿专家。曾到美国、德国、澳大利亚、新加坡、中国台湾、中国香港等国家和地区学习交流。

专长：人工关节置换、股骨头坏死、髋膝踝等关节骨性关节炎、髋臼发育不良等。

出诊时间：周一、三上午（专家门诊），周三下午（特需门诊）。

这是北京积水潭医院矫形骨科主任医师周新华第一次来到唐山市滦南县医院。这天，"人民好医生"团队和全国社区医疗服务志愿者团联袂在滦南县医院义诊，周新华是专家队伍的一员。他进入诊室时，桌上摆着厚厚一摞病历本，跟诊学习的滦南县医院骨科医生毛亮告诉周新华，有40多位患者在候诊，下午还会有这么多。

作为积水潭医院矫形骨科的专家，周新华微微有点被吓到了：你们医院有这么多骨科病人?！毛亮告诉他：骨科平时每天大约就有四五十位病人，考虑他的技术水平，今天来的病人都是经过初筛的，"小毛病"并不在其中。

周新华告诉记者，随着老龄化社会的到来，骨科患者越来越多，尤其是老年性骨关节病的患者显著增加。因此，滦南县医院骨科的"火爆"既有些意外，也在意料之中。

关于治疗：该不该治怎么治是医生的责任

一位40多岁的男性患者，右膝关节的正前方在走下坡路时像针扎一样疼，之前检查过，确诊为右膝积液。患者认为自己的右膝是半月板损伤，希望能通过手术恢复健康。经过检查，周新华告诉他，他的膝关节是软骨磨损，不是半月板损伤，即使手术，也不可能恢复到年轻时的正常状态了。

周新华建议患者进行保守治疗，比如药物、运动方式改善、控制体重等。他详细解释说，保守治疗目的是为了缓解症状，提高生活质量。

这让记者想起先前了解到的一个病例，患者这样介绍在周新华处就诊的经历："我母亲2013年膝关节疼痛，在当地看了半年，效果一直不好。母亲膝关节疼痛加剧，然后我就带她到北京积水潭医院挂到了您的号，进行医治，照完片子后我本以为她膝关节疼痛这么严重需要手术，但您考虑到我母亲年事已高，先保守治疗。第一次回家服用了您开的药，效果显著。等到二次复查时，按您说的锻炼加药物加以巩固一段时间后，现在基本不痛了，直至现在，母亲膝盖疼痛一直没复发过，让我们全家特别高兴！"

而对于另两位73岁和84岁的女性患者，周新华的建议是手术，因为她们都是膝关节严重骨性关节炎，膝关节肿痛不说，走路也非常困难，只能勉强走个三四百米。周新华认为，要想彻底治愈，只有做膝关节置换术。家属们觉得要回家商量一下，因为患者年事已高，怕做手术对心脏有影响。周新华表示理解，还告诉她们，如果要到积水潭医院做手术，可以通过毛亮联系自己，尽可能帮她们安排床位并尽快手术。

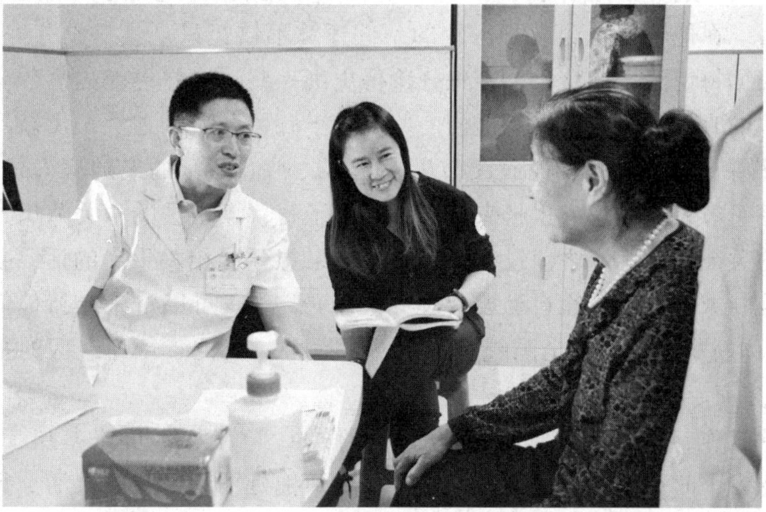

周新华告诉记者，中国人对生活质量要求不是很高，很多五六十岁的患者就拒绝手术，拖到七八十岁，就更不愿意手术了。不像国外患者，对于手术的接受度要大得多，他们希望手术后还能正常工作、运动甚至四处旅游。

另外，周新华也有不开药的时候。一位 30 出头的小伙子主诉肩颈痛，周新华检查后说，目前不需要吃药，注意观察即可。记者看到，小伙子脸上的神情明显不高兴。周新华说，这种情况常见，甚至有病人为此要求退号的。但是，该不该治疗，采用什么方式治疗，不能只以病人的意愿为准，而是医生的临床经验判断，这也是医生的责任。

帮扶基层：利用业务时间尽最大能力

经过半天近四十位患者的诊疗，周新华发现，很多患者直接进行了磁共振成像或 CT 检查而没有拍 X 线平片。他郑重地告诉毛亮，检查并不是越贵越好，应该取决于其对疾病的诊断意义。对于关节病患者来说，普通的 X 线平片虽然便宜，但意义很大。很多时候，只要正、侧位负重位及髌骨轴位 3 个平片，就能明确诊断。

虽然周新华与毛亮是第一次见面，但在记者看来，他们就像一对相处多年的师徒，亲切而随意。周新华出诊中随时指点着毛亮，毛亮自然也不放过这个难得的学习机会。

而针对滦南县膝关节疾病患者比较多的情况，周新华主动提出，可以把这些病人集中起来，帮滦南县医院骨科建设一个膝关节专科。

事实上，这并不是周新华第一次下基层。“无数次，经常去。”周新华这样告诉记者。在他看来，滦南县医院的条件还算不错，只是骨科没分得那么细，他希望根据每位医生的特长，事先分诊得更细一些，这样更能提高效率，也可以在有限的时间内给患者讲得透彻一些。对于膝关节科的建立，周新华说，从全世界来讲，膝关节患者比髋关节患者要多，咱们国家的老龄病人越来越多，需要做膝关节置换的病人也越来越多。经过了解，滦南县的膝关节病人确实不少，但膝关节置换手术之前没有开展过，如果想开展相关手术的话，必须要寻求大医院专家的帮助，靠自己摸索过程太漫长。“我可以过来支持他们，帮助他们。”周新华说，他在全国跑过很多基层医院，仅位于革命老区的基层医院就有 10 多家。

这些工作，都是周新华利用业余时间做的。“业余时间来基层，有意义。基层的患者平时得不到很好的医疗服务，病情拖延下去，造成生活上很大的痛苦。尽可能地为他们提供些服务，我觉得很值。”在接受记者采访时，周新华如是说。

周新华告诉记者，尽可能抽出时间，哪个地方需要，就去帮扶一下。基层不少病人没有条件到北京或者到大医院去治病，在当地治疗比较方便，费用相对便宜，同时基层医院也希望在技术上得到更好的支持，“那就需要我们利用业余时间去帮扶。”

保护关节：尽量不要在跑步机上跑步

上午 11 点，周新华已经诊治了 20 多位患者，其中有他擅长的髋、膝关节病患者，也有不少是颈椎、腰椎等脊柱疾病的患者；有七八十岁的老人，也有几个月大的孩子……感觉有些疲惫的周新华喝了一杯咖啡。他说，自己习惯了上午必须喝一杯咖啡，因为医生的工作很繁重，加班加点是常事，经常要靠咖啡来提神。

作为医生，周新华毫无疑问相当细心且会照顾人。

看到记者拍照，他提醒记者，病人的照片不要随便发，避免引起麻烦；看到室内有人找东西，他起来帮忙拉桌子……而对于患者，周新华也是不厌其烦，一遍遍叮嘱——对于骨关节的保护，要少蹲、少爬楼、少爬山，多游泳，如果体重较大还要减肥。尽量不要在跑步机上跑步，因为弹性不足。周新华提醒，正规的跑道上都会铺一层塑胶，有弹性，能起到缓冲作用，从而保护关节；而跑步机比较硬，缓冲不足，对膝关节冲击比较大，大大增加了运动风险。他认为，最好的运动方式是游泳。

下午四点，为期一天的滦南县医院义诊结束了，有些患者希望周新华还能再来，在他们眼中，不出远门就能得到大专家的诊治是件幸福的事。而在周新华的未来行程中，下基层服务仍是常事。

（跟诊记者：金　亮）

11. 中国医学科学院整形外科医院

针尖上的脂肪"搬运"家——李发成

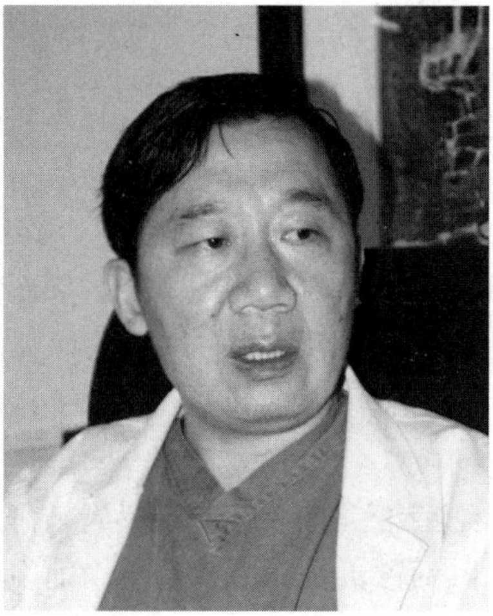

专家简介

李发成，中国医学科学院整形外科医院形体雕塑与脂肪移植中心主任，主任医师，教授。从事整形美容外科工作近30年。担任中华医学会医疗事故技术鉴定专家；北京市整形美容业协会常务理事；北京医疗整形美容质量控制和改进中心医疗专家组委员；卫生部医疗美容主诊医师培训与考试专家委员会委员。

专长：头、面部精细美容整形手术；形体雕塑；自体脂肪移植，独创棉垫脂肪处理法，及独特的脂肪分层注射法，使其移植的脂肪成活率处于国际领先地位；在国内率先将吸脂手术与腹壁整形手术有机结合，开展了吸脂腹壁成形术，有效地解决腹部脂肪堆积和皮肤松弛的问题；"5R"原则实现面部年轻化。

出诊时间：周一上午（东院），周四上午（西院）。

脂肪的坏处众所周知，首先脂肪多了，易出现高血脂、高血压、糖尿病、冠心病等疾病，更为常见的是：带有歧义的"大胖子"、"水桶腰"、"游泳圈"

等特定称谓，无不和脂肪的聚集有关。但多数时候，脂肪增多是“不可控”因素，尤其是很多爱美女性更视脂肪为躲都躲不掉的“仇敌”。而中国医学科学院整形外科医院形体雕塑与脂肪移植中心主任、国内著名吸脂与脂肪移植专家李发成，则视脂肪为“友”，可以将其自由“搬运”。从脂肪的抽取到“再利用”，记者跟随李发成一起见证了脂肪奇妙的“旅程”。

第一站：光纤溶脂“移除”多余脂肪

脂肪多了怎么办？很多人自然想到吸脂，但普通手术吸脂不能解决皮肤松弛问题，且创伤较大，这让很多爱美女性望而却步。李发成接受记者采访时说：“光纤溶脂技术可弥补普通吸脂手术的不足，达到微创、精细、紧肤的作用。”到底光纤溶脂技术如何呢？采访当天，恰逢李发成有一台采用等离子光纤溶脂技术的面部塑形的手术，记者跟随李发成一道进了手术室，一探究竟。

求美者李小姐，约 30 岁出头，因面部脂肪较多，为“大饼脸”深感苦恼。记者从询问中得知，李小姐是李发成的“老顾客”，找他做了多次美容手术。

手术开始时，记者见李发成拿出一个长约 10cm 的注射器，然后将吸脂针装了上去。李发成介绍说，因脸部吸脂范围较小，不可以用普通的手术抽脂机器，只需用注射器和吸脂针配合将少量脂肪抽出后，再配合使用光纤溶脂技术即可。注射器上有明确的标尺，可以准确掌握抽取的量，达到精细吸脂的效果。

手术先从左脸开始，李发成在求美者耳垂后方较为隐蔽处插入吸脂针，以免术后针眼影响美观。“特别是面部吸脂，一定要注意吸脂部位的美观，不能留下手术痕迹。”对待手术严苛的他，就算是腰腹等部位的吸脂手术，也要达到求美者穿比基尼都看不见创口的程度。

这时，随着吸脂针在脸部吸脂区域慢慢游走，注射器里略带红色的脂肪逐渐多了起来，之后李发成换了一个注射器继续吸脂。

经由两次抽取后，李发成打开了光纤溶脂机器，用所连接的吸脂针在求美者左脸做最后的精细处理。只见他进针时轻轻往前推移，在吸脂针头退出时却有红色的光点闪动。“光纤溶脂技术采用激光原理，将脂肪溶解，溶脂针芯向后抽出时打开激光，红色的点就是激光。”李发成解释道。这时，记者可以清楚地听到脂肪燃烧的“嗞嗞”声，但没有一点出血的现象。

据李发成介绍，光纤溶脂技术最初是用于吸脂手术中止血的，使用中发现它有溶解脂肪的作用，且效果显著，随即将其用于精细吸脂。“光纤溶脂弥补了普通手术吸脂的缺陷，不但能够液化脂肪细胞，达到瘦身效果；还能够增加成纤维的数量，促进胶原蛋白的增生，有紧致皮肤的奇效；并且激光有止血作用，术中出血少。”李发成说，光纤溶脂多用于面部等小范围的精细吸脂，同时也配合腰腹部等大面积吸脂后的紧肤。

手术不到半小时就轻松完成，术中李小姐一直跟医生聊着天，轻松的神态似平常敷面膜般。随着微创技术的发展，吸脂手术似乎都成了“午餐美容”，多数求美者没有一丝顾虑的前来“求美”。

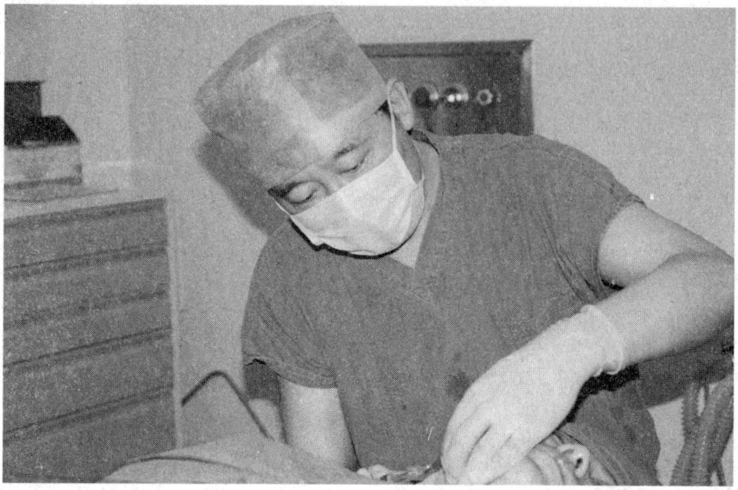

第二站：“脂肪搬家”恢复肌肤年轻态

脂肪抽出来了，是不是就没用了呢？答案是否定的，李发成“化废为宝”，将抽出的脂肪“再利用”，而且用于变美。

“将身体某些部位多余脂肪拿走，而脂肪量不够的地方要补充脂肪，要实现两全其美，那就是‘脂肪搬家’了。”李发成说，脂肪移植即脂肪搬家，脂肪成了“美”的好友。

自体脂肪移植用于隆胸，大家并不陌生，而乳腺癌切除术后的乳房再造，也可以用脂肪移植的方法进行乳房再造。“乳房切除后，因胸部皮肤组织太薄，无法应用假体植入的方法进行乳房再造。”李发成告诉记者，这就需要进行皮瓣移植，这样的乳房再造相对较为复杂，而通过脂肪移植，将多余的脂肪注射到胸部，使其脂肪层增厚，之后再植入乳房假体进行乳房再造，其手术就变得相对简单。

脂肪还可用于面部年轻化，因为随着年龄增大，人的面部皮下脂肪开始萎缩，皮肤失去张力而出现松弛老化。“如果把年轻的女孩比作是葡萄，葡萄水分丢失则成了葡萄干，即人老了组织萎缩，导致老化。”李发成形象地比喻到，普通的拉皮手术虽然使皮肤绷紧了，但没有那种饱满的感觉，恢复不了年轻化状态。“用脂肪填充面部使其丰满，如吹气球一般，皮肤可恢复年轻态”。而脂肪注射的效果之所以如此神奇，是因为脂肪里含有丰富的脂肪干细胞。脂肪干细胞能够促进皮肤胶原蛋白合成，使皮肤恢复弹性，达到年轻化。

“脂肪干细胞有再生的能力，不但用于美容，而且对冠心病、放射损伤修复等作用显著，且含有很多对人体有利的因子。”李发成说，这也是脂肪干细胞研究成为医学界一个热点的原因。在以前，成体干细胞的来源都是骨髓，而研究发现，脂肪里的干细胞含量比骨髓多，1 毫升骨髓约 500 个干细胞，而 1 毫升脂肪则至少有 5000 个干细胞，是其十倍。而且骨髓的干细胞随着人体衰老而减少，但脂肪内的干细胞受年老因素影响不大。

正因为脂肪干细胞的神奇效果，很多美容机构都打“干细胞”这张牌。对此，李发成建议不可轻信市场上的广告，特别是对于“提取体内脂肪干细胞，进行体外扩增培养”的做法要慎重。体外培养、扩增、传代细胞技术对环境、质控要求很高，不是一般实验室能达到的，因此国家对干细胞的临床应用审批很严。“但将脂肪抽取后，加入胶原酶进行消化，离心处理后取得 SVF 细胞（内含大量的脂肪干细胞）后，将 SVF 加入需要移植的脂肪中，再注入需填充的部位，这种脂肪移植称为细胞辅助的脂肪移植（Cell assisted lipotransfer, CAL），这种方式进行脂肪移植可以提高脂肪移植的成活率，是合法的。”李发成说，这也就是 CAL 活性细胞技术，其原理相当于成分输血。

第三站：保持脂肪细胞活性实现“再利用”

要实现脂肪的“再利用”，必然要保持脂肪细胞的活性，而在抽取脂肪时，如何才能保持脂肪细胞不被破坏呢？

“这跟获取脂肪的器械与技术、脂肪的处理技术、脂肪的注射量、移植脂肪的部位、注射的层次、患者的个体差异等都有关。”李发成告诉记者，并总结了以下几个注意事项：

1. 负压不能太高，负压过高会破坏脂肪细胞。
2. 吸脂管的口径不能太细。
3. 脂肪抽取后，要尽快注射入人体，不能在体外存放太久。
4. 脂肪细胞需经过纯化、浓缩处理，不然成分不利于成活。
5. 分层次、多点注射。

第四站：做吸脂手术求美有"门槛"

虽说整形外科技术发展使求美变得简单了，但"脂肪搬家"技术本身并不是一件简单的、谁都能做的事。这对医生、器械都提出了很高要求，包括求美者也是需要一定条件才能"入围"。

以吸脂为例，往往有人认为吸脂技术都依赖器械，以为简单易操作。"越是简单的就越容易出事，像下颌角这样的大手术，一般不敢轻易去尝试，而吸脂手术，很多人自认为简单，都敢做，而且随便做。"李发成忧心道，这是行业的一个安全隐患，况且吸脂并不是想象中的那么简单，吸脂浅了可能造成吸脂部位的不平，吸深了可能会损伤深部组织，如果不小心碰到血管，很可能危及生命安全。要保证吸脂的安全，对医患双方都提出了要求：

首先，选择合适的求美者。做吸脂手术前，求美者都需要进行体检，若其患有心脏病等，则不适合做吸脂手术。李发成就曾遇到这样的求美者，一位58岁的女性找到他，告诉李发成因自己再婚需要穿礼服，想做个抽脂手术让自己更年轻漂亮一点。李发成要求其做体检，她说自己赶时间不做体检了，直接签字手术。李发成坚持不做体检就不能手术，经一番沟通进行了体检，结果发现她患有高血糖，加之年龄较大，不适合手术。尽管准新娘一再坚持，李发成还是坚守自己的专业底线和原则，"不能拿求美者的安全和健康开玩笑。"他说。

其次，选择好的麻醉师。吸脂手术有时需要俯卧位，需要麻醉师有丰富的气道管理经验，以及麻醉的深浅要控制好。

第三，要有一个好的团队。手术不是一个人就能做好的，需要一个团队的配合，并且要求谁都不能"掉链子"。

第四，选择好的手术医生。手术医生的临床经验和专业素养直接关系到手术效果的好坏和求美者的生命安全。

跟着李发成"走"了一圈，记者对"脂肪搬家"有了一个充分的了解。李发成希望求美者在做出求美选择时，找好医院，选好医生。

（跟诊记者：罗德芳）

阶梯治疗对抗骨关节病——张仲文

专家简介

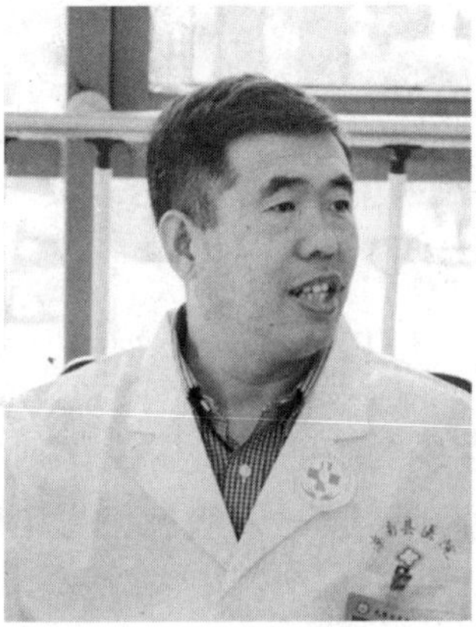

张仲文，武警总医院骨四科主任，主任医师，医学博士后，硕士研究生导师。曾在解放军矫形外科中心工作。国际组织工程协会会员。师从著名骨科学者徐莘香教授、陈峥嵘教授、陈中伟院士。获国家、军队、北京市、中国博士后基金等多项研究基金资助，获得国家和军队科技进步奖六项。

专长：关节、脊柱疾患的诊断和治疗；人工关节置换；关节软骨修复；关节镜手术；微创骨科手术。

出诊时间：周一、周三上午。

武警总医院骨四科（骨软骨科）主任张仲文，师从著名骨科学者徐莘香教授、陈峥嵘教授、陈中伟院士，对关节软骨损伤、运动损伤、微创外科、脊柱外科疾病等有较高的诊断和治疗水平，特别是针对不同阶段的关节软骨损伤采取阶梯治疗方案，收到了良好的治疗效果，得到了病人的高度认可。

2016年5月21日，张仲文参加了在河北唐山市滦南县医院开展的义诊活动，这一天他一共接待了48位患者。张仲文告诉记者："在北京的门诊时间也接待很多患者，但是强度没这么大"。虽然患者数量很多，但他没有一点疲倦之色，"我来义诊就是用我的所学来服务患者，帮助他们解除病痛。"

虽是仅仅一天的义诊时间，但张仲文却十分重视。唐山滦南县是一个农业大县，义诊当天找张仲文看的大多为常年劳动造成的颈椎、腰椎和关节病，他对每一位患者的诊治都亲力亲为，悉心询问，热情指导，给出合适的治疗方案。

用温情拉近与病人的距离

上午八点，张仲文准时走进了滦南县医院骨科门诊，准备接诊。为人随和、平易近人、说话亲切，这是他给记者留下的第一印象。此时门外已经排起了长队，他们都是接到专家来县医院义诊的通知后慕名而来，有的患者甚至是全家陪同来的。他们都已经提前做好准备，带着详尽的病历资料到来，耐心地等候着值班护士的召唤。

门诊的第一位患者，是来自滦南县乡下的中年男子，走进诊室时带着满脸愁容，“我的左腿膝关节一直疼，以前打篮球时被撞伤过。”

“你先请坐，把片子给我看看”，张仲文说道。一句简单的对话，拉近了和患者的距离。“从你拍的片子看，左腿的膝关节半月板有退变，但是没有累及到半月板表面，暂时不需要手术。你在床上平躺下，我检查一下你的腿。”说罢，张仲文用双手轻轻按压、活动膝关节，对患者进行了细致的检查，最后证明，患者确实只是左腿半月板轻度病变，伤情暂时不需要手术。

“你啊，可以稍微地锻炼自己的左腿，练习快走，但是一定记住不能再逞强打球了啊！”张仲文细心地嘱咐着患者，并告诉县医院的骨科医生如何应对这位患者的病情，“他现在这种情况，按照疗程打 5 针透明质酸钠，肯定就会好转。透明质酸钠就是玻璃酸钠，它有营养软骨、润滑关节和缓解疼痛的作用，你们就放心地用吧！”

“谢谢专家！这次受伤真是让我遭罪了，您这么一说，我放心了！”患者感激地说。

作为知名骨科专家，张仲文面对基层医生与患者没有以专家自居，反而更多的是一份淡定和从容，一份踏实和热心。记者观察到他对就诊患者都是如此，给整个诊室带来了温情，给患者带来了信心。

在整个义诊活动中一共有 3 位坐着轮椅来的病人，都是年事已高的老人家。其中有一位 78 岁的老太太，在女儿的陪同下来到诊室。一进门，陪同老太太的女儿就着急地说：“张主任，我妈受这个病折磨十几年了，一开始是膝盖疼，最近直接走不了路，没办法，只能坐轮椅了，现在就是冲着您这位专家来的。”听到患者家属的叙述，张仲文笑了笑，但是没有急于看病，而是耐心地问：“老太太，您年纪多大了啊？坐轮椅之前能走路吗？一次能走多长时间啊？”几句简单的问候，既了解了患者的基本病情，也让对方放松下来。

拿到老人的片子，张仲文细心地看了看，说“老人的病属于典型的膝关节骨性关节炎，看老人这样受罪的情况，我建议你们做子女的下定决心，尽快给老人做关节置换手术吧！”

“可是张主任，老太太年纪这么大了，做手术身体怎么受得了？”老太太的女儿担心地问张仲文。

看出他们一家人的担心，张仲文认真地解释道：“你们尽管放心，现在老人的寿命长了，关节置换手术的年龄已经推迟到了85周岁，而且老人这个病情她自己受罪，你们也跟着担心，一家人的生活都受到影响。我看老人现在的身体状况还挺好的。所以早下决心动手术早有好处，你们可以认真考虑下我的建议。”一家人听到张仲文的一番话，决定动手术给老太太彻底解除病痛。他们在下午义诊时，又特意来到诊室咨询关节置换手术的相关事宜，并感激地说：“北京来的专家这么细心，没有一点架子。张主任真是个好医生啊！”

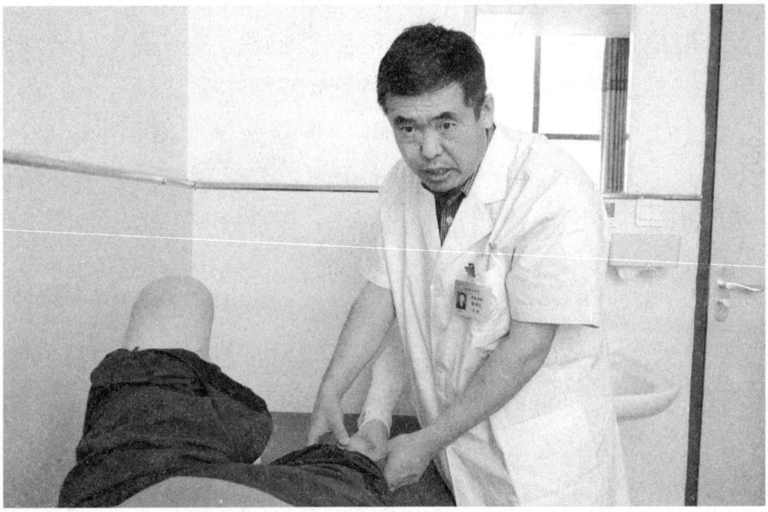

保护关节软骨需量力而行

张仲文在整整一天的义诊中，遇到的几乎都是关节、颈椎、脊椎和腰椎病，尤其以颈椎间盘突出和腰椎间盘突出最为常见。

由此张仲文总是提醒患者：“椎间盘抗压不抗扭，不能猛回头或者急转身，久坐低头的人要隔一段时间做头向后仰的动作”，并建议，锻炼颈椎的好办法是用下巴写“米”字，因为“米”字包含了运动的各个方向，能有效放松颈部肌肉，这和书法学习中“永”字的作用有异曲同工之妙。锻炼脊柱腰椎，张仲文还推荐“小燕飞”运动法。所谓“小燕飞”指的是模拟燕子飞行姿势的肢体运动，但是难度对于老年人稍微大了点，要量力而行。

说到量力而行，张仲文又以爬山为例，讲解了如何保护关节软骨。“我们都知道上山容易下山难，因为上山的时候人们有体力，下山时体力消耗已经很大了。这很像踢足球打篮球，一开始体力充沛的时候，射门投篮比较准，这时候腿上的肌肉听指挥，但是到最后的时候准确度就会下降。这和登山很像，我们下山的时候，身体没劲了，腿控制不住了，股骨和髌骨撞击，这时候关节软骨很容易受到损伤。所以说，人们下山的时候，不要走十分钟休息几分钟，我建议走几十台阶就歇五秒钟，把几分钟的休息时间分散成多次，这样大腿骨对髌骨的撞击就小了，对关节软骨的破坏就减轻了。”据了解，凡是得到张仲文指导的人，感觉下山后没那么疲劳，关节也没那么难受了。他建议年纪大的人这么做，方法很有效。

现在人们对于关节损伤的恢复也存在误区，认为如果关节损伤不严重，休息一下就行。但是张仲文提醒患者：“人老先老腿，关节损伤，病在软骨。关节损伤当然是越早诊断越好。有些韧带和关节损伤本来比较轻微，通过定期理疗、休息，加上服用促进软骨生长的药物，一般两三周内是可以自行恢复的。但是，很多人并不把关节受伤当一回事，仍然剧烈运动。殊不料，韧带撕裂越来越大，最后甚至断掉。而软骨上的小伤口一开始只有一个小点那么大，但如果总是受到磨损，不仅不会愈合，还会越变越大，到最后只有通过手术方能解决问题”。

在义诊过程中，当地一些患者对于手术抱有抵触情绪，轻易不愿做手术。针对这种情况，张仲文采取的是阶梯治疗方案，对处于不同病变阶段的患者，采取相应的治疗手段，从吃药、打针，到做关节镜，换人工关节。手术能不做就不做，但该做的手术也一定要做，不能耽误。记者从张仲文劝说患者时的耐心细致和不厌其烦，体会到了一位好医生的责任心。

医生的价值体现在对生命的责任

说到自己为何参加本次义诊，张仲文很有感触地向记者说起了他从医生涯中一件印象深刻的事。

曾经有一位来自西藏的藏族患者德吉（在藏语中是“幸福”的意思），40岁左右年纪却遭受了膝关节僵直所带来的痛苦19年余。带着对生活的憧憬和满怀的希望，她来到武警总医院找到了张仲文。张仲文了解她的病情后，决定为她做膝关节松解及关节置换术。术前，张仲文详细地为她讲解手术的过程和原理，解除了她的紧张情绪和后顾之忧，使她对自己充满了信心。术后，张仲文每日查房，仔细观察患者的病情并亲自指导患者进行康复功能锻炼。在张仲文和同科医生护士的悉心照料下，德吉的病情恢复得很快，膝关节活动度由术前的小于5度到术后大于90度。德吉心里满怀感恩，每次张仲文查房时都是双目含泪，有次她握着张仲文的双手说："您就是我的恩人啊，我现在又是幸福的德吉了！"德吉出院时，特意让家属从家乡带来了洁白的哈达，并用颤抖的双手献给了张仲文："张主任，您不仅治好了我的双腿，更给了我生活的希望，又让我过上了幸福的生活，只有这洁白的哈达能表达我对您的感恩之情！"

确实是这样，患者对医生的感激与信任建立于看病看得准，说的对，对症下药。在义诊中，有一位80岁的老大爷，双下肢疼痛、脚痛、全身关节疼痛已经17年，他进来费力地坐下后，双手颤颤巍巍地打开自己在纸上所写的病情介绍。看到他痛苦的样子，张仲文接过拍的片子，认真地分析，告诉这位老大爷他是动脉硬化，是血管的病。老大爷的家属听后，长舒一口气，说"以前看病，医生都说是颈椎脊椎病引起的，这次终于遇到张主任这位高人把病看明白了！"

"我不是说自己的医术有多高明，只是每次为病人解除病痛后，病人和家属对我们医生的由衷的感激之情让我很感动，也很受鼓舞，让我知道医生不仅仅是一份职业，更是对生命的责任。参加这次义诊活动，我就是竭力用我所学习的医学知识，为病人解除病痛，回报社会。这就是我作为一名医生的价值体现。"张仲文说道。

（跟诊记者：王雪驹）

13. 陆军总医院

一心为患的神内大夫——黄勇华

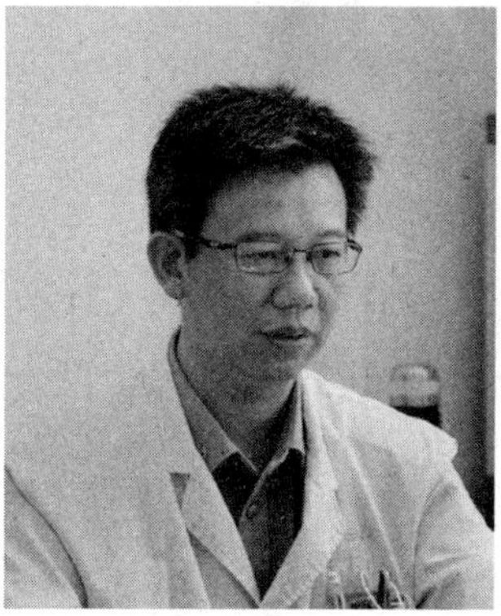

专家简介

黄勇华，陆军总医院神经内科（全军神经内科中心）主任，主任医师，教授，医学博士，研究生导师，博士后工作站指导导师。中国人民解放军全军医学科委会神经内科专业委员会副主任委员，中华医学会北京分会神经病学专业委员会委员兼秘书，中国老年保健医学研究会老年脑血管病分会常委，中国医师协会神经内科专业委员会认知障碍疾病专委会委员，国家卫生计生委脑防委中青年专家委员，中国微循环学会血液治疗学专业委员会委员，全军神经内科专业委员会青年委员会副主任委员。

专长：脑梗死、脑出血、顽固性头痛（偏头痛、紧张型头痛等）、癫痫、失眠、血管性痴呆、脑卒中后焦虑抑郁、急性脊髓炎、格林－巴利综合征及多发性硬化、视神经脊髓炎谱系疾病、急性播散性脑脊髓炎、自身免疫性脑炎（抗 NMDA 受体脑炎、抗 LGI1 抗体脑炎等）等疾病的诊断治疗，尤其擅长于一氧化碳中毒迟发性脑病、神经重症及意识障碍患者的抢救治疗。

出诊时间：周三上午。

周三上午是陆军总医院神经内科主任黄勇华的门诊时间，记者赶到诊室时，他早已经投入忙碌的看诊中。诊室很小，在六月份北京的热天里，忙碌的气氛让这间狭小的诊室显得特别局促和闷热，认真看病的黄勇华对此却浑然不觉。在整个看诊的过程中，他连续看了18个病人，甚至一口水都没有喝，将所有患者看诊完毕后，他喝了上午的第一口水，说："我不喝水是怕上厕所，这样一来一去就会耽误病人的时间，不合适。"记者由此感受到了一位优秀医生一心为患者的仁心与作风。

看病哲学：不求速度只求质量

黄勇华接诊的第一位患者从20岁左右开始出现癫痫症状，现在36岁的他已经被癫痫折磨了十多年。他的家人在手足无措的时候从外地千里迢迢来京，希望黄勇华能够诊断治疗他的病痛。这位患者说话已经不利索，很难表达出清楚准确的意思，家人代述他的症状是手麻、时而昏迷，甚至出现尿裤子的状况，尤其是最近几天症状愈发明显。

了解了基本病情后，黄勇华问陪同的家人："患者的父母是不是近亲结婚？家里有无类似的病人？从小学习跟得上吗，体育成绩如何？"

"黄医生，没有近亲结婚，一家人也没有得过癫痫病的；他从小学习成绩差，体育成绩可以。另外，他最近几天听力、视力明显下降。"

"走路稳当吗？晃不晃？"

"以前好一点，最近他走路必须扶着，不然很容易晃。"

"走路时候的体力怎么样？"

"最近病情加重后，走一会路就要歇一会，得病后体力完全不行了。"

"说话意思清楚吗？"

"一直说不太明白，说不清楚。"

"现在看东西完整吗？"

"这个不太清楚，可能稍微有点斜。"

听到患者家属的回答后，黄勇华仔细给患者查体，发现其有偏盲。就这样，经过半个小时的耐心询问后，黄勇华已经完整地了解了患者的情况：自幼学习成绩差，20岁左右起病，双下肢不能耐受疲劳为特征，癫痫和呕吐，最近病情加重，出现偏盲，癫痫发作较以前频繁，考虑为线粒体脑肌病，建议他进一步住院行血生化、肌肉活检或基因检测。对于家属着急的情绪，黄勇华说："着急看不了病，需住院进一步确诊。"

还有位从内蒙古过来的患者，左腿麻、头晕了6年，在当地医院查不到病因，来这想得到明确诊断。黄勇华通过20多分钟的问诊、查体，掌握了初步情况，但有项关键的检查没出结果，患者却催着要开药。黄勇华因而安抚道："急急忙忙看病容易出问题，我给你留个电话，到时检查结果出来了给我发微信，我会告诉你意见。"

记者注意到，每一位患者黄勇华都亲力亲为，耐心地询问患者的病情，有的甚至被问到关于病情的几十个小问题，每一位患者的看诊时间基本都在二十分钟左右，最长的甚至四十分钟。仔细认真负责，看诊不求速度只求质量，这就是黄勇华的看诊哲学。

心系患者："回老家买药更省钱"

在看诊的过程中，黄勇华每次都是对症下药，给很多患者开的都是简单、便宜但是针对性很强的药。

有一位80岁的老年男性患者，在老伴和儿子的陪同下来到了诊室，这时候黄勇华因为科室里的事刚打完电话，连忙表达歉意："很对不起，因为科室里有点急事不得不打电话，让你们久等了，很抱歉。"患者听到黄勇华的话，没想到他能因为一个电话道歉，也连忙说"理解"。

这位出院后来复诊的脑血管病患者介绍道，自己最近几天的尿液呈灰色，夹带着絮状物。黄勇华认真地询问了一些问题，得知他最近几天又出现了走路没力气的情况，而且足部水肿的厉害，说："我给你调整一下用药，咱们尽量使用一些价廉、疗效肯定的药，主要预防脑梗死复发。另外，你的下肢动脉硬化，降脂的药一定要继续服用。"患者的老伴听到后，感动地连声说好，因为"黄主任给我们省钱了"。

还有外地来的一位患者，黄勇华给他们看病之后，不建议在这买药，"我给你们开的药，在地方都能买得到，用医保还能报销，在北京买药没法报销。你们回老家买药更省钱。"患者和家属都很惊讶——他们来北京不用买药！也没想到黄勇华能给出这么实际又直接的建议。

但是黄勇华不是对每一位患者都是出于省钱的目的开药，而是以解除患者病痛为最根本出发点，在此基础上，再最大限度为他们缓解经济压力。

比如，记者跟诊期间，有一位33岁的年轻小伙子，他的左半边脸出现了嘴歪、视物模糊、眼睛肿胀、流泪不止的症状，已经有三四天的时间。黄勇华诊断为面神经炎，俗话说就是"面瘫"。造成"面瘫"的原因有病毒感染或吹风、受凉等，据黄勇华进一步了解，这位患者应该是感染了病毒导致了面瘫。他判断他的病情还在初步发展阶段，如果不及时治疗，未来几天会继续恶化，马上着急地告诉患者，一定要马上住院，进行输液和理疗，争取不要留下后遗症。但是患者对住院的花费有顾虑，黄勇华耐心地开导他说：“住院是花钱，但是几千块钱也不多，你这么年轻，钱还可以再挣的，如果留下后遗症，会影响人的形象和美观，比如嘴歪了，这就会影响社交和婚姻了，多么不合适！不能因小失大。”他提醒患者一定要重视，不能放任病情的恶化。在他的耐心劝导下，患者终于正确认识了病情。

感恩患者：“谢谢你们的信任”

在门诊时，一对来自山东菏泽的夫妇给记者留下了深刻的印象。妻子60岁左右，患有腔隙性脑梗死，双腿无力，走路打晃，来北京看病之前一直在吃中草药进行治疗。丈夫对黄勇华说：“我在网上比较北京各大医院的治疗脑梗病的医生，比较之后，觉得黄主任的人品医术值得信任，决定找您。我们患者来看病，就是把生命都交付给您了，这是我们夫妇的生命之托。”患者家属说得很诚恳，黄勇华也很感动，连忙说：“谢谢你们对我的信任！”

在对这位女患者的问诊过程中，如前几位患者的情况一样，黄勇华都是针对疾病的特点询问一些基本的问题。像“走路感觉怎么样？”“晚上睡觉质量好吗？做梦吗？”了解了她是在2年前开始明显有脑梗死的症状，从头颅磁共振成像发现有较多的腔隙灶和程度较重的可能为血管起源的脑白质高信号，但其没有高血压、糖尿病等危险因素，黄勇华考虑她的发病原因是遗传因素起重要作用。为了进一步了解患者的病情，黄勇华让她双脚并拢站立，闭眼后双手伸出，以判断患者的身体平衡情况。当他问患者每天心情怎么样，是否低落，患者回答：“有时候老伴朝我发脾气，我心情就不好”，黄勇华听了开玩笑说：“他就发脾气，不打人就不错了。”这戏谑之言让夫妇俩都笑了。

在治疗过程中，黄勇华时不时地说上一两句玩笑话，缓解患者和家属看病时的担忧和紧张的心情。但是开玩笑后，他马上安慰女患者说：“你看你的老伴花了这么大心思陪你治病，你们之间都不要相互生气。我把自己的手机号和微信号留给你们，以后有什么事就及时联系我，这样你们不用花费时间在网上查找医生和医院的信息了。”对于女患者的这种情况，黄勇华建议不要随便用药，他开药很有针对性，结合症状开了一些针对乏力的药，并告诫女患者平时生活放松，不要紧张，保持健康的生活习惯，病情就会好转。

另外有一位40岁左右的男患者，进门时告诉黄勇华：“我在别的医院看完后，住了20多天的院，那边的医生推荐我来总医院找黄主任看一下。”这位患者出现了嘴角发麻扩展到左脸至左腿，最后右腿也出现了发麻的症状。

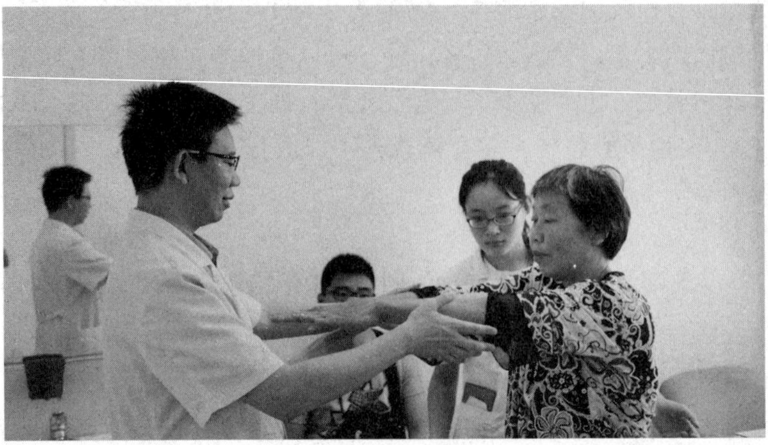

黄勇华问男患者有没有高血压、糖尿病？工作压力大不大？晚上睡觉质量怎么样？每天会有心烦意乱的时候吗？有没有以前感兴趣的东西现在没有兴趣了？问完这些问题后，黄勇华用针状物检查其发麻的部位。在看了患者近期做的磁共振、肌电图检查结果后，黄勇华说出了自己的诊断结果：“你的症状表现为左脸和左腿成片发麻，但是所有的检查结果都没有任何问题，所以我问你关于兴趣之类的问题，其实就是关于抑郁症的判断。我认为你这是一个精神心理方面的问题，你继续吃维生素 B，平时放松心情，调整自己情绪，建议到心理科看看。这样过一段时间，你试试看。我把手机号、微信号告诉你，你有任何情况随时联系我。”

正是本着对患者极力负责的精神，黄勇华赢得了患者的高度信任和广泛赞誉。

（跟诊记者：王雪驹）

“火眼金睛”捕捉消化道早期癌——盛剑秋

专家简介

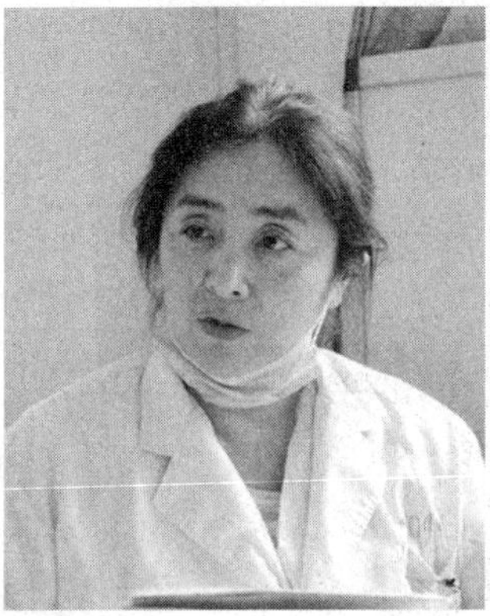

盛剑秋，陆军总医院消化内科主任，主任医师，教授，医学博士，博士生导师，享受国务院政府特殊津贴。任中国医促会常委、中国医师协会消化病分会常委、中华医学会消化内镜分会委员、中华医学会消化病分会肿瘤学组副组长、中国抗癌协会内镜委员会常委、全军消化专业委员会副主任委员、北京军区消化专业委员会主任委员、医促会胃病专业委员会副会长，国家多种医学核心期刊编委。

专长：食管良性狭窄性疾病的诊断与治疗、胃肠道早期癌及黏膜下肿物的内镜下切除术（ESD/ESE）、小儿胃肠镜的诊断与治疗、胃肠道梗阻的内镜下诊断与治疗、大肠癌的早诊早治、克罗恩病（CD）、溃疡性结肠炎（UC）、遗传性大肠癌的预测及临床干预。

出诊时间：周一下午。

风度翩翩，知性大方，是陆军总医院消化内科主任盛剑秋留给记者的第一印象。周一是她的门诊时间：上午有近十个手术，中午匆匆吃口便饭，下午二点接着出门诊，晚上组织全科医生进行疑难病例讨论及业务学习。在记者跟诊的这天，她还带着脚伤，虽然走路有些不便，但在手术台前一站就是几个小时。这是她一天工作的真实写照，紧张忙碌已经成为她工作的常态。

从医三十多年来，盛剑秋始终牢记全心全意为人民服务的宗旨，凭着对病人高度负责的精神、舍身忘我的工作劲头和扎实过硬的专业技术，带领陆军总医院消化内科攻坚克难、勇创先河，赢得了广大患者的信任和爱戴，取得了一系列医疗科研成果，其消化内镜微创手术、早期癌识别、肠道疾病优势诊疗技术及科研成果享誉全国，成为陆军总医院的骄傲。

微创手术：内镜定位准确切除

6 月 20 日上午，盛剑秋主任安排了几例特殊的消化内镜微创手术。记者跟随了其中四个手术的全过程，深刻感受了她的精湛技术与医者仁心。

第一位患者很特殊，是一个仅四个月大的婴儿，患有先天性食管闭锁症，无法自主进食。患者父母在别的医院无法收治的情况下，抱着一线希望找到盛主任，经过四五次的食管扩张术后，现在基本上解除了病症。这次记者看到的食管扩张术，盛主任操作娴熟，定位精准，整个手术过程不到五分钟就顺利完成。

"她 2 个多月时就开始来我们这里治疗了，我们的手术完全可以用于这么小的患者"，盛剑秋话语里透着自信。这种高难度的手术，在她这实属平常，这不仅得益于科室先进的医疗设备，更得益于盛主任以及她所带领的团队精湛的医术。

第二位患者是一个两岁的男孩，因为误喝硫酸造成了消化系统的极大损伤，家人在四处求医无果的情况下，抱着最后的希望找到盛剑秋，目前孩子在这也做了几次食管扩张术。记者在手术室时，盛主任指导着科里的同事对患儿进行了食管扩张治疗。

"孩子刚来的时候，食管、气管烧漏了，情况很严重。别说吃饭，就是喝水也难。孩子长期吃不下饭，没有营养，头都没力气抬起来，精神也很不好。"患儿的父亲痛心地说，但令他欣慰的是，经过一年多治疗，孩子现在情况好很多了，能吃得下饭了。记者了解到，孩子父母刚到医院时，对自己孩子这么严重的病情能否痊愈也充满疑虑，但随着孩子病情的日益好转，他们对盛剑秋的人品、医术充满感激和信任。

第三位患者是一位来自外地的 57 岁的女患者，发现胃体肿物已经有九个月时间，地方医院束手无策，慕名来北京找到了盛主任。在细致的内镜检查后，诊断为胃间质瘤，立即开展手术。术中盛剑秋一直表情凝重，眼盯影像屏幕，手操内镜器械，认真地"抽丝剥茧"，15 分钟左右手术就获得成功。

术后，盛剑秋告诉记者："位于胃底和贲门处的间质瘤，外科手术切除容易影响贲门功能，而内镜下微创切除，可以保留贲门功能，从而提高患者术后生活质量。由于手术创伤小并且关闭创口迅速，患者术后 3 天就可以恢复饮食。”

第四个手术是当天的“重头戏”，因为这是一位贲门部的早癌患者。内镜下的早癌识别对医生的专业知识与技术有非常高的要求，她先前在别的医院做胃镜没查出来，来这复查胃镜时，被盛剑秋的“火眼金睛”捕捉到了，及时安排了微创手术。

手术中，通过内镜查找病变亦是难点，但盛剑秋却凭着丰富的经验，很快就发现了病灶。“由于贲门位置特殊，若行外科手术，创伤大、恢复慢，术后生活质量也将大打折扣。但行内镜下微创手术，患者胃功能将不受影响，而且后期无需行放、化疗。早期癌难在发现，但我们的团队一直致力于提高消化道早癌的识别和治疗技术，争取造福更多的患者。”盛剑秋向记者介绍。

正是三十多年来孜孜不倦钻研攻关，兢兢业业忘我工作，盛剑秋才能带领团队掌握最先进的技术，走在消化内科领域最前沿，凭借高超的医术，妙手回春，治病救人，为无数患者解除痛苦。

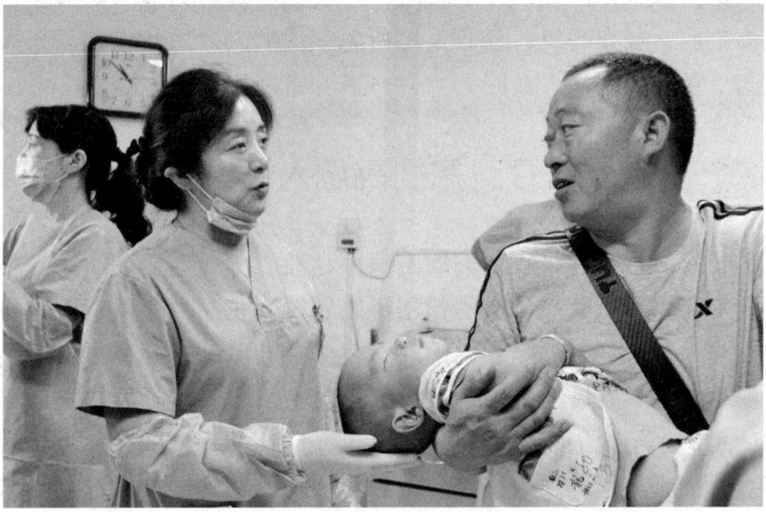

心系患者：“下不了班也要看完病”

跟诊时，记者感触最深的一件事是，有两位患者家属为自己患食管癌晚期的父亲咨询盛剑秋的治疗意见，盛主任耐心地问两位家属“老人多大岁数?”“现在身体状况怎么样?”“平时吃饭情况怎么样?”等细致的问题，为的是全面掌握老人身体与病情现状。经过交流记者了解到，患者 80 岁高龄，食管癌晚期，一年前在某大医院已经植入食管支架，当时可以进食，近几个月又无法进食了，甚至连喝水也有困难，身体极度虚弱。她对家属说：“现在我给你们的建议是给老人做相关检查，详细了解病情后再确定治疗方案。但是考虑到老人现在的身体状况和年龄，如果需要取出之前植入的食管支架后再次植入支架，难度较大，术中肿瘤组织一旦破裂会造成出血、穿孔，从而危及生命。这是可能遇到的风险，如果你们愿意承担这份风险，我们就会尽最大努力去治疗。”（发稿前，该患者已经顺利地取出了旧支架，重新植入了新支架，恢复了饮食，患者及家人非常感激。）

下午的门诊还未开始，盛剑秋的诊室外已排起了长队。两点钟，她准时来到了诊室，刚坐下，就有十几个患者进入诊室，他们焦急地诉说着：“盛主任，我们是外地的患者，慕名而来，您的号太难挂了，您可不可以给我们加号呀？”看着患者们愁容满面，盛剑秋亲切和蔼地说道：“大家远道而来不容易，放心吧，我都给大家加号，就算下不了班，也要帮你们看完病。”听完，大家都连声道谢。记者还了解到，虽然盛剑秋平时工作十分繁忙，但病人给她发的邮件、短信、微信，她都会抽出休息时间一一详细回复，为病人解疑释惑。正是因为她始终把病人装在心里，急病人之所急、忧病人之所忧，才赢得了广大病人的爱戴与尊重。很多病人在网上留言写道：盛剑秋是位值得信任的好医生。

精准医疗：患癌高危人群早干预

我国食管癌、胃癌和结直肠癌的发病率和死亡率一直居高不下，早期发现和诊断消化道癌对降低其病死率的作用毋庸置疑，也是消化内镜医师责无旁贷的工作重点之一。近年来，随着国内外微创诊疗技术的迅猛发展，消化内镜已经从单纯的诊断工具发展成为微创治疗的重要手段。

盛剑秋意识到消化道疾病治疗技术要走在时代前列，应发挥内镜技术精准度高的特点，大胆探索实施内镜下检查与治疗相结合的微创治疗新技术。她带领内镜中心的二十多位同事，经过系统论证，并反复进行动物和临床实验，先后开展了内镜黏膜下肿瘤挖除术、早期癌变和癌前病变剥离术、小肠疾病的内镜诊疗术、消化道出血绿色通道救治系统、内镜和腹腔镜的双镜联合技术、经口胆道镜胆管结石激光碎石术、经口胆道镜胰管结石激光碎石术、光动力的消化道早期癌治疗术、小儿食管良性狭窄内镜下治疗技术等三十多种新方法。新技术的应用，大大推进了消化道难治性疾病的救治能力。

盛剑秋告诉记者，现在预防消化道癌的重点在于早癌的查找识别技术，而通过技术创新，目前，她带领下的团队可以识别0.5厘米以下的肿瘤，并及时进行手术。

另外，盛剑秋领导建立了我国遗传性大肠癌家系资料库，并对遗传性大肠癌的致病基因和临床干预进行了系列研究。她希望通过记者提醒人们该病遗传的情况：“遗传性大肠癌家系成员中的突变基因携带者患癌风险高，应该通过基因检测鉴定出易患病的高危个体，从而利用药物和内镜下干预治疗，推迟患癌年龄，甚至不得癌，这也是现在所提倡的‘精准医疗’。”此外，盛剑秋通过对她治疗过的200多个家系的十多年密切随访，发现通过基因检测和临床跟踪干预治疗可以降低该高危人群大肠癌的发病率和死亡率。

值得称道的是，盛剑秋为病人的病情解除、科室的优质发展倾注了全部心血。她为年轻医生能独当一面，不遗余力地予以支持、精心培养，目前，她带领的团队已经在全国消化界享有盛誉。上午的每一台手术，她都带领科室医生一起操作，早期癌难以辨识，她不时指导年轻医生怎么准确找到肿瘤的位置，怎么进行精确切除。正如她说的：“一枝独秀不是春，百花齐放春满园。希望年轻的医师茁壮成长，能够为更多的患者解除病痛。”

（跟诊记者：王雪驹）

14. 火箭军总医院

护理事业显真情——李淑君

专家简介

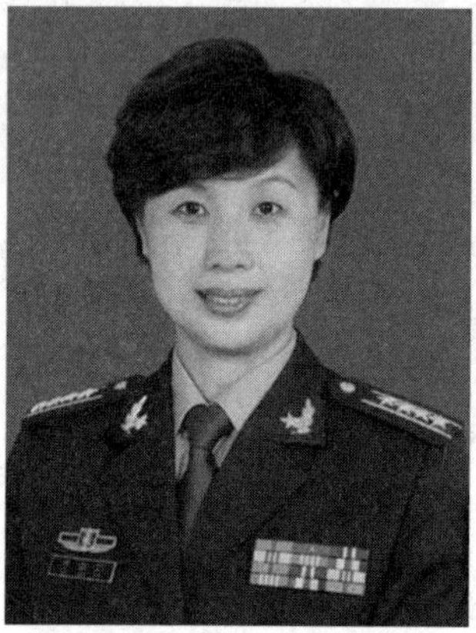

李淑君，火箭军总医院副院长，从事临床护理、护理管理、护理教学30年，全心全意为患者服务，在平凡的工作岗位上做出了突出成绩。荣获第39届国际“南丁格尔奖章”，全国“三八”红旗手，光荣当选党的十七大代表，荣获火箭军组建40周年砺剑贡献奖，荣立一等功1次、三等功2次，被北京市医学奖励基金会授予“英雄护士”荣誉称号，多次被评为优秀共产党员、先进工作者、优秀护士。

火箭军总医院副院长李淑君——第39届国际南丁格尔奖章获得者，用她全部的“情”孕育了伟大。

30年来，正是一个“情”字，使李淑君在平凡的护理岗位上写下了不平凡的履历；正是一个“情”字，让她在工作中无私奉献；正是一个“情”字，让她变换数十个工作岗位，处处都带出先进集体。特别是获奖后的她更加勤奋敬业，创建了“李淑君护理组”，为伤病员开展一系列的人性化服务措施，受到了广大患者的好评，先后获得“全国巾帼文明示范岗”“全国学雷锋先进班组”等荣誉。

走向战场，用生命诠释南丁格尔精神

人生最难之处，莫过于生与死的选择。在每次生死关头，李淑君都以一名军人的勇敢和赤诚，作出了撼人的决断。

1987 年，李淑君所在医院的医护人员随同北京军区部队到老山前线换防一年。正当有的人员想方设法留守时，她毅然递交请战书，坚决要求上前线。到达离老山主峰约 9 公里处的山坡上临时搭建的简易卫生所后，面临着隆隆的炮声和弥漫的硝烟，面对高温潮湿蚊虫多、常有蛇和鼠出没的恶劣环境，李淑君把个人安危置之度外。白天，为收留到卫生所的伤病员进行治疗护理，给他们洗衣服、绷带，清理环境卫生和消毒；晚上，一手拿着手电筒，一手托着治疗盘，查房治疗；每周，背着 20 多斤重的药箱，沿着崎岖盘山路，到部队驻地和乡村百姓家里，进行一次巡诊。还要冒着生命危险，及时到阵地去接送伤病员。由于刚接收的伤病员长期守候在猫耳洞里，浑身又脏又臭，李淑君主动为他们修剪指甲、擦洗身子，甚至抛开少女的羞涩，帮助一些生活不能自理的伤病员排出大小便。她用满腔的热情和真挚关爱，温暖着每位伤病员的心灵。任务结束回来后，她荣立三等功，并作为英模报告团成员，在北京等地巡回做报告。

李淑君的壮举，并非一时心血来潮，而是一贯的选择。1998 年，长江流域遭受百年不遇的特大洪灾，部队官兵奔赴抗洪一线。上级命令火箭军总医院在 3 小时内组建医疗小分队，开赴抗洪前线。也是李淑君第一个站出来。

灾区生活条件恶劣，气温高达 40 多度，李淑君总是强忍着奇痒难耐的痛苦，每天不分昼夜，背着药箱在崎岖不平的防护堤上往返 40 余里巡诊送药。一次，有一个排的战士们在远离医疗队的小岛上执行任务，有不少官兵生病，急需治疗。已经忙碌了数个白天黑夜的李淑君顾不上休息，放下刚刚吃了几口的饭就出发。

在抗洪前线的 40 多个日夜，李淑君没洗过一次澡，没睡过一个安稳觉，没吃上一顿可口饭，抢救、护理伤病员 400 多人次，为官兵巡诊近万人次，受到了伤病员和领导的高度称赞。

抗击非典、抗震救灾，每逢重大卫勤保障任务，李淑君总是主动请战。她说："作为一名军人，就是要随时冲锋陷阵，这是天职。"

情系患者，用爱心弘扬南丁格尔精神

在 30 年护理生涯中，李淑君先后经历了 8 个专业科室工作岗位的转换，无论在哪个科室，无论在哪个职位，她走到哪里就把温暖和好作风带到哪里。

一位老人因肛门直肠粪便梗阻，十多天没解大便，用开塞露、灌肠排便都无济于事，患者痛苦不堪。李淑君毫不犹豫地带上一次性手套，用手帮老人将粪便一点点抠了出来。由于粪便硬结难抠，塑料手套破溃，大便沾满了她两手，家属被臭味熏得离开了病房，李淑君也被熏得直想呕吐，却一刻也没停止。半小时后，老人的症状缓解了，激动得泪流满面，一直说：“姑娘，难为你了，太谢谢你啦！”而李淑君却微笑着说：“奶奶，没什么，只要你感觉舒服点，我比啥都高兴。”

陕西男孩张玉兵，因患先天性青光眼，双目失明12年。慕名来火箭军总医院求医。李淑君想：“对待这样的患者，既要护身，更要护心。要让孩子从黑暗中走出来，首先必须给孩子的心灵撑起一片蓝天。”一天，李淑君从儿子玩玩具的神态中受到启发，玩具是开启孩子心灵和智慧的钥匙，能不能通过玩具打开孩子的自闭症呢？李淑君从家里拿来了变形金刚等多种玩具，教给他玩的方法。经过一段时间的“爱心疗法”，张玉兵的脸上渐渐有了笑容，终于蹦出了一句：“谢谢阿姨！”

张玉兵家经济十分拮据，父亲在医院就餐时每顿饭只买主食不买菜。“长时间这样下去，孩子的营养跟不上，怎么能康复呢？”李淑君总忘不了给张玉兵父子多买两个菜，并发动全科护士为他们献爱心，几乎承包其生活费。出院那天，小玉兵拉着李淑君的手，恋恋不舍，哭着不肯走。

这些年，李淑君还主动为几十名家庭困难的外地患者购买车票、捐献衣物钱款，为许多长期住院的病人拆洗被褥，为病人煎熬中药。患者一提起李淑君，都说她心肠好得像“活菩萨”。

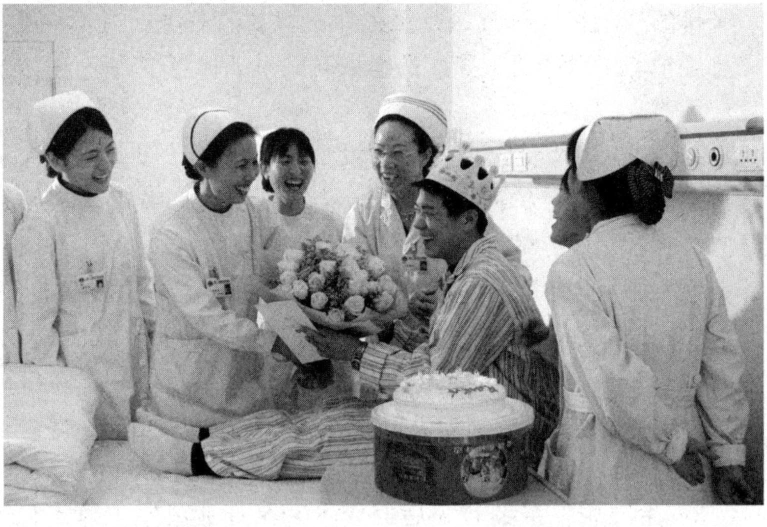

敬业爱岗，用行动践行南丁格尔精神

在李淑君30年的护理生涯中，与患者的沟通和说话技巧是她体会最深的一点。作为总护士长的她除了上传下达、协调处理一些事务外，始终闲不住繁忙的脚步，经常深入一线对护士们说："要给每个患者送去更多的理解、安慰、体贴和关爱，这样才能赢得患者的信任和认同。"这也是李淑君的护理格言。而在她的护理生涯中，在治疗护理上从未出现过任何差错，从未与病人发生过矛盾和争吵，她的沟通"绝活"让同行刮目相看。

李淑君认为，如今的护理工作不仅是打针发药那么简单，应该学习经济、统计、管理和医保政策，这些细节是杜绝医疗纠纷的重要环节。比如学好统计，就会预防乱收费；懂医保政策，会给病人带来更贴心的服务；而参与医生工作，则能同步提高。医生进行术前讨论，李淑君总让护士参加，让护士了解病人术中、术后可能出现的情况，在业务上进行沟通。了解的情况多了，对病人的状况会更熟悉，才能更好给患者进行解释和交流，堵住了很多漏洞。

自从李淑君2003年荣获南丁格尔奖章后，"李淑君护理模式"就在全院推广开，她倡导的细节式服务、微笑式服务、爱心式服务、女儿式服务等种种护理模式蔓延在护理的各个角落，护士的整体素质都有了很大的改观和突破。

无私无畏，用奉献续写南丁格尔精神

火箭军总医院原神经内科主任牛俊英讲起李淑君的故事，热泪盈眶。医院刚组建时，神经内科是最累最苦的一个科室，老年重症患者多，工作量大。1994年底的一个星期天，刚休完产假就被调到神经内科的李淑君，上完特护，便瘫软在护士间。这时，她的丈夫打来电话给牛俊英，说孩子已经发热3天了，现正在医院输液，因他有急事要出差，想替李淑君请两天假，照顾一下孩子。牛俊英一听就呆了，星期天本不是李淑君当班，她是在替别人值班呀。

在面对物质利益诱惑时，李淑君总是淡然处之。这些年，每当在北京一块成长起来的同学朋友聚会时，论收入，李淑君的工资最低，比工作，李淑君的岗位最苦，许多同学朋友主动提出帮助她转业找一份轻松待遇又理想的工作时，她都是婉言谢绝。

当面对工作艰苦、任务繁重的压力时，李淑君总是任劳任怨。每次工作转换，都是组织决定的。在面对家庭困难的掣肘时，她始终坚持工作第一，哪怕自己再苦再累，也从没因为家庭事务影响过工作。

在面对工休矛盾突出时，李淑君总是先人后己。特别是担任护士长以后，每年除夕之夜，李淑君都坚持值班，每次长假她都坚持值两个休息日，每当护士家中有事或人手紧时，她都能及时补上值夜班。这极大激发了科室医护人员的事业心和责任感，有效促进了科室医疗护理水平的提升。

如今，李淑君离开了临床一线，被任命为副院长，她深感责任更加重大。作为一名院领导，她除了每天处理繁忙的工作外，还坚持深入科室进行传帮带，查看患者，因为她永远不会忘记自己的本色，她的心永远和患者在一起。

（莫　鹏　彭雪征）

用生命延续呼吸生命——王英

专家简介

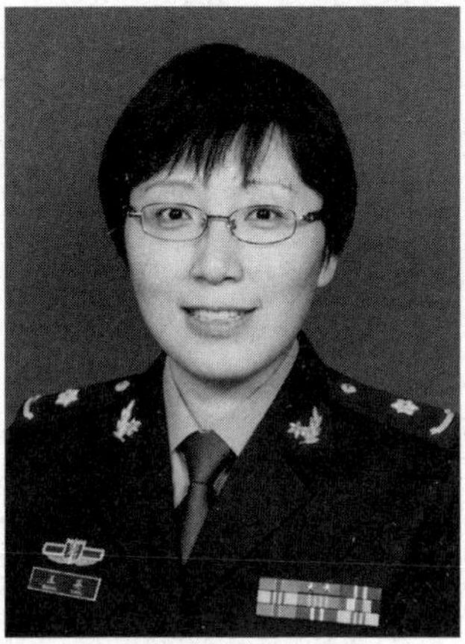

王英，火箭军总医院呼吸内科主任，副主任医师，博士。荣获全国“三八”红旗手称号，荣立二等功、三等功各1次，多次被评为优秀共产党员、先进工作者、白求恩式好医生。

专长：支气管哮喘，COPD、呼吸道感染性疾病以及呼吸危重症的救治，气管镜引导下的气道内肿瘤的微创介入治疗。

出诊时间：周四上午。

“接心电监测、急查血气、上呼吸机。”经过一个多小时的紧张抢救，因呼吸衰竭、肺性脑病被送进火箭军总医院呼吸重症监护室的王奶奶，终于挣脱了“死神”的魔掌。老人苏醒后，紧紧地抓住火箭军总医院呼吸内科主任王英的手，两眼老泪纵横。

老人哪里知道，面前这位被她看作“生命守护神”的女军医竟然也是一位癌症患者。她还患有室上性心动过速、严重失眠等多种疾病，却依然每天战斗在“死亡驿站”，在重症监护室这个特殊战场，书写着仁医大爱。

迎接挑战，中西医完美“嫁接”

从小就热爱长跑运动的王英，有着这样的感悟：挑战的人生最精彩。挑战要有一股子勇气，还要有一颗爱心。勇气可以给人钢铁意志，爱心则可以给人不竭动力。

1996年7月，王英从山东中医药大学硕士毕业后，被特招到二炮总医院

（现更名为火箭军总医院）呼吸中医科。在对病人的治疗过程中，她深深感到，中医的优势是调理疾病，它往往很难像西医那样及时有效地解除患者的痛苦。这时，一个颇具挑战的念头在她脑海闪现：采取中西医结合的方式，提高医疗效益。

翻看西医呼吸内科方面的书籍，王英一脸茫然。自己以前所学的中医理论与西医知识中间横亘一座高山。要想实现两者的优势互补和融合，西医知识必须从头学起。她决定报考第三军医大学呼吸内科专业的博士研究生。

在备考的一年时间里，王英用常人难以想象的毅力，筑砌通往读博的阶梯。2001 年 9 月，王英终于拿到录取通知书，成为全军著名呼吸病专家钱桂生教授的博士研究生。那一刻，她喜极而泣。

为了翻越这座"隔行的山"，在校两年间，王英几乎利用所有业余时间，通读了学校呼吸内科学及与之有关的所有馆藏书籍和数百万字的外文资料，写下 20 多万字的学习笔记、30 多篇论文心得和提纲，架起一座从中医硕士通向西医博士的桥梁。

700 多个日夜的寒窗苦读、冬去春来的风雨兼程，王英独立制备了大鼠的哮喘模型，并从原代中培养出气道平滑肌细胞，完成的博士课题不仅填补国内空白，还获得军队科技进步奖，为哮喘发病机制研究及防治奠定了基础。

2003 年初，正当王英在军事医学科学院做课题研究时，北京爆发"非典"疫情。二炮总医院奉命执行抗击"非典"任务。王英得知后，主动放下即将完成的博士论文课题，投入到 SRAS 疫苗的研究之中。

经过月余挑灯夜战，历经数十次实验求证，王英将中西医进行完美"嫁接"，攻克了 SRAS 基因疫苗研究的难关，撰写的《SRAS－COV 基因重组质粒的构建及表达》论文被多家核心期刊发表，为 SRAS 疫苗的开发研制提供了实验数据。

就在这年，王英带着自己的科研成果，登上基因免疫与 DNA 疫苗国际研讨会的讲台交流时，与会专家与学者都不相信两年前她还是对西医不甚了解的中医医生。

博士毕业时，学校的领导和导师们认为她是搞学术的好"苗子"，希望她从事医学研究工作。可王英却婉言谢绝了，她的理由是："医生护士是'白衣战士'，既然是战士，就应该冲锋在一线。临床是'白衣战士'的前沿阵地!"王英揣着博士证书又回到了二炮总医院。

就在王英博士毕业不久，二炮总医院决定在呼吸内科筹建呼吸重症监护室。征求意见时，许多医生护士对这个全院最苦最累的岗位"退避三舍"，而喜欢挑战的王英却主动请缨，又一次把自己推到了"风口浪尖"上。她肩上的担子更重了。

掌门“死亡驿站”，挽救病人数千例

RICU——几个简单的英文字母，却诠释一个残酷的含义：死亡的最后一站，也被人称为“死亡驿站”。它的中文翻译是：呼吸重症监护室。

进这个科室抢救的都是危重病人，死亡率高、风险性大，医护人员的工作难度可想而知。王英却说：“救死扶伤是医生的天职，家属把病人的生命托付给医生，作为军人，不能懈怠责任；作为医生，不能辜负信任。”她把送进重症监护室的病人都当作自己的亲人。

病人大多生命垂危，生活无法自理，亲属不能陪护。王英深知，病大莫过于心衰。当务之急是帮助病人和亲属树立战胜病魔的信心和勇气，这需要医生用天使般的爱心给病人送去关心和温暖。

每天早上 7：20，王英都会准时来到重症监护室病房巡诊，挨个病人问候。能语言交流的问声“你好”，不能讲话的说句耳语，生命垂危的拉一下手。王英用特殊的关爱方式，让有些紧张冷峻的病房，荡漾着温暖和生机。

有一位 86 岁高龄的老人石爱荣，肺癌晚期引发多种脏器衰竭，入院时病情不稳定，两次呼吸心跳骤停。经过王英和同事们的全力抢救，创造了生命奇迹，老人不仅恢复了神志，还摘掉了呼吸机脱机拔管。只是因呼吸衰竭，需长期住在重症监护室病房。他的子女和老伴都定居国外，治疗和照顾老人的责任全落在医护人员肩上。作为主治医生，王英比别人更多了几分责任和担当。

王英每天都抽点时间来到老人病床前，说一说病情，聊一聊家常，她知道老人精通英语，还特意用英语对话，让老人十分开心。为了方便老人与家人的联络，王英把自己的电子邮箱告诉他的家人，定期发去老人的病情和照片，让亲属放心。每次家属写来回信，王英都打印出来带到病房读给老人听，让他时刻感受亲人的问候和祝福。

老人住院期间，王英还组织医护人员为他过了两次生日。在生命弥留之际，老人紧紧地攥着王英的手，脸上写满安详。那一刻，王英禁不住流下了伤心的泪水。在长期的相处中，她和老人建立了超越医患关系的亲人般的深厚感情。

在王英从医的 16 年中，像这样的病人和事例，她珍藏了太多太多。为了更及时地服务病人，王英专门制作了医患联系卡，手机始终保持 24 小时畅通，坚持做到只要有病人需要抢救，她都是第一个到达现场。

有一次，王英抢救完一位肺部感染危重病人，下班刚走出电梯，手机响起，她接听后得知，已经脱离危险的病人又出现昏迷，情况十分危险。她立即返回抢救室和值班护士一起再次给病人插管。

由于痰栓堵塞严重，插管十分困难，只好用吸镜反复去吸，喷出的痰液溅了王英一身，她全然不顾，直到最后插管成功，把病人又一次从“死亡线”上拉回来。

“对于危重病人来说，耽搁一分钟，可能就会失去生命。”在王英心里，病人生命高于一切，甚至超过了她自己。

一次深夜，劳累一天的王英刚刚躺下，一个电话又让她赶回了抢救室，但在抢救期间的快速跑动中，她突然感觉自己的室上性心动过速病发作了，心跳达到 200 次/分以上。按医学常理，此刻她应该成为被抢救的对象，必须马上停下来休息，否则就有生命危险。然而，王英此时更深知“时间就是生命、病情就是命令”。她强忍着病痛继续坚持。经过一番抢救，患者转危为安，王英却昏倒在地。

“当时，看她脸色苍白，大汗淋漓，表情非常痛苦。劝她去治疗，她却说病人更需要医治！”至今想起，护士贾燕燕仍感觉有些后怕。

重症监护病房的病人病情特殊，王英敏锐地意识到微创介入治疗是现代医学发展的方向之一，有着广阔的发展空间。她开始大胆尝试开展这项技术，凭着自己深厚的理论功底和扎实的临床经验，成功开展了亚离子束凝固治疗气道内恶性肿瘤术，并在针吸活检技术为病人准确诊断上积累了宝贵的临床经验，填补了微创治疗气道内占位疾病的空白。她利用亚离子束凝固术成功治疗气道内恶性肿瘤 40 余例，成功率达 100% 。

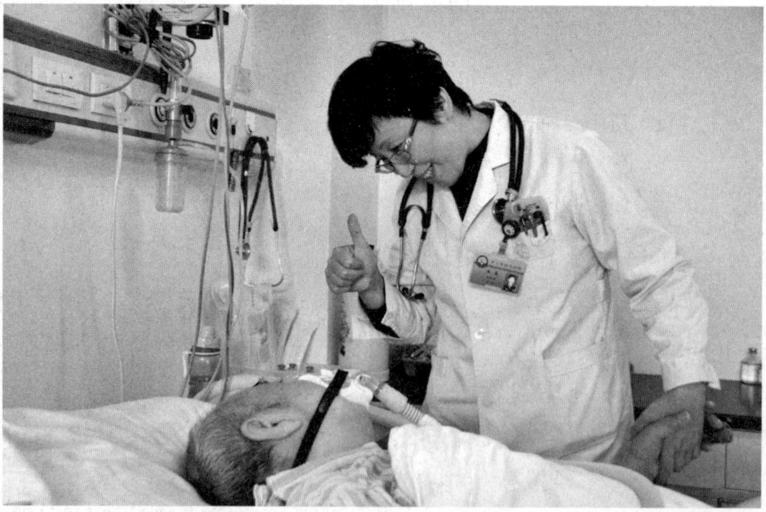

王英在“死亡驿站”已经工作了 6 年，她带领团队成功挽救病人数千例，

创造了“家属零投诉、患者零压疮”的记录。

战胜癌魔，坚守 RICU 再次冲锋

2010 年，王英被查出乳腺癌，知道病情后，她曾把自己锁在办公室，任凭悲怆的眼泪奔涌。但她对死亡无所畏惧，泪水流完之后，她又暗下与病魔抗争的决心。

“当时根本不知道她有病，天天上班，对病人嘘寒问暖，对同事喜笑颜开。直到手术那天上午备皮，手术室医生打电话找她，大家才得知内情。”护士长张宏说。

手术前，王英仍和往常一样去重症监护室病房给自己负责的病人下医嘱，给护士交代几位特殊患者的护理事宜。返回办公室，她笑着对主任张睢扬说：“你得把我的办公桌留着，我还要回来的！”一句话，让在场的人眼圈潮湿。

化疗初期，王英反应特别强烈，经常呕吐不止。因为全身不能动，侧面常常呕吐一身，有时一天呕吐十几次。4 次化疗过程就像 4 次人间炼狱，每一次都要在“鬼门关”走一遭。

一次次与病魔抗争，一次次与死神擦肩而过，更加坚定了王英心中的那份执着。她一次次鼓励自己，平时经常用热情唤起危重病人对人生的渴望，此刻更要为他们树起一个榜样：面对死亡，心中有爱，就有希望。

因为有爱，王英才如此坚强。为了增加营养，她每天强迫自己去吃食物，哪怕是吃了吐，吐完后再接着吃；为了笑对人生，她坚持不戴假发；为了鼓励自己的病人，手术不到半个月，她就挂着引流瓶穿梭在重症监护室。看到她熟悉的身影，听着她爽朗的笑声，几位患者感慨地说：“看着她乐观的样子，我的病好了一半！”

走过“鬼门关”，王英对生命有了更深的感悟：“重症患者无法与别人比生命的长度，但可以比生命的厚度和宽度。”在她看来，这个厚度和宽度就是把自己的爱甚至生命献给需要的患者。

“癌症是我人生的分水岭。别人看来我人生尽毁，但我并没有太多人生尽毁的恐惧。我感谢这场疾病，它在善意的提醒我要放慢奔跑的脚步，它让我作为一名普通的患者感受到求医的艰难和无助。所以，我得好好活着，只有活着，才能奢谈救治他们，才能站在我的重症监护室里和他们共同探寻生命的轨迹。”王英在《生命日记》里如此写道。

（莫　鹏　彭雪征）

为烧伤患者“容颜再造”——陶白江

专家简介

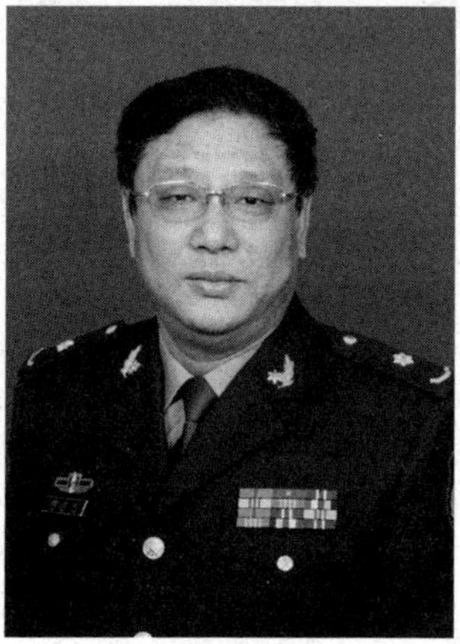

陶白江，火箭军总医院烧伤整形科主任、解放军烧伤外科专业委员会副主任委员兼秘书长、《中华损伤与修复杂志》常务编委。

专长：擅长大面积危重烧伤、小儿、老年烧伤、电烧伤、化学性烧伤、吸入性损伤、各种严重烧伤并发症的诊断治疗；对严重烧伤病人的营养支持及免疫调节治疗有独到之处，对异体、异种皮肤的临床应用经验丰富。在难愈性创面治疗领域，对压疮、糖尿病足、放射性溃疡、血管性溃疡等的治疗具有丰富的临床经验。

出诊时间：以医院实际出诊时间为准。

为了实现自己的梦想和价值，他 30 年如一日，在烧伤整形科领域追求卓越，在医学界声名远扬。

为了解除烧烫伤患者的病痛，他 30 年如一日，勇攀高峰，赢得无数患者赞誉。

为了发展军队的医学事业，他 30 年如一日，拼搏进取，受到领导和同事一致好评。

他，就是火箭军总医院烧伤整形科主任陶白江。

一位山东患者，被高压电击伤，病情十分危重，当地医院将其紧急转入到火箭军总医院烧伤整形科，此时是凌晨1点钟。陶白江接到电话后，立即赶到科里展开抢救、检查，检查完已是凌晨3点多。第二天早上7点，他紧接着为患者实施手术，下午3点，手术取得圆满成功。手术后，陶白江守在患者病床前密切观察病情，一直到深夜12点，看到患者的生命体征平稳，他才拖着疲惫的身体回家休息。经过两个多月的精心治疗和护理，患者的康复出乎意料的好，患者全家感激之情溢于言表。

惊心动魄，救治烧烫伤患者近万例

从医30多年来，陶白江与烧伤医学紧紧连在一起，为了解除患者的病痛，实现自己的价值，他刻苦钻研，将所学的知识运用到临床工作中去。

经过无数次实践和探索，大面积危重烧烫伤、化学性烧伤的诊治，成了陶白江的拿好绝活。他曾成功救治各类烧（烫）伤患者近万例。其中许多为烧伤面积100%的深二度烧伤；总面积98%、三度面积95%的丁烷火焰烧伤；90%以上深度烧伤合并重症肝炎、亚急性肝坏死的患者。成功治愈颏胸粘连、爪形手、跟腱挛缩等严重烧伤后遗畸形500余例。

现在回想起来，很多病例都让陶白江历历在目。其中有一个病例虽然已经过去10年了，但一提起，大家都对陶白江称赞不已。

那是一天下午，河北4名被化学爆炸物严重烧伤的姑娘被送往火箭军总医院。陶白江一看很吃惊：4个20岁出头的妙龄少女，体无完肤，全身被烧得像黑炭一般，烧伤面积全部都在80%~90%，且达深三度烧伤，伤情最重的一名女孩的手指被烧成了筷子粗细，浑身上下只有头皮和腹部各有一块巴掌大的完好皮肤，同时伴有严重的吸入性损伤，已陷入休克状态。

病情就是命令，时间就是生命。在陶白江的带领下，医护人员迅速展开抢救，麻醉后，陶白江仅用1小时就将4名患者清创处理到位，静脉切开补液，维持水电解质平衡；气管和肢体胸部减张切开，以缓解该部位压力，防止肌肉坏死。

经过3天3夜的精心治疗，4名患者平稳度过了休克期。面对还没享受完整人生的花季少女，陶白江大胆采用“微粒植皮”方法成功为四个女孩进行了“容颜再造”，帮助患者摆脱了死神的挣扎。出院时，4位姑娘握着陶白江的手热泪盈眶：“陶主任，是您给了我们第二次生命！”

陶白江说，成批特重烧伤在国内是罕见的，如不及时送往医院救治，大多会因重度休克而死亡。这4位花季少女因为救治及时，赢得最佳手术时间，才会顺利脱险。

陶白江从医 30 多年，类似这样惊心动魄的病例还有很多。

仁医大爱，医治身体心灵双重创伤

烧伤科跟其他科室还不一样，很多患者送来时都很紧急，病情很重，需要马上抢救处理，有的甚至需要立即手术。

陶白江自从医那天起，就把全部心血投入在工作中，以科室为家，把患者的安危放在第一位，没有度过一个完整的节假日，经常加班加点手术、查房、讨论病例。他说对待每一名患者都不能有丝毫马虎，这是医生的天职。

记得有一年“五一”劳动节，本来应该是外出游玩放松的好日子，但对陶白江来说，这一天他率领团队打响了一场攻坚战。

那天中午 12：30，北京石油机械制造厂一车间发生汽油爆炸，当场 7 名工人受伤，其中 4 人重伤。120 急救车迅速将这 7 名患者送到了火箭军总医院。

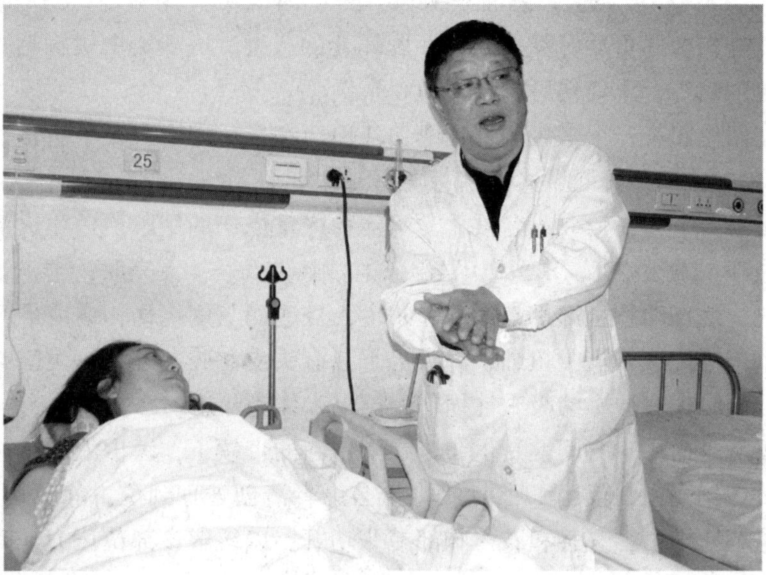

此时，在家的陶白江正准备吃午饭，他得知消息后立即扔下碗筷赶到科里，带领医护人员迅速展开抢救：抗休克、建立静脉液路、体复苏、持续低流量吸氧……接着给予了多参数心电监测，观察生命体征变化，对创面进行护架灯烤，用新型托福锌生物皮对患者一一进行包扎。经过 2 个多小时的奋战，7 名患者全部脱离危险。其中有一名患者由于臀部烧伤较深，面积较大，陶白江将他及时安排上了悬浮床治疗，使创面保持干燥，防止创面压伤，促进创面快速愈合。这时已是下午3点，早过了午饭时间。几天后，陶白江运用一种自体皮与异种皮混合移植的方法对这名患者成功实施了创面修复手术。经过20天的精心治疗，7名患者陆续康复出院。

此外，在震惊北京的“蓝极速”网吧爆炸事件和“北苑家园”爆炸事件中，陶白江都是在最快时间内用高超的技术为患者赢得了宝贵的生命。

整天与烧伤、烫伤病人打交道，面对一个个残缺的肢体，陶白江双管齐下，医治身体和医治心灵创伤成了他救死扶伤的主旨。

小李是一名因失恋而自焚的青年，陶白江用精湛的医术和无边的大爱医治了他身体和心灵的创伤。最终，小李走出了灾难带给他的阴影，如今已结婚成家，还在自家门口开了一家小卖店，夫妻俩的生活过得十分甜蜜和幸福。

小李在感谢信中写道：“陶主任对待我就像亲人一样，我深受感动，没有他，就没有我的今天……”

勇于创新，多项医疗成果军内外获奖

自从陶白江担任烧伤科主任的那一天起，他除了日常收容、手术外，全心全意跋涉在创新的道路上。由他领衔的科室一步步发展壮大，影响力和知名度不断提升。

早在1997年，火箭军总医院烧伤科就被上级命名为“火箭军烧伤整形研究治疗中心”，也被北京市卫生局指定为北京地区抢救大面积严重烧伤的四家定点医院之一。在陶白江的领导下，救治特大面积烧伤、严重烧伤营养支持及免疫调节治疗、烧伤后遗畸形的整形外科治疗等方面已成为技术特色。陶白江开创的“超声清创－纳米银换药－负压引流－手术”为主的难愈性创面治疗系列疗法，获得军队医疗成果奖，使无数患者受益。

患者烧伤后的病痛一直是困扰医学界的一大难题，烧伤患者往往都是采用传统药物治疗，由于换药次数多、治疗时间长，患者痛苦不堪。陶白江急患者之所急，经过深入研究和探索，创新开展了托福锌生物敷料核心技术，通过高科技医疗产品进行常温快速辐照灭菌，隔绝微生物侵入体内，从而减少水、电解质、体液及蛋白质的丢失，还可防止创面细菌感染，改善皮肤组织微循环，诱导上皮组织再生，促进创面愈合，减轻危重烧伤病人的休克程度，降低了烧伤创面脓毒症的发生率，大大减轻了患者的疼痛感，受到患者称赞。

糖尿病足、压疮、术后感染等造成的难愈合创面不断增多，给患者身心带来双重痛苦。这些疾病引起的创面种类多、涉及专业面广、机制复杂，这已成为医学界一大难题。

在陶白江的建议下，火箭军总医院特聘烧伤学术界泰斗、原北京积水潭医院烧伤科孙永华教授为首席专家，在北京率先成立了“创面修复中心”，汇集全国各大医院知名专家组成强大阵容，结合创面患者病情量身制定治疗方案，同时进行多学科协作系统治疗，使久治不愈的创面患者得到康复。该中心的落户，有效拓展了烧伤整形学科的治疗项目，提高了创面修复、烧伤急救的临床救治和科研水平。

宝剑锋从磨砺出，梅花香自苦寒来。从医这些年，陶白江有多项医疗成果在军内外获奖，多次应邀在各种学术会议上作报告，传授经验，在业内享有很高的威望。

因为患者的信任，因为自己一生的信仰与追求，陶白江会不停地奋斗和搏击。

（莫　鹏　彭雪征）

八旬白求恩式好军医——文凯明

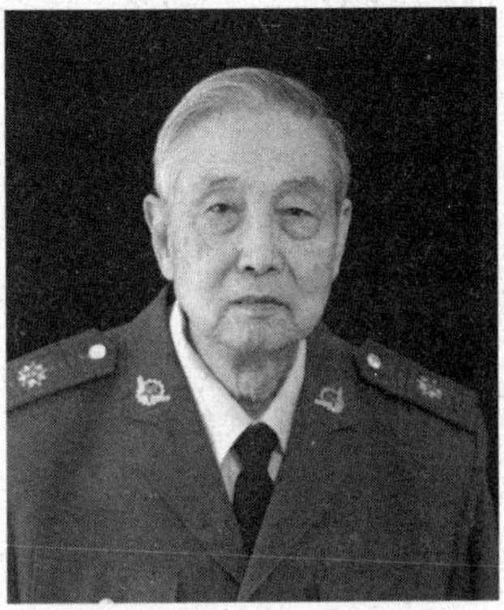

专家简介

文凯明，火箭军总医院神经内科返聘专家、原北京军区262医院副院长。

专长：头痛、眩晕、癫痫脑血管病、脑囊虫病等神经内科疾病的诊断和治疗。

出诊时间：周五上午。

从医60余年，为了解除患者病痛，他潜心医学为无数患者带来福音。

从医60余年，为了让患者少花钱，他坚持用最便宜的药治好重病。

从医60余年，为了对得起医生的称号，他从来不收取患者的红包和礼金。

如今已87岁高龄，理应颐养天年，但他一直都不休息，坚持为患者看病。

这位老者就是离休多年的火箭军总医院神经内科返聘专家、原北京军区262医院副院长文凯明。

优秀的临床大夫应一专多能

文凯明1947年入伍后，几十年如一日奋战在临床一线，对专业技术精益求精，练就了一身一专多能的过硬本领。他不仅是神经内科专家，对内分泌、呼吸等许多内科疾病都是行家里手，诊断及时准确，赢得患者的高度信赖。

那是文凯明刚当医生不久，一位23岁的营级干部因腰扭伤住进了干部疗养院，文凯明以为他是腰椎间盘突出，由外伤引起坐骨神经痛，但经过一段时间的治疗，患者腰痛的症状不但没减轻，反而疼得更加厉害，连走路都很困难。看着患者那因痛苦而扭曲的脸，文凯明心急如焚，后经一位老大夫的指点，经过进一步检查确诊为腰椎结核引起坐骨神经痛。这件事深深刺痛了文凯明，那段时间，他脑海里总是想起白求恩大夫对技术精益求精，全力抢救我抗日战士的情景，他意识到自己的知识还远远不够，只有掌握精湛的技术，才能为患者解除痛苦。

从此，文凯明白天泡在病房观察各种病症表现，晚上伏案苦读。1954年考入第二军医大学，在校学习期间，文凯明读遍了图书馆内有关神经内科方面的全部藏书，撰写了几十万字的读书笔记和资料，打下了坚实的理论基础。在第四军医大学进修期间，除了吃饭和睡觉，他所有的时间都泡在病房，研究和观察各种典型病例和罕见病例，这极大丰富了他对众多疾病的感性认识。经历了从实践到理论再从理论到实践的漫长过程，36岁的文凯明逐步成长为临床经验十分丰富的优秀内科大夫。特别是对"重症脑囊虫病"的诊断和治疗独树一帜，获多项军内外科技奖，在业务同行中处于领先地位，声名日益远播。

有位河北唐山的患者因误食生猪肉，浑身肌肉酸痛，并伴有发烧，当地医院治不了，患者跑到北京一家大医院求治，诊断为猪囊虫病，久治不愈。患者慕名找到文凯明，文凯明凭着多年的经验，准确迅速诊断出患者患的是旋毛虫病，此病若是再耽误下去，按猪囊虫病治疗，患者将会有生命危险。幸亏发现及时，经治疗后，患者痊愈了。

通过多年对患者病情诊断的摸索，文凯明总结出一条经验：对医生而言，走一条专科成才之路，固然便捷有利，但对患者而言，时间就是生命，许多疾病的病症表现是非常相似的，因此，优秀的临床大夫应该具备一专多能的本领，这就需要医生苦练基本功，要有一种对事业精益求精的执着精神。

用最便宜的药治好复杂的病

从医60多年来，文凯明的高尚医德，方圆数百里无人不知。他始终带着一种感恩的情感对待患者，视患者为自己的老师，感激患者为他提供了无数实践的机会。文凯明为自己许下承诺：用最便宜的药治好复杂的病，绝不能收患者的红包。

一位患者3次患面神经麻痹，在当地医院花了不少钱看病、针灸，还请气功大师发功，均无疗效，当地一所大医院又让其住院治疗，抽脊髓化验，要交3000元钱押金。患者慕名投奔文凯明求医，前后一个月，总共花了不到30元，就治好了面神经炎，至今未复发；还有一位患者2个月以来天天呃逆，去了好几家医院，中药、西药吃了一大堆，钱没少花，病却不见好。经人介绍，患者找到文凯明，仅花了7块钱，竟奇迹般地痊愈了。

文凯明声名远播，找他看病的患者络绎不绝，有从农村远道而来的患者，也有许多大医院医疗体系的患者，他们说：“在这儿看病，尽管不能报销，可花钱少，见效快。”文凯明用自己的实际行动实践了白求恩那句名言：“医生的职责只有一个，那就是使病人快乐，帮助他们恢复健康，恢复力量。”

还有一位70多岁的老年患者，因为偏瘫跑了多家医院，花了很多钱，效果却不理想。老人在文凯明面前不停地叨叨和抱怨，心情极度烦躁，文凯明站在老人身后，一边为老人轻轻按摩，一边拉家常，直到老人完全放松了，才开始进行诊治。在为老人治疗的整个过程中，文凯明几乎每次都为他按摩穴位，说许多宽慰和鼓励的话。如今，老人经过文凯明的精心治疗，不仅能走路了，还经常到老年活动中心运动，身心愉快，逢人便夸自己遇到了神医，技术高，服务态度又好，自己真是有福气。

从医60多年，文凯明医治的患者数不胜数，与患者结下了深厚的感情。为表达对他的感激之情，有的患者送来锦旗，有的送来土特产。起初患者都会封个红包给文凯明，但每次都遭到婉言谢绝。知道他从不收礼金的原则，从此，再也没人“为难”他了。

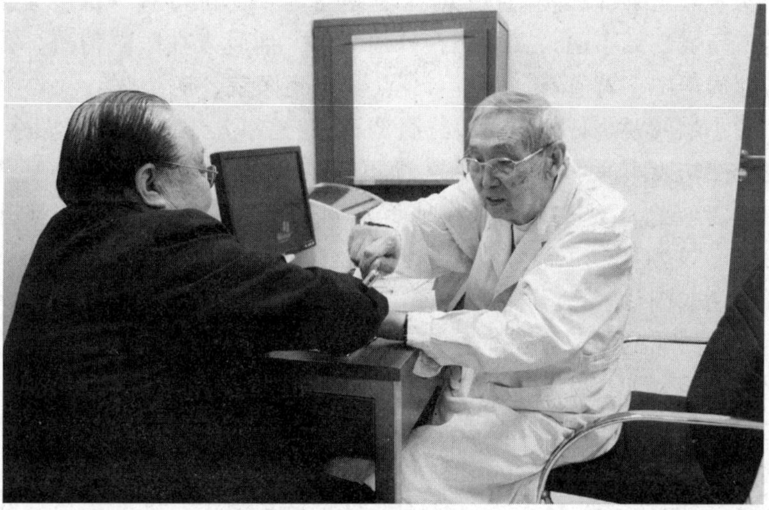

60多年行医路继续前行

文凯明曾经当过2次实习医师、2次住院医师、2次主治医师，担任过原262医院副院长、神经科主任等职，无论在哪个岗位上，他始终兢兢业业干好本职工作，在级别、待遇上从不向组织伸手，就像白求恩那样毫不利己、专门利人。

文凯明在读第二军医大学前就已经是主治医师，本科毕业后，组织下了实习医师的命令，他二话没说立即到临床工作；1988年部队实行军衔制，他的同学有授少将军衔的，也有授中将军衔的，他因为超龄成为院首长中唯一的文职干部。他对此毫不怨言：“我热爱的是医生这个职业，全身心投入工作是一种快乐，别的什么都无所谓。”

一次，文凯明在河北一个偏远县的农村医疗队工作，有一天，他正在抢救一名心梗病人，一封电报送到他的手中：“母病危，速归。”文凯明的心抽紧了。5 年了，他没回过家，没看望过母亲，多想抽空回家看看，在母亲膝前尽点孝道，却总是忙得抽不出身来。手中的电报异常沉重，可眼下怎么办：病人的病情需要连续监护。文凯明在心中默默祈祷：“妈妈，您可千万挺住，儿子就要回家了！”等到病人病情终于稳定了，文凯明的手中又多了一份急电：“母病故，速归。”家乡并不遥远，就在河北辛集市，咫尺之间，母子却是阴阳两界，文凯明眼含泪水而朝家乡三鞠躬：“妈妈，请原谅儿子不孝，您一定能理解儿子，这儿有那么多的人需要我救治啊！”文凯明坚持没有回去奔丧，化悲痛为动力，全身心投入到抢救病人中。一提起这件事，他至今都感到非常遗憾：没看见母亲最后一面。

文凯明爱人是某部医院的技师，工作也很繁忙，记得有一次，文凯明 6 岁的大儿子，高烧 3 天不退，文凯明在外地学习，他爱人在医院值班，孩子的姥姥急得找邻居帮忙，背着孩子晚上 11 点多赶到医院，医生说：“再晚送来一会，孩子的小脑就要烧坏，孩子将终身弱智。”这事儿想起来都让人感到后怕，可文凯明依然初衷不改。60 多年来，他不管在职时，还是离休后，坚持节假日和周末给患者看病，只要有病人，他就随叫随到，家人对这一切都已习以为常。1993 年，文凯明到了离休年龄，他欣然接受医院返聘，离休不离岗，仍然坚持每周出两次门诊，一干又是 20 多年。看到父亲日渐弯曲的身体，苍白憔悴的面容，文凯明的儿子说：“这辈子，我干什么都不干医生这个行当，太辛苦了！”他所关心的是父亲身体的健康，但他可能没有想到，他的父亲每当看见经自己诊治的病人痊愈出院，患者和家属露出笑脸时，那种发自心灵深处的快乐和满足。

在 60 多年的行医路上，文凯明始终牢记神圣职责，恪守为民情怀。他先后 3 次荣立三等功，多次被评为先进医务工作者及优秀共产党员，受到医学同行和广大患者的高度称赞。

老牛明知黄昏近，耄耋之年犹奋蹄。又是一个清晨，文凯明又走在出诊的路上，瘦弱的身影、蹒跚的脚步。他会一直这样坚守着岗位，发挥着余热，一直在患者身边为患者看病，直到永远，因为这是他毕业的追求。

（莫　鹏　彭雪征）

“衷中参西” 创新肝病疗法——王睿林

专家简介

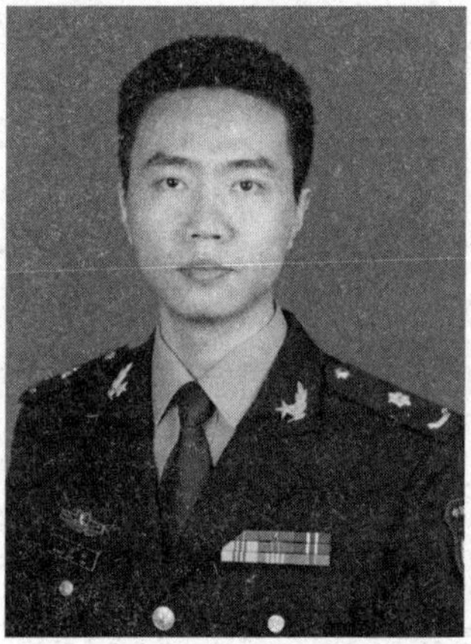

王睿林，中国人民解放军第三〇二医院中西医结合诊疗与研究中心中医科主任，副主任医师，医学博士。主持及参与省部级课题5项，参与多项国家重大科研项目。国内核心期刊发表论文20篇，主编医学著作2部，被评为“全军学习成才先进个人”，总后“优秀青年科技人才扶持对象”。致力基于中医体质差异分析的临床肝病中西医结合个体化诊疗；擅长应用中医“治未病”的思想和方法，进行“亚健康”及慢性病的中医调治。

专长：擅长治疗酒精性肝病、乙肝肝硬化、原发性肝癌等肝病，对慢性胃炎、过敏性鼻炎、更年期综合征等内科杂症疗效独到。

出诊时间：周三上午（专家门诊），周日上午（特需门诊）。

2009 年，他光荣地穿上绿军装，成为解放军第三〇二医院（下称 302 医院）的一名白衣战士。在这所全国最大的传染病专科医院里，他怀着对中医的满腔热情不断丰满羽翼，创新了中西医结合治疗肝病的理念与方法，并于 2012 年被表彰为全军学习成才先进个人。这位年仅 30 多岁却已在中医界崭露锋芒的医学博士，就是 302 医院中西医结合诊疗与研究中心中医科主任王睿林。

“王主任总是虚心地向老一辈知名专家求教，和患者交心谈心，查房和接诊时，经常主动帮助他们解决困难，深受患者好评。”王睿林的同事向记者如此评价他。

接诊患者家属“看病团”

深秋的早上，王睿林的诊室门口并没有想象中的拥挤人群，初时记者略有担忧：难道年轻的中医不太受信任？但陆续到来候诊或请求加号的患者打消了这种疑虑。

“我周三的门诊限挂20多个号，但一般看到30多个，今天估计也会看到中午12点多。”王睿林的轻描淡写却道出了繁忙的常态。这位瘦削的年轻医师，出诊时总是不急不慢，脸上写满了认真。

来这里求诊的患者，病情分为两类，肝病与中医内科疑难杂症。因此经常出现一种有趣的现象：患者站起来了，家属接着坐下去，成为二号患者，但他们的病情往往大相径庭。老吴一家便是这样。

老吴今天过来复诊，他患有慢性阻塞性肺病，常年咳嗽、气短，再加上胃溃疡等多种疾病，每次去医院都抱回很多种药，身体的痛苦却不见减缓。自从来王睿林这里就诊后，吃了他开的药就把其他药停了。“他的治疗效果特别好，我也是慕名来的。”老吴竖起大拇指对记者说。在这当儿，陪同他前来的女婿小李坐到了就诊椅上，记者正疑惑时，老吴又开口了：“他看得好，我又介绍我女婿来看。”

小李近来身体疲乏无力，对工作提不起精神。王睿林认真地把脉、观舌，结合检查报告单仔细询问一番后，诊断小李是疲劳综合征，还有轻度脂肪肝。王睿林给每位患者的把脉都是少有的认真，左右手多次拿捏，而药方开单也从不经他人之手。在他看来，那是一种思考的过程，可以一边询问患者，一边调整药方。

在王睿林给小李开方之时，老吴又跟记者聊起来：“王主任还有一个特点，他在为我们看病时，总是抓住疑点不放，仔细询问，认真查体，不放过任何一个细节，并处处为我们着想。”

患者的口口相传，使王睿林的声誉日益远播。他周三出诊的号，每次在上个周日就被早早地挂满了，但遇到结伴来看病却没挂上号的患者，王睿林往往会免费为他们把脉，诊断。对于陪诊的家属，他也“多管闲事”。有一次，他的患者张姨住院，儿子小谢过来探望，王睿林查房时，觉得小谢的气色不对劲，通过望闻问切，建议他做个肝功检查，结果发现肝功能异常，最后通过肝脏穿刺确诊为“药物性肝损害”，遂使小谢的病况能及早发现和治疗。“给病人看病，如果偶然发现了家属有身体状况，也力所能及地关心一下，及时告知其进行必要的检查，其实也是一种医患沟通的方式。”

王睿林对患者的关怀总是细致入微，有些注意事项口头叮嘱了仍不放心，又详细地在处方笺上列项写明交给患者。他对诊疗技术操作、病历书写等各项医疗指标要求，都做到一丝不苟，在医院组织的医德医风问卷调查中，服务患者满意率始终保持 100% 。

作为一名住院医生，他还积极参加“健康社区行活动”，利用业余时间，为驻地群众和患者上门服务，经常为总部机关和兄弟单位官兵提供中医保健服务。

中医体质辨识助力肝病治疗

王睿林是“国医名师”王琦教授的博士生弟子，传承了老师渊博的中医体质辨识技术。他在孜孜不倦地学习中医专业的同时，同样如饥似渴地学习西医学知识，做到中西医兼修两不误。来到 302 医院后，他的科室主任肖小河也是“国医名师”，肖小河把他带到了学科前沿，科室专家指导他探索新的治疗方法和技术。他采用肝病治疗仪，结合中医经络理论配合药物治疗，起到了很好的肝病辅助治疗作用，现已成功应用于数百名患者，并在其他科室推广应用。

门诊中有位 60 多岁的患者张大爷，穿着病服在女儿的搀扶下走进诊室，原来他被检查出肝细胞癌后，做了肝癌氩氦刀介入手术，正在接受放疗。一见到王睿林，他就诉起苦来：“王大夫，我不想再做放化疗了，感觉很难受，只吃中药好了。”

王睿林为他把脉，抚慰他说：“该治的还是要治，中药可以帮您调整好身体，您就能承受得起治疗了。”张大爷又叹了口气，孩子气的有点抗拒。“放化疗的针对性很强，只打靶点，不顾四周，中药帮您收拾战场，您不能只想着一种办法，要结合起来，我会根据您身体的情况给您开方，让您身体整体比较舒服，胃口、睡眠改善了，免疫力也会有所增强，这对于对抗肿瘤是非常有帮助的。”王睿林从专业角度出发，耐心地开解，张大爷终于舒展了眉头。

最后，王睿林把中医中的“发物”：海参、甲鱼，黄鳝等列明在纸上，叮嘱张大爷：“您的身体没缺那么多营养，要严格按照纸上所写的，不能吃这些食物。”“王主任您技术这么好，还这么年轻，真是年轻有为啊！”走时，张大爷的女儿感慨地说。

还有位天津的肺结核患者，在当地治疗半年不见效后，去别的医院求诊，医生给多加了4种抗结核药。抗结核药通常容易造成肝损伤，这位患者吃了一星期药后就检出了肝功能异常，后来找到王睿林求诊。王睿林了解了病情，给他制订了中药治疗方案，调节好身体后，西药的副作用也控制住了。如此一来，患者在服用5种抗结核药的一年里，病情得到了缓解，肝功能也未曾出现异常。

“肝病的病人，西医只按通用的指南方案来治疗，但中医并非如此，我把中医体质辨识技术应用到肝病的治疗过程中，根据个人体质来确定治疗方案。”王睿林向记者介绍，每个人都有固定的先天体质，有的是怕冷的阳虚体质，有的是满脸长疙瘩的湿热体质……不同体质的人患了肝病都会有黄疸等症状，但中医会先辨识体质再制定治疗方案，譬如胃寒的人不能吃凉的食物，心肌缺血的人体内有寒淤不适合游泳等。“中西医结合，相辅相成，在临床中取得了不错的效果”。

在王睿林负责的中医科病房中，收治的病人主要以肝病为主，包括酒精性肝病、乙肝肝硬化、原发性肝癌、药物性肝病等多种类型的肝病。对于肝病的治疗，王睿林始终坚持“衷中参西”的理念，坚持中西并重，将中西医各自的优势充分发挥出来，为每一位患者制订个体化的中西医结合治疗方案，疗效明确。王睿林将自己创新的中西医结合治疗肝病的理念和方法，谦逊地向科室领导请教，同科室同事交流，并毫无保留地传授给来科室进修的医师，使他们快速成长为各个单位的技术骨干。通过刻苦攻关、多次研讨，他还成功开发出中药复方漱口液，疗效明显，口感较好，深受患者喜欢。

“治未病”帮肝病进展踩刹车

在肝病的临床治疗中，王睿林非常重视中医“治未病”的理念，以“未病先防、既病早治、已病防变、愈后防复”为目标，从而预防疾病的发生、发展。

有位中年患者今天过来复诊，他患有酒精性脂肪肝，半月前在这住了院。“最近怎么样？”王睿林关切地问。患者详细的描述后，脸露忧愁的神色。“这是肝脏代谢等功能受酒精影响后导致的一系列问题，不能再喝酒了，不控制治疗效果会很差。”得知患者还在喝酒，王睿林认真地劝诫。

“我的病能治愈吗？”“像胃打嗝这些毛病，吃了中药可以治疗，但酒精性肝硬化想恢复到正常人的状态是比较难的，它是经过了肝炎、肝纤维化漫长的阶段发展而来的，目前咱们的治疗主要是争取保持现在这个状态不再进展加重。”王睿林向患者分析病情，并叮嘱饮食控制、戒酒是最基本的治疗要求。

“肝病的发展过程有一个规律，肝炎——肝纤维化——肝硬化——肝癌，这种发展过程是不可逆的，只能尽量控制它的发展过程。我们治疗的重点是防止它往下一步走，譬如前面是悬崖，我们及时踩刹车，让车越慢往悬崖开越好。”王睿林说，通过运用新型中医“体质诊断技术”以及西医检查手段，对受检者的健康状况进行个体化综合评估，做到“量体裁衣”式的个体化诊疗，将中医药的优势充分发挥出来，努力阻止乙肝病毒携带者向活动性肝炎转化，阻止慢性肝炎向肝硬化转化，阻止肝硬化进一步发展甚至癌变，这符合中医预防治疗原则。

在出诊时，王睿林多次向患者传递了“治未病”理念，帮助他们更深入理解肝病。为了帮助患者延缓病情发展，他还介绍了一些保健常识：“中医认为，夜晚 11 点到凌晨 3 点是肝胆经气旺盛的时候，人们在这个时期应该进入睡眠状态，让肝胆经得到修复，所以肝病病人要强调多休息，不能熬夜。”因此，如果病房里的患者睡不着，王睿林会用简单的中药帮他们调节睡眠。“至于肝癌患者，中医里认为不能吃‘发物’，比如海参、甲鱼、黄鳝等食物，这些食物在西医看来都富含蛋白质，对人影响不大，但中国人通过几千年的观察，发现它们会促使病情复发或加重，所以我会叮嘱肝癌病人一定要戒掉这些食物，这对病情的控制有好处。”

精准用药狙击疑难杂症

除了探索肝病的中西医结合治疗方法，王睿林还积极研究胆结石、肾结石、过敏性疾病、慢性胃炎、更年期综合征等多种疑难病例的中西医结合治疗方法，为许多患者解除了疾病的折磨。

2010 年，他在解放军总医院（301 医院）呼吸科进修期间，遇到一名 90 岁高龄的肺癌患者，二次开胸切除肺癌术后患者高热不退，使用多种强效抗生素，体温仍继续高升，病情不但不见好转，检查中反而发现患者已出现真菌感染，病情十分危急。王睿林主动找到科室主任，建议给患者进行中西医结合治疗。用药两天后，患者的体温开始下降，逐渐恢复意识，随后予以中药汤剂调理，患者转危为安，意识清晰，正常进食，一个半月后康复出院，301 医院呼吸科也将此患者作为中西医结合成功治疗的典范。

对病情诊断、用药的精准，使王睿林获得了众多患者与同行的信任，院内许多同事都爱找他看病，有些还是其他三甲医院的西医医师，王睿林诊治的病种也繁多：月经不调、不孕不育、更年期综合征、高血压、胃炎、肾积水等。

在门诊中，王睿林有时还是患者眼中的“神医”。有位更年期综合征患者，最近血压高低飘忽不定，最高时达到了195mmHg，把她吓坏了，在朋友的推荐下前来求诊。王睿林仔细把脉后，根据脉象与询问得知患者有先天性心肌缺血，“你应该是长期游泳吧？”查看她的舌象后，王睿林说出了让患者颇为惊讶的话。“心肌缺血的人体内寒淤，如果还长期游泳，舌头会变得非常暗紫，脉象沉涩，你的病情并不适合游泳。”“游泳可是我最喜欢的。”说完，患者倒笑了起来。后又问起高血压的治疗，她的朋友在旁低声说：“我血压高没吃过其他药，都是王主任给我调的。”后来，患者拿着药方离开时，乐呵地称赞王睿林：“您真是王神医呀。”不过对于已明确诊断高血压病的患者，王睿林还是建议中西医结合规范治疗。

对于中医的疗效，王睿林从不以患者的主观意识证明，“用数据说话更有说服力。”有位肾积水患者，先前的化验单显示肾积水有25mm，吃了他开的中药后，缩至21mm。他指着前后两份的化验单对记者说：“通过这个对比，说明中药起效了，如果光听病人说自己舒服了点并不能体现，而且根据这个数据，我也能相应地调整药方。”看着他认真的表情，记者感受到了他对弘扬中医医学的强烈责任感。

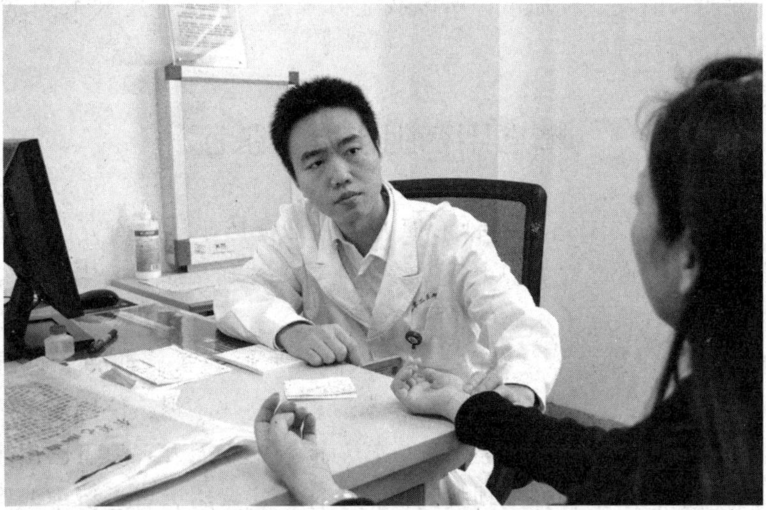

门诊结束时，已近中午一点，这个阴冷的上午，患者为病情焦灼的心在这小房间总算得到了几分抚慰。只是忙碌了半天的王睿林，这才穿过长廊走向那冷清了的饭堂。

（跟诊记者：庞书丽）

“传染世界”播撒无疆大爱——王新华

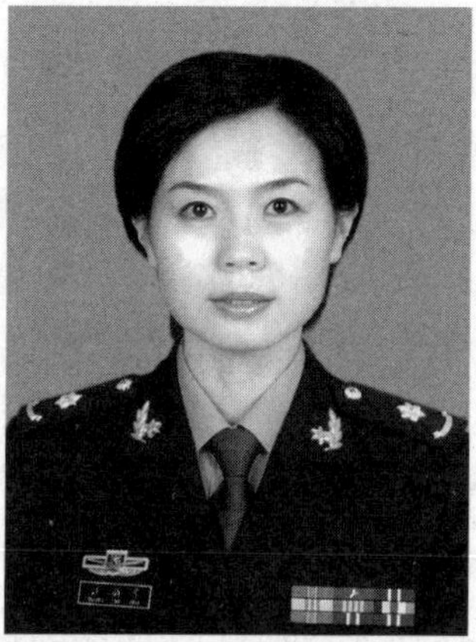

专家简介

王新华，中国人民解放军第三〇二医院妇产科护士长，第45届南丁格尔奖章获得者。参与“十一五”科技重大专项课题研究，发表学术论文20余篇，获军队医疗成果奖。由于业务和执行能力突出，先后两次荣立三等功，被北京市评为“首都十大白衣天使”，被国家卫计委、全国妇联和总后勤部联合授予“巾帼建功标兵”荣誉称号，被全军评为“爱军精武标兵”。

在全国最大、全军唯一的传染病医院——解放军第三〇二医院，王新华扎根“传染世界”24年，精心护理了5万多名青少年、婴幼儿、孕产妇等特殊传染病患者。她平时默默无闻，普通得不能再普通，但关键时刻勇于担当。2003年“非典”肆虐，她战斗在一线；2008年汶川大地震，她深入灾区前沿；2009年甲流侵袭，她再次挑起重担；2011年她作为我军医疗队中唯一的护士参加多国协同合作国际救援科目；2013年她参加了菲律宾强台风灾后医疗救助行动；2014年她又作为首批援塞抗埃医疗队员奔赴西非抗击埃博拉……

她直面生死，爱心无国界

王新华常说：“作为军队护理队伍中的一员，我感到很幸福。因为军人这个特殊的身份，使我有机会参与执行了一些特殊任务。”

军人就得上战场，军人就得打胜仗！2013年11月，王新华做完肿瘤切除手术还不到3个月，就主动要求随和平方舟号医院船赴菲律宾，参加强台风

"海燕"灾后医疗救助行动。在和平方舟上，没人看得出她因严重晕船三天粒米未进，也没人知道她曾患有恶性肿瘤。

有一天，医院船上接诊了一位出生仅7天、高热黄疸的婴儿，需要立即抽血化验，可来自综合医院的护士们却不知从哪下手，王新华轻轻将患儿一侧下肢屈曲外展，仔细用指尖寻找触摸，果断进针，一针见血。菲律宾灾区结核患者较多，作为医院船上唯一的传染科护士，王新华主动发挥专业特长，为医院船官兵进行传染病防治培训，指导大家做好消毒隔离和个人防护。期间，王新华共接诊护理菲律宾伤病员131人，参与颅脑外伤、脑梗、癫痫大发作等8例重症伤病员的抢救工作，到灾民点巡诊患者98人，充分展示了中国护士的专业技术水平和人道主义精神。

每当看到一个个患者重展笑颜时，王新华都觉得再苦再累都值得。因为她明白：作为军人，就意味着责任与担当，只要祖国和人民需要，不管前方有多么凶险，都要拼命向前冲。

2014年初，"埃博拉"病毒肆虐非洲，短短几个月就夺去了数千人的生命，防控形势非常严峻。9月，以传染病防治见长的解放军第302医院紧急受命，抽组中国首批援助塞拉利昂医疗队，执行埃博拉疫情防治任务。面对这次严重、复杂、致死率极高的疫情，王新华很快递交了请战书。

到达塞拉利昂后，王新华顾不上休整，立即赶赴中塞友好医院实地查看。不久前，该院有一位患者死于埃博拉，医务人员纷纷辞职，医院被迫关闭，此时已经空无一人。如何尽快将这所荒废的综合医院改建为留观和收治埃博拉患者的专科医院，让医护人员在安全的环境下踏实工作？王新华和队友们借鉴抗击"非典"、防控"甲流"等重大疫情处置的成功经验，立即投入了工作。他们按照传染病消毒隔离、医院感染控制要求，划分出清洁区、潜在污染区和污染区，为患者和医护人员开辟了专用通道，仅用了一个星期，医院就被改造成了满足埃博拉收治要求的留观中心，创造了同类医疗队的速度和质量之最。落成当天，塞拉利昂总统科罗马在现场连连称赞，说"中国医疗队创造了一个奇迹"。

经过短时间的接触，王新华发现塞方的工作人员防范意识淡薄，也缺乏传染病防治知识和技能，而且埃博拉病毒是四级生物危害等级的病原微生物，传染性极强，必须引起高度重视。针对这种情况，她牵头制订出相关制度和防护措施，把200余份埃博拉疫情防控知识制作成宣传画和温馨提示，张贴在医院和病房的醒目位置。她还首次提出了在埃博拉防护标准操作规程中"脱防护服比穿防护服更关键"，"由外及内、分层分区脱防护服"的理念。这些做法，得到了WHO和塞国卫生部的肯定，美国CDC、英国、古巴医疗队及无国界医生组织的专家来参观交流，纷纷向王新华竖起了大拇指，有的还以此为参考对防护措施进行了修订。此外，王新华和队友们通过示范教学、分组训练、录制视频、情景模拟等灵活多样的方式，对塞方的 89 名护士、药师、保洁员、抽血员等工作人员进行了手把手培训，考试合格持证上岗，为塞方培养了一支“带不走的传染病防护队伍”。

10 月 1 日，医疗队正式接诊。尽管经过了上百次的防护练习，但真正与埃博拉病毒“零距离”接触，包括王新华在内的每名队员心里都很忐忑，但她坚信，防护措施做得越好，感染的概率就越低。为此，她逐个检查队员们着装情况，看口罩是否捂严，护目镜是否戴紧，隔离衣是否穿好，手套、鞋套是否套好、扎紧……当两辆救护车拉着 7 名患者飞驰而来时，王新华第一个冲上前去，扶起了蜷缩在车门边的患者，配戴口罩、测量体温、安排床位。在发放药品时，她发现刚刚安排在 3 号病房的那名患者瘫倒在病床边，呕吐物和排泄物喷溅了一地，散发出一股恶臭，她毫不犹豫地把患者搀扶到床上，将浸泡过消毒液的治疗巾覆盖在污物表面，一丝不苟地按流程消毒清理现场。一番紧张忙碌后，王新华身上密不透气的防护服里已满是汗水。

9 岁的雅尤玛刚刚失去了相依为命的母亲，自己又感染了病毒，成为一名“埃博拉孤儿”。丧母的悲痛和病毒的侵袭击垮了她幼小的身体和脆弱的心灵，生命岌岌可危。“只要有一线希望，我们就要尽百分之百的努力！”雅尤玛成了王新华和队友们关注的重点，每天查房时，都会给她带去巧克力、饼干、火腿肠、中国结等小礼物；每次发药、送水时，王新华都要喂到她嘴里，看她咽下再走。在精心护理下，雅尤玛一步步走出了失去母爱的心理阴霾，身体也慢慢恢复了健康。有一天，她竟开心地用笔写下“中国”二字，那时王新华幸福地笑了。

60 个日日夜夜，医疗队收治护理留观患者 274 人，确诊埃博拉患者 145 例，排除疑似患者 79 例，在塞拉利昂所有埃博拉留观中心中，保持了“日均收治病人最多、住院病人最多”的记录，王新华和她的护理团队更以两个中塞医护人员“零感染”、留观患者“零交叉感染”和爱心无国界的实际行动践行了南丁格尔的崇高精神。

她临危不惧，诠释医者大爱

灾情就是命令，时间就是生命。每当有重大传染病疫情发生，身体柔弱的王新华总以铁肩担道义的英雄气概，冲到防治传染病疫情的第一线。

2003 年春天，“非典”肆虐，302 医院率先打响了北京抗击“非典”第一枪。当时，王新华正在休假，但她听说医院收治患者人数不断增多、陆续有医护人员被感染后，就再也坐不住了。她撇下年幼的孩子，一头扎进了险象环生的“非典”病房，护理了北京市第一批输入性“非典”患者。在与“非典”激战106个日夜里，经她护理的30多位重症“非典”患者，无一例死亡，最终全部康复出院。

2008年5月，汶川发生8.0级特大地震，王新华再次请战奔赴抗震救灾一线。一天下午，医疗队接到紧急报告：汶川县绵池镇克约村有一半以上的儿童腹泻，村民出现恐慌，有的村民已做好“外逃”的准备。“万一是菌痢、霍乱，后果不堪设想！”王新华与队友带上检测试剂和药品，迅速赶到克约村，询问病情，取样化验，开展流行病学调查。在确诊为饮用生水引起的普通腹泻后，王新华耐心地跟村民解释，但他们还是半信半疑。为彻底打消大家的疑虑，王新华摘下口罩和手套，把一个重度腹泻的孩子抱在怀里亲了亲，笑着说：“你们看，孩子在我怀里，如果真的是传染病，我会这么做吗？”面对此情此景，现场安静了，准备逃离村庄的村民都陆续回了家。

2009年，“甲流”肆虐，在疫情暴发最为严重的时候，王新华再次冲到“阵地”最前沿。在“甲流”病房，王新华一待就是3个月。最终，经她精心护理的20多位“甲流”患者全部康复出院。

2011年3月，王新华奔赴印度尼西亚执行东盟地区论坛救灾演练任务，她是我军医疗队中唯一的护士。她参演了多国协同合作国际救援科目，与意大利、新加坡、法国和印尼医疗队进行观摩交流，切磋护理技术。

巡诊时一个气色不好、骨瘦如柴的印尼孕妇引起了王新华的注意。经过仔细询问，这个22岁的女孩是艾滋病病毒携带者，已怀孕9个月，而她的丈夫更被艾滋病、结核和丙肝多种疾病感染。即将出生的孩子会不会健康？王新华当即通过演练携带的远程医疗会诊系统，请国内专家确定了抗病毒的治疗方案和剖宫产手术分娩的建议，她详细交代了新生儿出生后的注意事项。患者及其家属都放了心，一再表示感谢。

她医者仁心，待患如亲

给护士们分配任务，穿梭于病房之间，给病人测量体温、抽血检测、打针输液，照顾患者及其家人的情绪，对消极、烦躁病人做心理疏导，给危重患者端水送饭、洗衣搓背、端屎端尿……这就是王新华每天的工作，繁琐而重复，但需要十足的耐心、爱心、细心与责任心。

有一年，小儿肝病科（现为青少年肝病诊疗与研究中心）接收了一位从安徽农村来的两岁传染病患儿小翔，当时他四肢肿胀化脓，开始腐烂，创口向外流着散发出恶臭的脓血。王新华不怕脏累，总是细心地为小翔清洗脓血、喂药敷药。在她慈母般的护理下，孩子很快痊愈了。康复出院后，王新华还和小翔“签署”了一个美丽的“约定”——“娘儿俩”要经常打电话增进感情。就这样，满怀爱心的王新华在小儿肝病科10年工作期间成了很多“儿女”的“妈妈”。

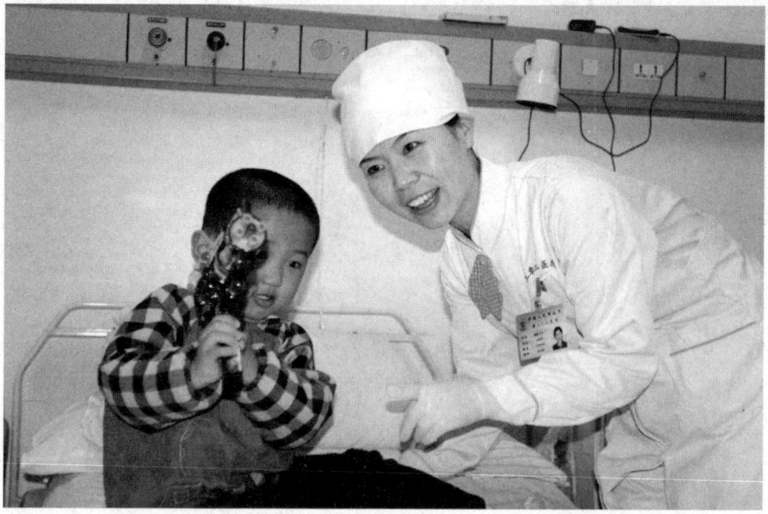

感人心者，莫先于情，她时刻为患者着想，并追求这样一种理念。“我们不仅要让传染病患者远离‘病毒感染’，更要让他们深受‘真情感染’。”这些年来，不管春夏秋冬，无论风霜雨雪，王新华每天至少提前半小时进病房，总是细心地观察每位患者的病情以及患者吃、喝、便、睡、玩的细节。不少家长都说：“我们孩子的一冷一热，王护士最清楚”。

当护士难，当传染病医院的护士更难；当儿科护士难，而当传染病儿科的护士更是难上加难。

有的婴儿血管细，一针扎不进去，父母就心疼得直掉眼泪，有的甚至当场埋怨护士。“打铁还需自身硬，如果医护人员素质不过硬，就是对病人生命的亵渎。”为了尽快提高静脉穿刺成功率，王新华在自己身上练习扎针、体会针感。最终，王新华练就了娴熟的护理操作技术，尤其是对那些凝血机制差、不能采取股静脉及颈外静脉取血的患儿，采用头皮针在手足浅表静脉加压的方法取血标本，从根本上解决了传染病患儿护理工作中的一大难题。这项创新技术成果，至今都未遇到能难倒她的“小困难户”。

2010年，302医院成立妇产中心（现为妇产科），王新华凭借过硬技术和作风被推举为妇产中心护士长。为广大传染病产妇减轻痛苦，提高了生活质量，她撰写的《乙型病毒性肝炎产妇回奶的疗效观察和护理对策》为业界称道。5 年来，有 2000 多名乙肝产妇在妇产科顺利生产，通过孕期健康宣教、母婴阻断治疗、科学的新生儿护理，97% 以上的新生儿成为健康宝宝。

一粒种子，只有深深地植根于沃土，才能生机无限。扎根传染病护理岗位 24 年，王新华勤学苦练，攻坚克难，就像“传染世界的美丽天使”，让患者摆脱“病毒感染”，却被她的“真情感染”。正如南丁格尔精神所倡导的，终其一生以“爱心、耐心、细心、责任心”对待每一位患者、尽其所能治病救人，王新华说“我永远在路上”。

（洪建国　刘金晶）

还小儿心脏美丽律动——李小梅

专家简介

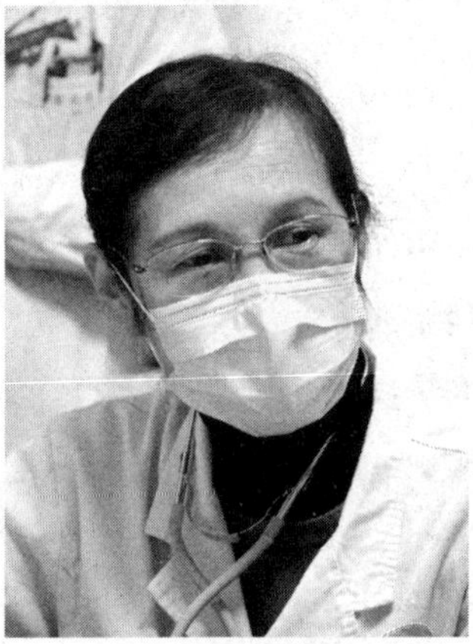

李小梅， 清华大学第一附属医院（北京华信医院）心脏中心小儿科主任，心脏导管室主任，教授，主任医师，清华大学二级教授、博士生导师。任中华医学会心电生理和起搏分会小儿心律学工作委员会主任委员，北京医学会儿科学分会小儿心血管学组委员，北京医学会心电生理和起搏分会委员会委员，中华医学会心电生理和起搏分会女医师联盟委员，中国医师协会心血管外科医师分会介入治疗学术委员会委员，《中华实用儿科临床杂志》编委，《中国实用儿科杂志编委》《中华儿科杂志》《中华心律失常学杂志》审稿专家。

专长： 小儿心律失常的射频消融治疗、药物治疗和起搏治疗。

出诊时间： 周一上午（疑难病会诊中心），周四上午（疑难病会诊中心）。

在北京市朝阳区酒仙桥一个街道深处，坐落着清华大学第一附属医院（华信医院），我国知名心电生理专家李小梅就在这里出诊。担任心脏中心小儿科主任的她，是国内最早开展射频消融治疗小儿心律失常的医生，凭借丰富临床经验与射频消融技术，让无数心律失常的患儿重新恢复了心脏的正常律动。

把患儿想象成自家的孩子

“你上次亲过奶奶的手，现在还有奶味呢。”当记者来到诊室时，李小梅正在逗一个不足1岁的患儿，语气里充满了溺爱。年过60的她，身形瘦弱，发丝见白，却依然超负荷地工作。

“谢谢奶奶妙手回春。”家长见了李小梅也很高兴，她孩子出生不久因呼吸道感染就诊于当地医院，查体发现心率最快达187次/分，房性期前收缩与房性心动过速交替出现，慕名找到李小梅治疗后，孩子的心律已经得到控制。“加油，先停一个药。”李小梅看了最新的检查报告后颇感安慰，帮患儿听诊时见他很安静又温柔地说：“今天小孩不吵不闹，好听话。”“主任亲和力比较高，小孩见了都会笑。”一旁的助手转头告诉记者。

门诊中的患儿，最小的刚满月，最大的不超过11岁，喜欢小孩的李小梅善于与他们拉近距离，言谈举止中充溢着长辈的慈爱，“还记得我吗？叫奶奶。”“小大脑袋，把糖给我吃点好不好。”“隔着衣服听心率不凉咯。”……因此门诊中总是流淌着欢声笑语，有些患儿出院后也特别惦念她，“他老说要去看李奶奶。”一位家长这么告诉李小梅。她对患儿也是发自内心的喜欢：“我比较喜欢做儿科大夫，这些小孩特别可爱。”

李小梅看诊非常认真，会详细地看患儿的每份检查结果，并向家长深入浅出地解释疾病的机制、治疗的方案、预期的效果。对家长的困惑和疑问，都耐心地一一解答，还关心患儿的方方面面；有的家长因为着急焦虑，父母之间争执起来了，她也帮着安抚情绪，善意提醒他们不要总当着孩子的面争执病情，以免给孩子造成不必要的负担。

出诊过程中，李小梅的来电时有响起，但她从不挂断，那是外地的家长向她咨询或其他医生要给她转患儿。药物治疗过程漫长，许多患儿是长期跟随的，她也与“长期奋战”的家长成了“一个战壕的战友”。

当记者问起李小梅如何与患者互建信任时，她说：“医生不是万能的，我能做到的就是坦诚相待，设身处地地为患者着想。”作为科室的带头人，她对下级医生和护士说得最多的就是：要把患儿想象成自己孩子，再认真一点。这样工作尽管很忙，很累，但李小梅却很开心，还收获了众多的爱和感恩。在科室病房的走廊墙上，一幅幅的艺术作品有十字绣、字画，还有合影照片，这是患儿家长留下的纪念品，把病房装饰得家园般温馨。李小梅的办公室还收藏着各种祝福的卡片，都是康复的患儿家属馈赠的。

有些心律失常射频消融可根治

有一些心律失常是生理性的，无须特殊的干预；而另一部分则必须积极进行治疗，否则有可能导致心功能不全，严重时甚至会危及生命。作为我国小儿射频消融应用第一人，李小梅可谓儿童心律失常领域的行业翘楚，是许多家长心中的权威。

有位家长代11岁的儿子前来问诊，“我有个亲戚的孩子也是心律失常，在您这治好了，所以我也来了。”家长说，她儿子左室性期前收缩（单发），最多时2万次，已经去过多家三甲医院治疗。“期前收缩是漫长的过程，有可能存在7～8年或10几年，没有特效药，有些孩子不需要吃药，唯一的根治办法是射频消融。”李小梅查看动态心电图后说。了解患儿在吃保护心肌的药后，劝导家长：“心肌营养药对你孩子的期前收缩无效，而且是有毒性的，要么不吃药，要么手术，尤其孩子这种病对心功能损伤很小。”

“我孩子适合做手术吗？”“能不能做决定于位置，这个起源点的期前收缩做射频消融效果好，但成功率不是100%，取决于上手术台后，因为有些孩子一麻醉期前收缩没了影响手术效果，手术成功了就是健康孩子，复发了还可以再做。”“会出问题吗？”“是手术都有风险。但是我们会非常小心地操作，尽量避免手术并发症。我每年做200多台手术，有一个孩子出问题我心里也承受不了，我们不能治一个病导致另一个病。”李小梅自信地说，又交代除了不让患儿上体育课，完全可以正常地生活，最后家长安心地预约了手术。

李小梅的门诊中，很多是正在接受药物治疗的房性心动过速患儿，其中不乏从外地过来调整药物方案的，在这里经常听到“喜报”：“这次完全正常，要是坚持8个月，停药就没事了。”“这回还不错，查的没问题。”“7月来没事就停一个药。”……其中有位家长提起就医经历有点委屈：“当地住院就是抽血打针，真怕了，还不如过来。”因此，虽然路途遥远，许多家长还是坚持定期来复诊，在李小梅的影响下，有的还学会了自己做心电图。

还有位在广州工作的家长，孩子1岁时发现房性心动过速，当地医院不收，也不敢私自吃药，后来慕名找到李小梅，为了照顾孩子的病情，家长停职了2年多，在华信医院附近租房住，后来孩子病好了他也留在了北京。“病情拖久了对心肌会有损害，他说来这找到了组织，这种故事太多了，5岁的孩子在我这算大的。”李小梅笑着说。

李小梅的专业经验也确保了诊断的正确性。有个42天大的婴儿，先前测到心率160多次/分，助手医师听诊时称有杂音，李小梅不相信，认真听了一遍，解释“那是小孩的呼吸声，容易被听作杂音”。其后又向父母分析新生儿心率较正常人要快，而且孩子安静时心率正常，应属正常。

李小梅介绍，目前根治小儿快速性心律失常多数类型的唯一方法就是射频消融术。进行射频消融术时，需要先穿刺血管，将标测电极送至心脏的特定部位，结合心内程序刺激，判断出心律失常的异常起源点或传导途径所在，再将射频导管送至相应位置，通过射频电流产生可控的损伤，从而阻断异常的电信号，达到治疗目的。但孩子血管细、心腔小，实施射频消融术确有一定的难度和风险，因此医生的技术和经验就尤为重要。她建议3岁以下的心律失常患儿，尽量先药物治疗，3岁以上可以考虑射频消融手术治疗。射频消融术也存在复发可能，复发率约5%，“有的孩子同时存在多条异常通路，但在手术时只检测到一条通路，将其打掉后其他旁路逐渐恢复了传导，需要再做手术”。

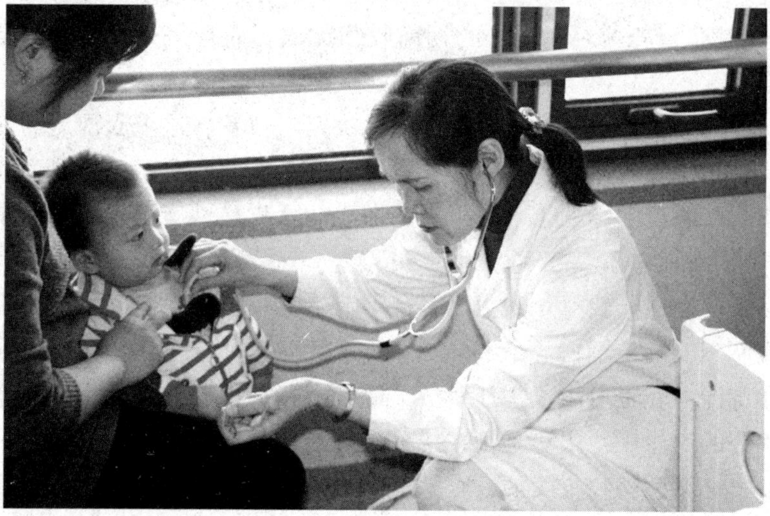

亲自术前谈话减轻家长负担

作为一名儿科大夫，李小梅深刻体会到孩子牵动着家庭的幸福，相对于患儿，陷入焦虑与紧张的往往是家长。所以她与家长沟通时很注重心理疏导，但有时也因此面对告知病情与减轻精神压力之间的博弈。

门诊中有位11岁的患儿小诚，4个月前无明显诱因突然出现心跳快，在当地几家医院治疗多天仍时有复发。家长经人推荐找到李小梅后，小诚被诊断为室性心动过速、室性期前收缩，在这住院治疗了10天，病情已有好转。但李小梅在诊治过程中发现小诚期前收缩起源于右室三尖瓣环，为多源性，高度怀疑他可能为致心律失常性右室心肌病，目前尚未表现心肌病，病因或在于基因突变，遂说服了家长做基因检测。这次家长来看结果，显示小诚的基因核酸有异常突变。

“他的基因有异常，导致到一定年龄心肌脂肪性变，将来右室会越来越大，心功能发生异常，这是不可逆的。”李小梅向家长认真分析。“以后会不会发展成心肌病？”“有 80%~90% 的可能性，你也不要那么悲观，将来表现的心肌异常与严重程度是不确定的，有的发病很严重，有的很轻，到青壮年才表现。”李小梅安慰道，多次强调“心脏的发展属于未知，不用特别悲观”，并叮嘱避免剧烈体育运动。最后家长释疑了，李小梅才安心接诊下一个患者。

“基因异常导致的致心律失常性右室心肌病有自身的特点：心律失常、起源于右心室的期前收缩或室性心动过速，这种病服药或做射频消融无法阻止其发展。但并非所有起源于右心室具有特征性的期前收缩都会出现心肌病，文献报道有 30% 的可能性，国际上还未形成规范的判断标准，只能通过一些现象与规律推测，这样我让家长做基因检测就会有沉重的心理压力。”李小梅向记者介绍，这是一场心理博弈，假如不告知，患儿即使做了射频消融消除了期前收缩，仍存在发生心肌病的可能；但告知的话并非百分之百的发生，而他们则可能忧虑一辈子。“有时治病也要考虑家长，他们对孩子非常紧张，天天盯着孩子，所以要尽量减轻家长的心理负担”。

为与家长充分沟通，李小梅还会约他们进行术前谈话。家长们都说她讲解详细，把症状、原因等分析得浅显易懂，并且给了很好的建议，之前的顾虑都因此消失了。一位家长说：“李教授谈了手术的风险，但主要谈的是成功。在她自信和专业的谈吐中，我们果断地签了字。”这么多年来，李小梅一直坚持亲自和孩子家长术前谈话。

永远在打破自己的手术纪录

自 1994 年李小梅在国内完成第一台小儿射频消融手术，从此在这片处女地上艰苦耕耘 22 年。由她开展的小儿射频消融手术至今已完成了 1700 多例，且成功率 >96%、并发症 <0.5%、接受手术患儿最小年龄 3 个月，没有一例严重并发症。不仅如此，她手术的难度也是无人能及，永远在打破自己的纪录。

2003 年春节前，李小梅收治了一个 2 个月大的多源性房性心动过速女婴。患儿小然然来自河南新郑市，出生后即发现心律失常，心率持续在每分钟 240 次以上，最快时达到 280 次。父母抱着孩子辗转于当地各大医院治疗，但顽固的心动过速始终得不到控制，医院多次下达病危通知。最终，在医生的推荐下，患儿家长抱着最后一线希望找到了李小梅。

小然然这种无休止性室上性心动过速，需尽快终止心动过速，否则随时面临生命危险。李小梅立即决定多种抗心律失常药物联合应用，静脉与口服药联合应用。但54天过去了，均未能有效控制患儿的心动过速，小然然仍在生死线上挣扎。除夕夜晚，在别人举家欢庆之时李小梅只反复思考着一个问题：要不要再最后试一把，给小然然进行射频消融手术？她清楚手术的难度和面临的风险：首先是患儿血管过细，术中血管穿刺可能失败，不能置入足够的导管导致手术无法进行，甚至发生严重血管并发症；其次是导致小然然心动过速的机制并不清楚，手术并无成功的把握；另外小婴儿心脏容积太小，导管在心腔中操作空间小，大大增加了手术难度。但这是挽救小然然的唯一方法，她决心勇闯禁区。为减少对孩子血管的损伤，增加手术成功的可能性，李小梅连夜调来全国唯一一根更适合于婴儿的6F粗细的消融导管（正常的是7F粗），经过一番努力，最终手术获得了成功。当时家长面对李小梅激动落泪，感谢她给孩子带来了第二次生命。

让李小梅自豪的是，小然然是“目前国内接受射频消融年龄最小的孩子”。在这之前，接受小儿射频消融手术的最小年龄是6个月，也是由李小梅多年前完成。她打破了自己的纪录，将最小年龄降到3个月。李小梅还在全国率先开展经心内膜起搏治疗小儿缓慢性心律失常，率先植入左房左室心外膜电极永久性心脏起搏器以保护患儿心功能，患儿最小年龄为1个月。这些成绩奠定了她在全国的领先地位。

长期进行射频消融手术，射线会严重损害人体的白细胞。每次手术，瘦弱的李小梅都要穿上20斤重的铅衣，尽管这样，操作时还是会暴露在X射线下。她的白细胞因此长期处于正常最低限或者低于最低限的状态，严重的时候，白细胞值只有3000多（正常人在5000到1万），但每次等到白细胞值回到正常界限，她又走上了手术台。

李小梅也有过退缩的念头，但一看到孩子们就打消了。目前，全国开展小儿射频消融的医院与医生寥寥无几，许多患儿的心脏等着她去救治，最多的时候她要一天做8台手术。她告诉记者：“我能等，但孩子们不能等，我希望尽我最大的力量让每一个孩子都带着健康的心脏从这走出去。”

（跟诊记者：庞书丽）

人体的“水利工程师”——李胜文

专家简介

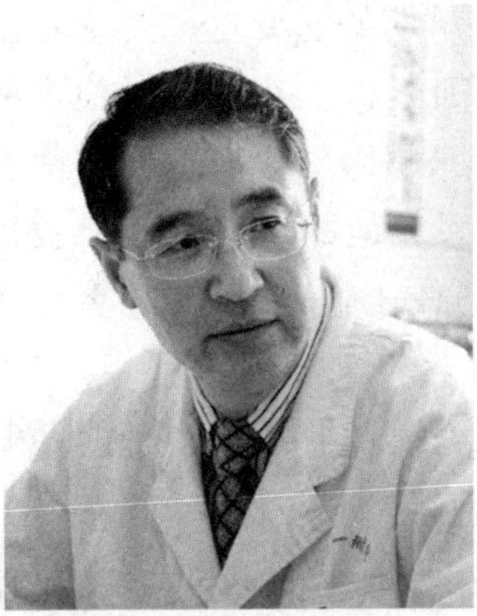

李胜文，清华大学第一附属医院泌尿外科主任、泌尿医学中心主任、大外科主任，主任医师、医学博士（德国）、博士研究生导师、清华大学医学院二级教授、吉林大学客座教授。

兼任中国医师协会中西医结合医师分会泌尿外科专家委员会委员，北京医学会泌尿专业委员会委员，北京医师协会泌尿外科专科医师分会理事，北京医师协会理事，北京中西医结合学会泌尿外科专业委员会委员、中国医促会泌尿生殖专业委员会常委，中国医师协会技术协作联盟专家委员会泌尿外科专家。

专长：泌尿外科腹腔镜、内腔镜微创技术；泌尿系统整形与修复；膀胱再造的尿流复道（肾造瘘、腹壁造口术后需要膀胱再造摘掉尿袋的患者）。

出诊时间：周一上午，周三下午（疑难病会诊中心）。

“我们这个科室情况比较特殊，不太适合跟诊，你先在外边等着，病人同意了我再叫你进来。”

万万没想到，周一上午，记者刚来到清华大学第一附属医院泌尿外科主任李胜文的诊室，就吃了个“闭门羹”。随着身后那扇门关上、反锁，患者的信息被牢牢密封在室内。这位在我国泌尿外科享有盛誉的专家，面对患者亲和耐心，非常尊重他们的隐私。

他是患者的恩人和朋友

“你可以进来了。”征得患者同意，记者进入了诊室。正在就诊的是一名中年男子，一脸紧张的神色。

“乐意，这名字取得好，什么都乐意。”李胜文看到病历资料上面的名字，逗趣道。患者听了也跟着笑起来，脸色缓和了些。在他们的交谈中，记者得知患者有胆囊息肉病史，肾积水不明显，血尿反复出现。

“建议做个系统检查，寻找出现血尿的原因，如结石、肿瘤等。虽然输尿管、膀胱、前列腺做B超没发现问题，但很小的、早期的病变这样是查不出来的。我们担心漏掉存在的疾病。”李胜文向患者详细分析，并说明做检查的目的。“现在很害怕。”患者又紧张起来。“别紧张，只是跟你说有这个可能，最后未必真的会有。”李胜文医生见状不断安抚，解答完他的疑问以及相关事项后，又加一句：“别吓坏了，只是做检查，回家吃点饺子吧。”最后患者终于放松地离开。

李胜文对患者的关心具体到细节上。有位膀胱癌患者把CT片子随意捆卷，他见了忍不住劝告：“片子还有用，它是你的健康档案，应该保存好。”一位患者不小心弄碎了背包里的玻璃瓶，他也多次提醒：“当心处理玻璃，别扎到手。”他对每个患者的病情都会详尽地分析，给出明了的建议，还为患者考虑经济问题，“周三的门诊是疑难病会诊，挂号费贵，你的病没啥大问题，看周一的比较便宜。”“需要做平扫或增强CT检查，建议先做平扫，根据结果再决定是否做增强。”而每当给患者查体时，记者又会再次被请出门外。

“李教授对每位患者都一视同仁，认真询问，仔细聆听，耐心解答大家的问题，真是一位医术医德兼备的好大夫。”一位陪姥爷来复诊的家属感慨地告诉记者，他姥爷之前体检被怀疑有前列腺癌，来这住院确诊，期间老人心理压力很大，高度紧张，李胜文在百忙之中特意对老人进行了心理疏导，使得老人愿意积极配合检查治疗。

在李胜文忙碌、认真的背后，有不少温情的医患故事。有位80岁高龄的退休模具工程师朱老，从2011年开始，每年都会带着家乡特产来看望李胜文医生，因为在他的心中，李胜文就是他的恩人。

2010年，朱老发现自己有血尿现象，急忙去到北京市某医院就医，检查后发现膀胱内有结石，血尿是结石划破了尿道所致。医生给朱老开了些药，服用了一年的药物后，他发现病情反而越来越加重了，于是立马赶到了另一家医院复查。结果让朱老大吃一惊：膀胱里的结石竟然比一年前大了一倍。医生建议做手术，方法是用钳子夹碎结石。朱老认为钳子夹碎结石肯定会有大有小，如果有些碎石堵在尿道，恐怕还会出问题，因而选择了暂时放弃治疗。

2011 年 9 月，朱老被一位朋友推荐来找李胜文医生就诊。李胜文了解了病情后，决定采取激光碎石的方法应对结石，并耐心地给他讲解了激光碎石的方法和术后结石的状况。朱老听后很高兴，激光碎石能使结石变成极小的粉末颗粒状，和自己希望的治疗结果特别相似，便立马决定接受治疗。果然不出意料，朱老在手术后，病情得到了很大的好转，他既高兴又感动：折磨已久的结石病终于画上了句号。就这样，两人成了好朋友，李胜文还让精通模具制作改造的朱老帮忙改造一些手术工具，改造后的手术工具，得心应手，也让李胜文称赞不已。

对于朱老来说，这个恩人医术高超，对患者认真负责，每一步的治疗方案都做细致的讲解，让患者了然地接受治疗，碰到这样的医生是幸运的。

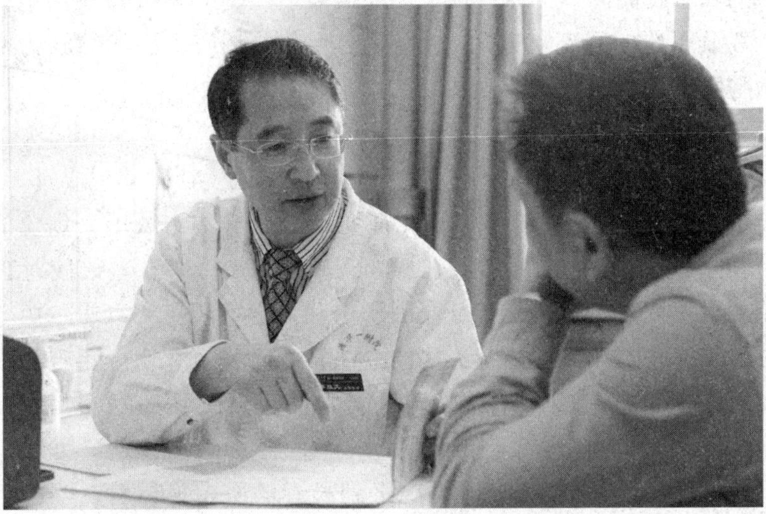

“膀胱重建”拆掉患者的尿袋

从事泌尿外科临床工作 30 多年，李胜文医生在膀胱重建、输尿管、尿道整形方面经验丰富，尤其对长段、复杂的输尿管狭窄的修复具有独特的技术。他率先在国内开展了乙状结肠直肠膀胱术，成功地实施了国内第一例膀胱重建的尿流复道手术，用专业技术与责任心使许多患者免去了挂尿袋排尿的痛苦。

2007 年，一位 50 岁的患者因膀胱癌行了全膀胱根治性切除术，术后采用腹壁挂尿袋的方式解决排尿，尿液直接自腹壁造瘘口流入集尿袋。虽然这个手术挽救了他的生命，随访的4年里也无任何复发迹象，但终日挂着尿袋却给他带来了另一种痛苦，如遇尿袋漏尿，情况更为糟糕。患者为此迫切渴望去掉尿袋，经朋友了解到李胜文"做膀胱重建很有经验"后，欢喜地前来求诊。然而，膀胱再造的尿流复道手术当时在我国尚无先例，这是高难度、高风险的手术，没有任何可以借鉴的经验，手术一旦出现并发症，患者将面临更为严重的身体情况，李胜文医生因此陷入两难境地。但在患者的多番请求与信任下，他决定医患同心，尽最大努力为患者"背水一战"。

为使手术获得成功，李胜文带领团队做了充分的准备工作，结合自己多年膀胱重建的经验，制订了几套严密的手术方案。2011年11月，在科室全体医护人员的共同努力及麻醉科、手术室的协助下，李胜文医生历时5小时，成功为患者施行"膀胱再造手术"，术后患者恢复顺利。经过半年多的适应，已能熟练地控制排尿，重新获得了正常人的生活。为了得到确切的结果，随访半年，患者的新膀胱储尿、排尿、控尿功能满意后，他们才宣布成功地完成了国内首例"膀胱再造的尿流复道"。这也是国际上首例应用乙状结肠为回肠造口的患者做膀胱重建手术。

对于正值花季的吉林女孩婷婷来说，遇到李胜文也是她第二次人生的开始。正常排尿曾是她"最奢侈的梦想"，是李胜文医生让她梦想成真。

2009年秋，刚刚15岁的婷婷毫无征兆地开始排不出尿了，焦急的父亲带着她辗转几家医院，做了许多检查，被诊断为输尿管堵塞，致使肾脏严重积水。如果不尽快把尿液引出，肾脏会因积水和毒素累积导致衰竭。由于输尿管狭窄无法修复，医院只能通过肾造瘘的办法帮她解决肾积水。年轻漂亮的婷婷于是需要每天带着左右侧两个尿袋，这对她而言无疑是残酷的，甚至想自寻短见。

到了2012年，爸爸带着婷婷再次来到长春的医院换尿管。当时，李胜文恰好在那会诊，听说有这样一位患者，他便主动来到治疗室。身为泌尿外科专家，他深知造瘘带尿袋的痛苦生活，肾造瘘还容易出现感染加重肾损害，而且帮助患者是他一直的追求，他先前就在这为一个挂着两侧尿袋、四处求医无望的输尿管狭窄患者行手术，摘掉了尿袋，使其过上了幸福的退休生活。

了解了婷婷的求医路，李胜文请她到北京来，要尽最大力量为她解除尿袋的束缚。听到这个消息，婷婷和爸爸喜出望外。

来到北京后，经检查，婷婷是两侧输尿管严重的钙化导致了狭窄和堵塞，左侧堵塞近5cm，狭窄10cm长，右侧狭窄更是长达近20cm，几乎整根输尿管从肾脏到膀胱全部堵死了，手术难度非常大。面对这种情况，李胜文反复思考，决定先用左输尿管成形术解决婷婷相对较短的左侧输尿管狭窄的问题。当他从手术室出来，高兴地拉着婷婷爸爸的手报喜时，对方瞬间泪流满面。

手术后仅仅一周，婷婷在病房里的卫生间，顺利地听到了尿液从自己体内排出的声音，这让她重新燃起了对新生活的希望。几个月后，婷婷再次来到这接受右侧输尿管成形手术。李胜文利用同样的自身组织移植的方法，将残存的部分输尿管组织与附近的健康组织共同形成新的输尿管。从此，婷婷的双肾排尿功能恢复正常，再也不用带着尿袋生活了，她也终于可以毫无牵绊地面对生活中的一切。

“手术的成功是患者和医生相互合作、相互信任而取得的，愿所有的患者和医生都能够真诚地相互合作，携手战胜疾病。”李胜文由衷地对记者说。

技术优势使高龄患者受益

李胜文领导的泌尿外科是院里的重点发展科室，他坚持以技术为主导，以安全为保障，以服务为宗旨，使科室形成了以微创泌尿外科（前列腺增生、泌尿系肿瘤、泌尿系结石的微创治疗）、尿路整形与重建为代表的特色优势，赢得了许多患者的信赖。

门诊中有位中年患者张先生，半年前在别的医院做了肾上腺嗜铬细胞瘤切除术，近期复查时发现新的肿瘤位于左肾与主动脉之间。“我的主治医生推荐我来找您，他说我是肾癌晚期，没得治了。”张先生沉重地说。

“不会吧？你上次做的是嗜铬细胞瘤切除，大部分是良性的，用不着那么紧张。”李胜文看完病历资料后，笑着说，患者听了总算松了口气：“我把后事都安排好了。”“这瘤长在主动脉血管边，位置不好，不过我们做过很多例这样的手术，用腹腔镜就可以。”谈完诊疗建议后，李胜文提醒他：“肿瘤术后患者一般间隔三个月至半年做B超复查，有必要再做CT。”“别人我还真不相信，我就相信您。”一番交谈，张先生定了心。

李胜文对每位患者都会详细地说明下一步的诊疗方向，需要到其他科室就医的也明确告知，为不少患者纠正了认知误区。这里的技术优势也使许多高龄患者受益。

2016年初，李胜文医生收治了一位老年患者，老人入院前一周无明显诱因出现尿频、尿急、尿痛伴全程肉眼血尿，检查后以“双肾多发结石，左侧输尿管结石，左肾及输尿管中上段积水，膀胱多发结石”收入院。入院后发现老人不但患有泌尿系多发结石，而且合并有2型糖尿病、腰椎间盘突出症等疾病。

一般来讲，多部位尿路结石需要分期手术对不同部位结石治疗。考虑多次手术会增加麻醉和手术风险，也会增加几倍的手术费用，加上老人想回家过春节的强烈要求，李胜文决定采用多镜联合、多能量系统一次手术治疗肾、输尿管及膀胱结石。多镜联合碎石取石技术是在内镜碎石取石单项技术基础上，采用经皮肾镜、输尿管硬镜、软镜协同治疗多发、复杂尿路结石的新技术，要求术者有丰富的临床经验和娴熟的技术，以及系统配套的设备和器械。经过李胜文与团队的认真协作，手术取得圆满成功，一次性取净全部结石，老人恢复良好，在春节前夕顺利出了院。

此外，在已有成功案例的基础上，李胜文提醒，老年肿瘤患者和家属，不要因为年龄大、有风险就轻易放弃治疗机会，应该与医生共同探讨最适合患者病情的治疗方案。

将近中午12点，出完门诊的李胜文没有片刻休息，大步流星地走向手术室，一台腹腔镜手术正等待着他会诊。

（跟诊记者：庞书丽　秦　正）

17. 北京清华长庚医院

新平台践行“三精”医疗——董家鸿

专 家 简 介

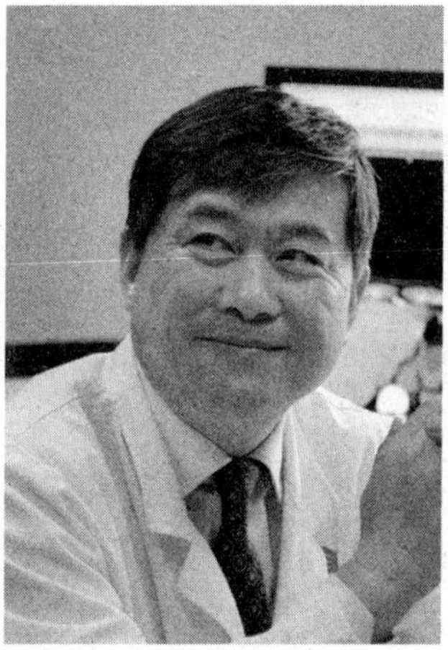

董家鸿，北京清华长庚医院执行院长、肝胆胰中心首席专家，主任医师，教授，博士生导师。中华医学会外科学分会胆道外科学组主任委员、国家卫生部人体器官移植应用委员会委员、中华外科学会常委、中华器官移植学会常委、中国研究型医院学会整合医学委员会副主任委员、中央保健委员会会诊专家、美国外科协会荣誉会士、欧洲外科协会荣誉会士、法国国家外科科学院外籍荣誉院士、美国外科学院院士、国际消化外科学会执行委员会委员、国际肝胆胰协会（IHPBA）学术委员会委员，国际消化外科协会（ISDS）执行委员，国际外科、消化科和肿瘤科医师协会（IASGO）执行委员会委员、《中华消化外科杂志》总编辑。

专长：肝胆胰疾病的精准外科治疗、肝脏移植，以国际首倡的“精准肝胆外科范式”，推动了当代肝胆外科的发展。

出诊时间：周二上午，周四下午。

2014 年 11 月 28 日，经过多年筹备的北京清华长庚医院正式开业，引来各方关注。该院被视作中国新医改进程中的创新者，扮演“鲶鱼”角色促进现有医疗体系和医院管理体系的改革。此外，同样引人瞩目的是北京清华长庚医院执行院长、我国著名肝胆外科专家董家鸿提出的“三精”医疗理念，作为首任医疗掌舵人，他将在这新的平台上构建现代医疗服务体系。

“所谓‘三精’医疗，即针对每一个病患正确选择和精确应用适宜治疗方法，实现‘精准医疗’；通过流程优化、资源调配、成本调控，提高医疗服务效率和效益，实现‘精益医疗’；以舒适、温馨的人文化医疗服务，营造有温度的医院，实现‘精诚医疗’。”董家鸿在接受记者采访时如是说。

以患者为中心整合医疗

清华长庚以患者为中心整合医疗，“八位一体”的团队医疗以及与之相配合的全责化护理照顾，为病人提供生理、心理、社会等多方面的支持。而记者在董家鸿的门诊中看到，他自身就是“三精医疗”的践行者，专心为患者服务，了解患者的真正需求，时时给予人文关怀。

门诊中，有位家属代肝癌晚期的父亲前来问诊，期待能在这里获得一丝救治的希望。但董家鸿看了病历资料，了解患者的身体状况后，叹了口气：“非常严重，已经多处转移，老人家这个病治不好了。”“难道没有其他方法了吗？或者再做手术？”家属仍不想放弃。“放疗、化疗、介入、手术都别做了，到了这个阶段，只能是哪里不舒服就做针对性治疗，减轻他的痛苦，也可以吃点中成药，让老人心理上有个安慰和寄托。”

家属听了沉默起来，董家鸿见状继续和蔼地劝导他：“作为医生我要告诉你这个事实，虽然很残酷，也要让你知道，很多家属遇到这种情况，倾家荡产也想给家人治疗，但这种做法往往只会给病人增加更多的痛苦，要做明智的选择和理性的治疗。”“谢谢您！我相信院长。”最后，在董家鸿的一番开导下，家属接纳了建议。

还有一位胆囊癌晚期的老大爷，家属一直瞒着病情，为此事先进来打了招呼。当老大爷坐着轮椅被推进诊室时，董家鸿和声说：“老先生，我记得您，现在黄疸退了，没上次来那么黄了。”接着与他聊起身体状况，了解病情后，让他先到诊室外歇息。“现在要有正确的认识，老先生已经 88 岁，这个年龄手术与其他激进的治疗都不考虑了，虽然正规的化疗可能有效，但我不建议，他的身体吃不消，接下来尽量让他与子女在一起，做对症的治疗。”董家鸿详细地向家属分析治疗与饮食的相关事项，末了，家属信服地说：“他已经活到这个年龄，我们也不想让他再吃苦，您是最权威的了，谢谢您给我们指引。”

家属离开后，董家鸿认真地教导助手医师：“治不好的病就不作为是不对的，要为病人、家属指引正确的方向，晚期肿瘤患者经常要面对这种问题，更应该提供人文关怀，医生本来就是‘有时去治愈，常常去帮助，总是去安慰’。”

董家鸿也很重视患者的需求与对疾病的了解度。有位门静脉海绵样变患者先前经他成功做了手术，身体康复得很好，这次来复诊提起自己加入了一个300多人的门静脉病友群，董家鸿听了马上说：“我也加入，科普一下，现在国家医疗资源有限，很多人还没得到认识与及时的治疗。”“这个病会遗传吗，我们现在都在担心这个问题。”“我们一起来研究这问题，做基因检测，这样对病人的预防与治疗更好。”尔后董家鸿嘱咐助手将此事作为重点研究工作，建立资料库定时随访。

出诊中，董家鸿由于身体抱恙时常咳嗽，却仍坚持给每位患者细致专业地讲解，有的患者见了颇为心疼：“您够辛苦的，董大夫。”作为一名执行院长，董家鸿需要处理许多行政工作，但他希望只把30%的时间分配给行政管理，其余的要认真为患者服务。“董院长看的病都很复杂，需要细致地查看，除了门诊，他还要管行政，做手术等，真的很繁忙。”一位助手告诉记者。

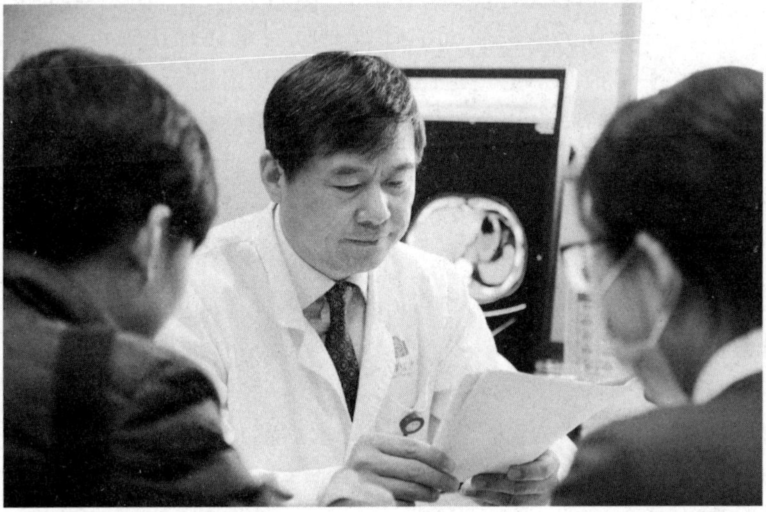

创新门静脉海绵样变术式

门静脉海绵样变是一种常见且十分难治的门静脉主干栓塞性病变，患者常常出现反复的大量呕血、便血，发生休克乃至死亡。同时，合并有门静脉海绵样病变的肝胆疾病的患者手术时容易继发凶猛的大出血和邻近器官损伤，让外科医生"畏之如虎"。借鉴国际近年刚刚开展的Rex途径桥式分流治疗儿童门静脉主干闭塞的经验，董家鸿率领团队详细论证，建立了根治门静脉海绵样变的新术式和完整的技术方案，使许多患者得到了康复。

来自贵州的小张就是一位门静脉海绵样变患者，数月前该病导致的门静脉血流阻塞，引起他身体出现食道胃底静脉曲张、巨脾、白细胞及血小板降低等一系列门脉高压症表现，同时消化道开始出血，肝脏功能受到损害，去了许多医院都无法医治，后来经人推荐找到董家鸿，行门静脉海绵样变Rex分流术，现在身体已经康复。

"肝的血液都通了，你看得出来吧，肝脏血管比之前亮多了。"董家鸿指着PACS系统上的影像，向前来复诊的小张分析，"肝功能没问题，已经恢复了正常。"结合相关检查报告，董家鸿"宣告"他已经康复，使得小张与陪伴前来的媳妇松了口气："好在有您，之前为这病我们花了好多钱。"

在董家鸿给小张查体的当儿，记者与他媳妇聊起手术前的病况，她不胜感慨："之前真是不堪设想，门静脉被堵了，血出得像发洪水一样，到了这家医院才能治，而且董院长人很好也很和蔼。"

在董家鸿的门诊中，类似小张这样获得救治的病患很多，他们无疑是幸运的。长期以来，临床对于该疾病的治疗都是针对消化道出血的"断流术"与"分流术"，这些手术控制了消化道出血，但会造成肝脏门静脉血流量的进一步减少，使得原本就不正常的肝功能损害进一步加重，成为患者新的致残和致死原因，可以说是"治标不治本"。董家鸿率领团队通过对上百名肝门部门静脉海绵样变患者影像资料进行分析发现，上述患者虽然门静脉主干闭塞，但相当一部分患者肝外门静脉结构和血流量正常，肝门内外血流量差别很大，呈现"肝外门静脉高压，肝内门静脉缺血"的病理状态。如能利用压力差将肝外的高压血通过"架桥"引入肝内，就可以恢复肝脏的生理供血，而颈内静脉是自体良好的"架桥"材料。

2012年9月11日，被诊断为胆囊切除术后高位胆管狭窄、合并门静脉海绵样变的汪某，成为国内首位接受该手术的患者。术中，董家鸿带领团队成功分离出位于肝内的门静脉矢状部，以及肝外的门静脉，切取右侧颈内静脉，同时完成了"架桥"转流和胆管重建。整个手术历时6小时，患者失血量仅100毫升，术后15天康复出院。

"'大桥'搭通之后，那些曲张的血管就会慢慢闭合，病人从此也可以像正常人一样生活了。"董家鸿告诉记者，"我们想让更多的病人了解这种方法，得到有效的治疗。"

首建肝胆胰联合诊疗中心

原是301医院肝胆外科主任、肝胆外科医院院长的董家鸿师从我国肝胆外科“泰斗”黄志强院士。长期以来，他秉承老师的创新精神，率领团队成功开展了一系列创新性的外科手术方案。来到清华长庚后，他又创立国内第一个肝胆胰联合诊治中心，给予患者精准的诊断与治疗。

有位60多岁的患者老张，发生黄疸十多天，自身疼痛难耐，在当地做了检查，显示胆右叶囊肿，梗阻性肝内、外胆管扩张，但医生始终无法诊断病因，遂推荐他到董家鸿这就诊。董家鸿详细查看了CT等资料，了解了病况后，告诉老张：“这个诊断比较明确了，从片上看，是胰头的问题，把胆管堵住了，不管是良恶性，都要尽快手术。”“一定要做手术吗？”老张有点犹豫。“外科最重要的是做决定，现在已经有足够的资料支持做出手术决策。”听了董家鸿详细的专业分析，老张最后改变了态度：“听说您做得好，手术以后就在您这做了。”

还有位胆管囊肿患者小李，2010年经董家鸿做了右三肝切除术，三年后又做了胆囊部分切除术。这次来求诊，董家鸿仍然记得她：“最近怎么样？”“最近又发现了石头，发了几次高热。”董家鸿看了她最新做的检查，诊断左肝内胆管结石并梗阻扩张，合并囊肿。“我这病还治得好吗？”“你的病很复杂，过去是没办法治的，现在有了，你有好的基础，剩下的肝又增生了，长得跟原来的体积差不多，可以再把病变的切掉。”董家鸿指着CT影像分析。“切掉后我还有几根胆管？”“只是把病变的胆管段切掉，不是完全切除。”“如果我不治会怎么样？”“会反复发热，出现胆管炎，病情加重。”一番分析后，小李终于详细了解病情，表示“还是最信任您。”

董家鸿的精准诊断使许多患者获得了高质量的医疗服务。有位老年男性患者，因B超发现肝脏右后区肿瘤，多家医院均诊断为“肝细胞癌”，由于其肿瘤位于血管丛生的围肝门区，被建议行开腹手术。董家鸿经过仔细阅片和评估，认为存在病变为良性肿瘤可能，虽然肿瘤位置特殊，仍可行腹腔镜肝切除术。术中董家鸿凭借丰富的肝门解剖经验和娴熟的腔镜外科技术成功避开肝门区的大血管，顺利切除肿瘤。患者术后第4天出院，最终病理报告为“肝腺瘤（肝脏良性肿瘤的一种）”。“上次你帮我做的手术感觉很好，我把朋友也带来了。”由于患者对董家鸿的信服，门诊中出现了这样的一幕。

肝癌在我国发病率很高，董家鸿向记者介绍，肝癌现在最主要的原因是乙肝，因此，无论是乙肝携带者还是慢性肝炎患者，每三个月至少要做一次肝脏的健康检查，包括肝功能的检查，像B超、CT的检查、甲胎蛋白的检查，这就可以了解肝病到了什么状态，即使有癌变也可以早期发现，在小肝癌的时候早期发现、早期治疗，效果是很好的。

将3D打印技术应用于肝胆手术

对于医疗机构而言，最关键的立身之本在于医疗技术。“精准医疗是‘三精’医疗的基石。”董家鸿表示，精准医疗的核心是将现代科学技术与传统医疗相融合，借鉴循证医学方法，个体化选择最低消耗、最小损害、最佳疗效作业。

早在301医院执业时，董家鸿就率先在国际上提出“精准外科”理念。经过近10年的研发和探索，逐步构建了精准肝脏外科的理论框架和技术体系。这一理念在显著提升了外科治疗效果的同时显著降低了医疗成本并提高了医疗效率，也成就了董家鸿在肝胆外科领域中的国内外学术地位。

然而，董家鸿的脚步并未就此停止。中国是肝胆肿瘤、肝胆管结石病、胆管囊性扩张症等肝胆疾病的高发地区，外科手术是上述肝胆疾病最有效的治疗手段，但其总体疗效不佳。对此，董家鸿带领团队对精准肝脏外科技术体系进行了系列原创性研究，取得多项重大突破，比如研究制定基于肝脏储备功能精确评估的定量化肝切除决策系统、成功研发具有自主知识产权的数字化肝脏手术规划系统。近期借助清华大学科技优势，将3D打印技术应用在了外科领域中。

“3D打印技术在真实还原和再现病灶与重要脉管结构的关系上发挥了重要作用。”董家鸿解释称，该技术尤其在肝胆外科的手术过程中发挥着重要作用。肝胆病变因其结构、生理和病理的复杂性，外科手术多极具风险和挑战。肝脏内密布纵横交错的四组脉管结构，血流极其丰富，要想完整切除被众多重要脉管包绕的病灶，外科医师在操作时就需要如同“庖丁解牛”般在密布丛生的血管、胆管间隙内进行解剖分离，避免血管及胆管损伤和大出血。

“这就要求术者在术前和术中精确评估和确定病变范围及其与周围管道的三维空间关系，并确定手术入路和作业流程。”董家鸿说，在传统肝胆手术中，影像学检查包括CT、MRI等都只能提供人体的二维断层图像，医生根据自身经验对术前二维图像在头脑中进行重建，经常会出现“想不出来”或“想错了”的状况，这也是传统手术中出现正常结构的损伤或“台上大出血”等危险的主要原因。

显然，在3D打印技术的辅助下，外科医生可以精确定位病灶并确定正确手术路径，实现完整切除病灶和避免重要解剖结构损伤的目标。据董家鸿介绍，目前肝胆外科肿瘤中大约30%的复杂病例可以适用该技术。截至2015年3月15日，董家鸿率领清华长庚肝胆胰外科医师团队，利用3D打印技术成功完成10例胆管癌症精准根治性切除。

董家鸿介绍，清华长庚发力“精准医疗”，还有其背靠清华大学的科研优势。据悉，清华大学已成立精准外科研究院，清华长庚医院与清华大学的生物医学工程系、自动化系、微电子与纳电子学系也针对高分辨医学影像技术、计算机辅助手术导航技术、肝脏功能立体定量评估技术等开展联合研究，将现代科学技术转化应用到临床，尤其是针对肝脏疾病、心血管疾病、神经疾病、肿瘤等进行产学研一体化的系统研究和应用实践。

做一个国际一流水平的肝胆医疗中心，整合更高层面跨学科的资源，这是董家鸿的医疗梦想。在他不停止的追求中，这个梦想看起来并不遥远。

（跟诊记者：庞书丽）

“真功夫”守护女性健康——廖秦平

专家简介

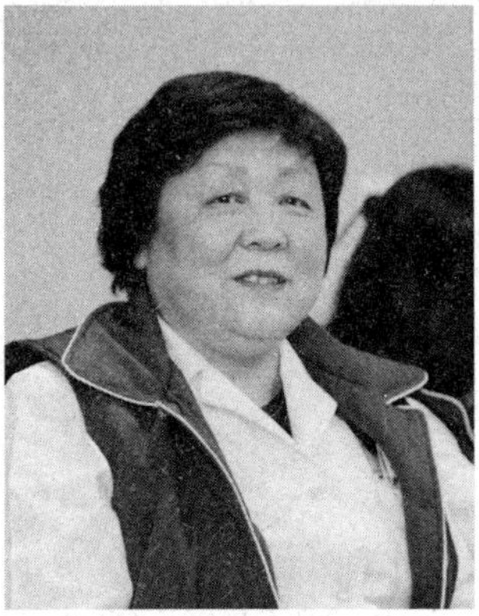

廖秦平，北京清华长庚医院妇产科主任、妇儿部部长，主任医师，教授，博士生导师，曾任北京大学第一医院妇产科主任。现任中国医师协会妇产科分会副会长、中华妇科肿瘤分会常委、中国性学会常务理事兼性专业委员会副主任委员、中华妇产科分会委员兼感染疾病协作组组长、中华预防学会微生态分会常委兼妇产科学组组长等。

专长：妇产科疑难杂症、妇科肿瘤、妇产科感染、女性性功能障碍等。

出诊时间：周一上午、下午，周三上午。

她率先在国内组织开展子宫内膜细胞学筛查子宫内膜癌的工作，建立了规范的子宫内膜细胞学筛查体系；她在妇产科感染的诊治方面有突出成就，带领全国妇产科专家制定了多项感染方面的诊治规范；她领导的“阴道微生态团队”是中国率先规范化开展阴道微生态评价体系的医疗团队，获得了病人的信任及好评；她是妇科恶性肿瘤患者携手俱乐部的发起者和组织者，一直从身心两方面关心病人。她就是北京清华长庚医院妇儿部部长、妇产科主任廖秦平。

面对众多荣誉和职务，当记者问廖秦平什么才是医生的“真功夫”，她说：“成就、荣誉、论文和头衔，一切不在功夫之列，医生真正的功夫是在于治病救人、修身养性、淡泊名利！”

倡导成立妇科肿瘤“携手俱乐部”

从北大医院到清华长庚，廖秦平在患者中一直有很多“粉丝”，其中不乏追随过来的老患者。因为她在教学、科研和社会工作极为繁忙的情况下仍尽力保证每周的出诊时间，给予每位患者尽可能多的讲解和专业建议，不仅以精湛的手术技巧、丰富的医疗经验给患者解除了病痛，而且待患如亲。

“您好！老太太。”当一位穿戴精神的老人在女儿的陪伴下迈进诊室时，廖秦平热情地打起招呼。知道她有点耳背后，音量不自觉提高了：“老太太，您怎么不好？”老人眯眼笑起来，女儿替她讲述，日前她在其他医院做体检时，肿瘤标志物 CA125 显示增高至 70.9，女儿慌了，以为妈妈患了癌症。“我就害怕了，好几天没睡着觉，就等着来挂你的号。”

“老太太精神状态这么好，CA125 升高不一定是肿瘤问题，其他疾病比如炎症也能导致，先去内间我帮她检查一下。”廖秦平从专业角度安慰家属，带老人去诊室内间查体，发现腹部并没有明显的包块，“先做个妇科 B 超找一下病灶，老太太今年 87 岁，如果要做简单的小手术，她身体能承受，我们的技术也能达到。以往我们在麻醉科的配合下已经做到 96 岁的老人了。”“那太好了。”家属松了口气，跟记者聊天时直夸奖：“廖大夫人可好了。”

很快，家属拿了老太太的 B 超检查结果回来，廖秦平一看高兴地拍起手来：“没啥事，子宫与卵巢都好好的，上帝保佑！让老太太不用遭罪了。”老人无恙，廖秦平像亲人般开心。最后，老人与女儿安心地离开了诊室。

还有位妈妈陪伴过来求诊的女孩，今年才 19 岁，在其他医院被查出卵巢两侧可见多个卵泡，左侧有囊性为主的包块，腹腔时有坠痛感，辗转就医，很多医生建议做开刀手术，为此全家都非常忧虑。廖秦平对病情却有乐观的看法，详细问诊后，让女孩重新检查卵巢。检查结果出来后，结合女孩的自身状况，廖秦平和蔼地安慰她说：“清清亮亮的，像卵泡，是生理性的，目前看没大问题，过半个月来月经后再复查吧，小丫头，别害怕了。”女孩一直紧绷的脸这才舒展开来，感激过后与家人正欲离开，廖秦平喊住她：“我去内间给人做检查，你等我一下，我再跟你说两句。”门诊时间有限，廖秦平仍尽力保证每位患者都解除疑虑、放心地离开。

廖秦平还关心每位肿瘤患者在治疗时及治疗后的心理问题，无论工作多么繁忙，都会不厌其烦地为她们进行心理疏导。为此，在十年前她就积极倡导成立了由妇科肿瘤医护人员和妇科恶性肿瘤患者共同组成的“携手俱乐部”。该俱乐部的愿望是携医务人员、病人家属、社会各界力量之手来帮助肿瘤患者，倡导对患者的身心治疗和护理，由院内救治延伸到院外、渗透到她们日常的生活中去，让她们尽早回归社会，从而提高患者的生活质量。

作为一名博士生导师，为使专业知识得以传承，救治更多的患者，使年轻的学子更快成长，廖秦平也很注重对学生和医师助手的培养。她经常在门诊中把遇到的典型和疑难病例为他们讲解、分析病情；也经常指导年轻医生们如何结合病史观察、分析患者的体征，结合检查的结果鉴别相近的疾病，从而得出正确的诊断，进行合理的治疗。她也经常在凌晨一两点钟给研究生修改论文后，发完反馈邮件才休息。

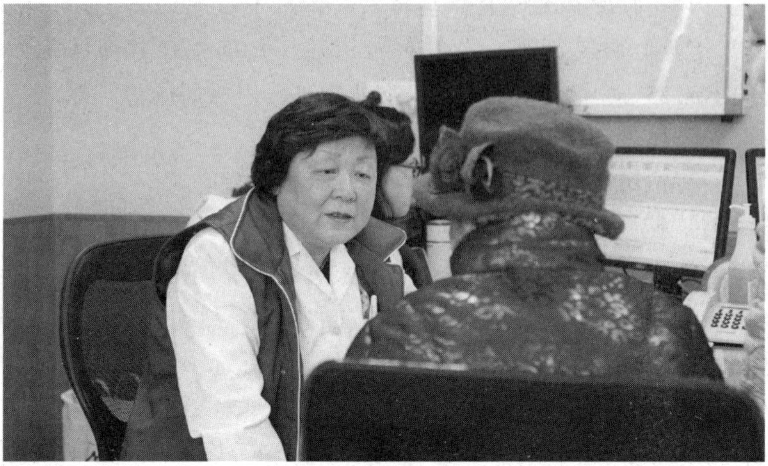

率先规范化开展阴道微生态评价体系

对于阴道炎症的诊断，传统方法是取阴道分泌物，经过涂片镜检或培养的方法诊断是否有滴虫、霉菌或细菌性阴道病。廖秦平领导团队在中国率先规范化开展阴道微生态评价体系，可以客观、全面、动态地评价女性生殖道感染性疾病并能同时评价阴道微生态有无紊乱，极大地提高了我国女性阴道感染诊治方面的医疗水平。

门诊中有位32岁的患者王女士，一年半前自觉阴道瘙痒难耐，寝食不安，去其他医院检查被诊断为：霉菌性阴道炎（VVC），反复用药后病情仍不时发作，现在她计划生二胎，但顾虑霉菌性阴道炎有可能导致不孕或怀孕后流产，这给她生活与心理带来很大的压力。"我平常已经很讲究卫生了，为什么还会得这个病呢?"王女士表示不解。廖秦平了解了她近年来的生活状态后讲"你那时候为了减肥，生活不规律，一下子减了10多斤，身体免疫力跟着下降，就很容易得阴道的真菌病，你的心理压力大又影响了病情的恢复和稳定。"详细问询后，廖秦平向她分析了病源的可能性。"别的医生说这病得了就好不了。""我国女性得VVC的人不少，但早治一般一个疗程就能好。你得病的时间长而且反复发作，又用了多种药物，你应先做个分泌物检查和细菌培养，看目前是否是 VVC，并且对常用的药物是否耐药。不用担心，这病能治。”

半晌，王女士拿了检查报告返回诊间，廖秦平根据结果给她开了另一种药，在纸上写明用法并详细讲解：“你的病用药分 2 个阶段，这个时期是第一阶段杀灭致病菌，第二阶段是巩固治疗，在要复发之前就往里面塞一粒，巩固疗效直到半年。你以前就是治疗的不太规范，所以反复发作。”“我还需要用其他药吗?”“不用了，按这个方法治疗这个病痊愈率大概是 60% 。你以前用药觉得痒是分泌物刺激敏感造成的，不是耐药。”王女士听了连连点头，末了廖秦平叮嘱她用药期间的注意事项及日后来复诊的时间，以指导她怀孕。

阴道类的种类繁多，病种的诊断关系着后期的正确治疗。有位患者 2 年来阴道不适，白带异常，用了很多药症状都不见缓解。来廖秦平这求诊后，通过阴道微生态评价，诊断为需氧菌性阴道炎（AV），患者到治疗室治疗后当时止住了痛、痒感。“现在病情已经诊断出来了，不过需氧细菌的种类有很多，还要做一个细菌培养，确定细菌的性质后，就能针对性地治疗。”廖秦平对患者的专业分析，使她不用再烦恼“药不对症”。

廖秦平介绍，通过阴道微生态评价体系，用少量的阴道分泌物，可以一次性检查出女性的各种阴道炎症，如：细菌性阴道病（BV）、外阴阴道念珠菌性阴道病（VVC）、滴虫性阴道炎（TV）、需氧菌性阴道炎（AV）及细胞溶解性阴道病（CV）等。现在北京清华长庚医院设立有专门的微生态实验室和研究梯队，能够对复杂阴道感染及反复感染进行专业性检查，有利于复杂性、难治性阴道炎的个体化治疗。

“女性阴道本身有自净作用，里面的乳酸杆菌分泌的酸性产物能阻止致病菌在阴道里的繁殖，阴道正常时是酸性的，一旦这种环境被破坏，喜欢碱性的致病菌就会繁殖。”廖秦平说，为了避免病菌繁殖，女性应该每天清洗外阴，注意性卫生，还要懂得身心减压，否则机体抵抗力下降了，任何的预防都枉费。近年来，廖秦平还带领团队针对备孕妇女的感染性疾病进行新一轮筛查，发现在该人群中 VVC、BV 等的发病率较高，为防止流产、早产、胎膜早破等现象的发生，应在孕前积极预防和治疗感染。

成功应用子宫内膜细胞学筛查内膜癌

妇科肿瘤的诊断及治疗是廖秦平专攻的领域，尤其是对子宫内膜癌、子宫颈癌、卵巢恶性肿瘤、外阴癌等各种妇科恶性肿瘤，以及各种妇科良性肿瘤的诊治。针对我国某些发达城市和经济发达地区子宫内膜癌发病率逐年增高的状况，廖秦平率先在国内组织开展子宫内膜细胞学筛查子宫内膜癌的工作，建立了规范的子宫内膜细胞学筛查体系，摸索出适宜的筛查策略及临床处理建议。

有位52岁的患者张大妈，先前做阴道B超时，查出双侧卵巢囊肿，其中右侧卵巢囊肿大至3cm，子宫内膜增厚，回声欠均。在清华长庚做了宫颈薄层液基因细胞学检查，诊断未见上皮内病变及恶性细胞，人乳头瘤病毒（HPV）DNA基因分型检测显示高危型HPV及低危型HPV均为阴性。

“您看我这囊肿要做手术吗?”检查报告出来后，张大妈显然最关心囊肿的情况。“您还没有绝经仅月经乱了，3厘米的囊肿不一定是肿瘤，连查3个月若没变化或缩小及消失，可半年或1年后再考虑复查了。TCT和HPV检测显示双阴性，可3~5年后再复查宫颈。”张大妈听了略为松口气，但了解到她有糖尿病，直系亲属有癌症病史，结合B超结果，廖秦平建议她做子宫内膜细胞学筛查子宫内膜癌：“现在大家的生活水平好了，子宫内膜癌的患者超过了宫颈癌，它与糖尿病、高血压有一定的关联性，糖尿病患者属于高危人群。”

张大妈听了叹起气来，廖秦平安慰她，苹果放久了都会有瑕疵，人活到50多岁了自然不可能没有一点病痛，“我们首先判断是不是肿瘤，再看肿瘤性质，良性的能保守治疗，你现在先做这个检查除外一下。”“我之前老担心要做大手术。”听了廖秦平的分析，又想到囊肿暂时不用做手术，张大妈心里还是多了几分安慰。

目前国内对于内膜癌的诊断主要依据诊断性刮宫取得子宫内膜并进行组织病理学检查，而廖秦平教授领导的专业团队已经成功将子宫内膜细胞学筛查技术应用于临床，通过数千例病例的数据分析证明，子宫内膜细胞学检查可以作为筛查子宫内膜病变的工具。子宫内膜细胞学筛查具有的优点是：取材满意度高，操作简单、安全、无痛，在门诊即可顺利完成操作，使很多受检人群免于承受痛苦且有一定风险的刮宫手术。北京清华长庚医院妇产科建有“宫颈及宫腔细胞检测中心”，具备一支经验丰富的专业团队来负责宫颈、宫腔细胞标本的取样、制片、染色、分析工作。

门诊中还有几位来求诊的卵巢癌患者，针对她们的病情进展，廖秦平制订了最恰当的治疗方案，“我会把所有结果都告诉肿瘤病人，让他们选择。”当遇到已经是癌症晚期，手术、放化疗都没有意义的患者，她又会告之如何提高生活质量。虽然大量的临床工作占据了她生活中的绝大部分时间，但这未能阻止她科研探索的脚步，在子宫内膜癌的发病机制及侵袭性研究、子宫内膜癌的早期筛查、恶性肿瘤患者激素替代治疗以及宫颈癌早诊早治方面，廖秦平进行了大量研究，其治疗水平在国内处于领先地位。

早期筛查HPV感染做到宫颈癌早诊早治

除了阴道感染疾病与各种妇科肿瘤，廖秦平在子宫内感染、盆腔炎、子宫肌瘤等领域的诊治都颇有建树。她领导的HPV DNA分型检测技术团队已顺利完成国家“十一五”攻关项目和北京市女性生殖道感染重点研究项目，目前HPV DNA分型检测技术是宫颈癌筛查与治疗后随访的非常有效的手段。廖秦平在妇产科领域内的执着追求不仅获得了患者口碑载道，也得到了同行的极大认可。

门诊中有位65岁的患者吴大妈，近来阴道分泌物增多，时有不适感，被怀疑是宫颈癌。家属经人推荐带她到廖秦平这求诊，做了宫颈薄层液基细胞学检查，诊断为非典型鳞状上皮细胞，不能明确意义，后补充了HPV DNA分型检测与阴道镜检查，其中检测到HPV66与HPV44为阳性，阴道镜评估印象是LSIL，病理组织属慢性宫颈炎，伴湿疣病变。

“老太太，没什么事，不用担心。”看了检查结果后，廖秦平温和地说，“过1个月来复查炎症，以后半年或一年复查1次，分泌物多我给你开点药，HPV感染有时可以不用药。”“终于能放心了。”家属庆幸地说。“开了点药，很便宜的，你以后还得适当锻炼身体。”廖秦平叮嘱吴大妈。“女儿说你是顶级专家。”大妈笑着感叹。

廖秦平介绍，宫颈癌的发生发展与高危型人乳头瘤病毒（HPV）的持续感染密不可分，HPV分型检测联合液基宫颈细胞学筛查及阴道镜检查技术，可以在最早期筛查出宫颈HPV感染、宫颈病变，做到早期诊断、早期治疗，将宫颈癌扼杀在癌前期病变甚至更早期阶段，使广大女性患者获益。

廖秦平强调要准确诊断，也要精准治疗。有位30多岁经常下腹痛的患者来就医，之前她肚子疼在其他医院被诊断为急性盆腔炎，输了4天抗生素，好转后后续没用药。廖秦平详细了解后，颇为可惜：“当时没有正规地接受治疗，急性盆腔炎应该用14天的抗生素治疗，输液或服药一般可治好，不然不会演变成现在的慢性下腹痛。”

为了在妇科领域有更多的建树，让广大女性患者受益，廖秦平觉得白天的科研时间不够用，还利用晚上的时间完成各种文章撰写和研究工作。笔耕不辍的她发表了数百篇在妇产科界有影响力的文章，编写了数十本妇产科专著。

2014年，担任了10余年北京大学第一医院妇产科主任的廖秦平加盟北京清华长庚医院，这一切都源于她对妇产科的热爱，对妇产科事业的坚定和执着。她说清华长庚医院的建立，承载着五个梦，而她也有一个梦：解决北京天通苑地区40多万老百姓就近就医、在大医院看好病的梦想。

（跟诊记者：庞书丽）

深耕神经外科的“海归”——王劲

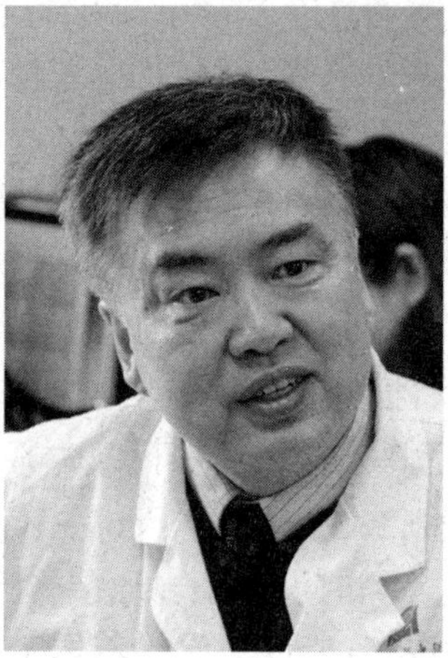

专家简介

王劲，北京清华长庚医院副院长、神经外科主任医师。美国华盛顿大学附属医院神经外科医师、华盛顿大学医学院副教授，清华大学兼职教授，清华大学临床神经科学研究院副院长，北京市政府海聚人才，首都医科大学附属北京天坛医院神经外科特聘海外专家。

专长：擅长治疗各种脑和脊髓脊柱病变，微创（激光、聚焦超声）治疗脑肿瘤，胶质瘤的综合治疗，肿瘤立体定向手术活检，微创损毁手术，脑肿瘤的基因病理诊断，脑深部电极，帕金森病，震颤，肌阵挛（CRW，Leksell），癫痫，疼痛，Tourette’s 综合征，抑郁症微创脊柱手术，复杂脊柱变性疾病的手术减压/固定，脊髓肿瘤的手术/综合治疗，环枕畸形/Chiari 畸形，脊髓刺激器/药物泵。

出诊时间：周二、周四上午。

国外深造二十几年，获得了无数荣誉和头衔，他却选择放弃优越的医疗工作环境，甚至宁愿与家人分居两地，选择回到祖国，希望为祖国的神经临床医学做出自己的贡献。他就是北京清华长庚医院副院长、神经外科主任医师——王劲。

“我想把长庚的神经外科做成我们的特色。”尽管刚刚回国一年多，但王劲对清华长庚医院、对自己都很有信心。

解惑：治病前先让患者安心

在王劲的诊室里，一位60多岁的女患者，由于脊髓长了肿瘤，之前在清华长庚医院做了脊髓肿瘤切除术，这次过来复诊。“先走几步我看看，跟一个月之前相比有什么变化。”详细询问了患者的情况后，王劲说道。患者按要求在诊室里来回走了几圈，脚步跟常人相比有些缓慢，但还算平稳。

“大夫，我母亲的病能彻底治好吗？”患者的儿子显然很担心自己母亲的病情，一脸焦急地望着王劲。“别着急，先坐在检查床上，把双脚抬起来，我看看”。说着，王劲从护士手里接过用来测验膝跳反射的小锤，轻轻地敲打患者的膝盖等部位。查体结束后，他轻呼了一口气，转身说：“你母亲的病变是良性的，手术切除之后就可以痊愈，放心吧。”“谢谢您，王大夫，有您这句话我们就安心了。”听到王劲如此肯定的回答，患者和家属不禁喜上眉梢。

该病在手术之后还需要进行康复训练，很多患者选择留在这里的康复中心进行。王劲介绍说：“在我们神经科，像肿瘤、外伤、偏瘫这些神经系统的问题，如果能迅速地做一些康复治疗的话，患者恢复起来会更快。像我们医院的康复科，相比其他医院规模要大一些，设备要好一些。这种多学科的、联合的诊疗就是我们医院的一个特色。一些肿瘤患者，术后可以在我们康复科住一段时间，加速患者的术后康复。”

由于这名女患者是从甘肃慕名而来的，考虑她的方便程度和时间成本，王劲提出了建议：“回头可以让康复中心给你们做一个计划，按照这个计划回家去做，这样对你们来说更经济一些。这种康复不需要特别高大上的设备，自己在家里也可以实现。”

另一位61岁的唐山患者，前段时间被人用拳头打中眼睛，之后就一直出现头晕的症状。患者的女儿王女士带着父亲的核磁片找到了王劲。“你看，这有两个小白点，这边是黑的。但是原因究竟是外伤还是肿瘤，目前还不确定。”王劲指着核磁片说。

“大夫，这个外伤有可能引起脑瘤吗？”王女士提出了自己的疑问。“不会的，这二者之间没有什么必然的联系。你父亲之前得过癌症吗？平时抽不抽烟？”王劲连问了一串问题，都得到了否定的回答。

看到王女士脸上的担心，王劲又接着补充说：“不用太担心，先观察一两个月，看看有没有什么变化。如果是肿瘤的话，肯定会越来越大，但如果是出血，就会逐渐消掉。到时候做核磁看一下情况。现在怀疑应该是外伤引起的出血，但毕竟脑瘤也不能排除，所以还是要谨慎一些。”听了这番话，王女士一直悬着的心稍微放下来一些，对他的详细答疑表示了感谢。

一上午的门诊中，但凡来就诊的患者，即使不能马上解除病痛，王劲也尽量做到给他们一个满意的解答。

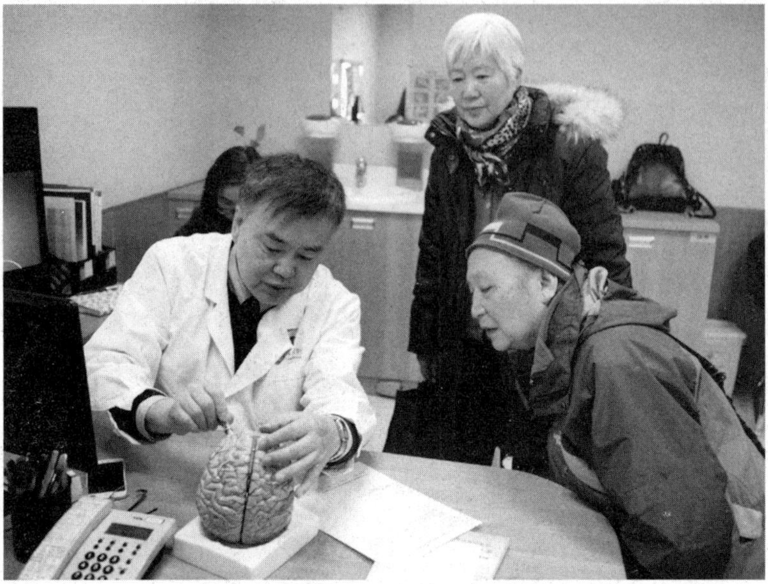

严谨：诊治病人的重要准则

作为一名从医几十年的大夫，王劲把严谨作为自己诊治病人的重要准则。

一位曾患有脑瘤的患者，在做完手术后需要常年服用药物。由于家在哈尔滨，便让在北京的表姐来医院给自己开药。但问题在于，这次问诊时，家属并没有带来患者的病理结果。

“你需要把患者的病理诊断给我，我得问清患者的详细情况，才能开药。”了解到了对方的目的，王劲毫不犹豫地说。“这个手术是十几年前做的，我这也没有诊断结果。去年在别的医院给开过药，您这也把药给开了吧，反正不都是脑瘤吗?”患者的表姐显然并不了解这样的行为存在很大风险。

听了对方的话，王劲有些无奈：“这肯定不一样啊，脑瘤的性质是有分别的，比如说是垂体腺瘤还是颅咽管瘤，这二者就有很大不同，不能胡乱开药。所以必须要有手术的病理结果。”详细解释一番原因后，他又接着说：“先把病理结果拿过来，带着过去内分泌科，那边能告诉你哪里有你需要的药。”“谢谢王大夫，我下次一定带过来。”患者的表姐明白利害关系后，感激地说道。

有些患者由于知识水平有限，对于一些必要的检查和诊治理念不太了解，王劲总要耐心又细致地为对方解释一番。

一位60多岁的大爷，最近一直饱受腰腿疼的困扰。“以前出现过类似的症状吗？”王劲问他。“以前只要活动活动就好了，但是最近疼得越来越厉害。”“您这种情况，有可能是腰椎管狭窄导致的。建议您做一个腰椎的核磁，这样才能做一个确切的诊断。”王劲了解情况后作出了建议。

“我之前做过X线检查，现在不太想做核磁检查。您就这么给我看不行吗？”这位大爷对核磁检查有些抗拒，认为诊断没有必要做这个检查。“我还是建议您去做一个核磁，因为软组织的检查要靠核磁才能得出结论。如果您真有椎管狭窄的情况，核磁检查是必须的，”王劲耐心地分析：“这种检查是无创的，不会出现什么不舒服的感觉。如果没有核磁检查，我们是不能下诊断结果的。”

“我还是喜欢跟病人详细解释一下。可能有些医生看病时会直接看完片子，就来了一句‘需要手术，回家考虑去吧’。但是有些患者的教育水平偏低一些，有的病人甚至直接就来了一句‘我这病就交给你了，你看着办吧’。所以我说要跟患者交代清楚，你的病出现这种情况怎么办？出现那种情况怎么办？这就要求我们这些大夫要多花一些时间，跟患者多耐心解释一下。”王劲对记者说。

满足：攻克疑难病例很幸福

王劲回国后从医时间不长，但已有不少患者在他的诊治下得到了康复。

有一位20多岁的大学生，家住在农村，经济条件也不好。作为家里唯一的大学生，可以说是全家的希望。但不幸的是，他突然间下肢瘫痪，诊断结果是患上了椎管内硬膜外海绵状血管瘤。与家人辗转于北京和上海的很多医院，虽然诊断结果很清楚，但由于病变过大，手术的风险极高，一直没得到有效的医治。直到他来到清华长庚医院，找到了王劲。

这名学生是幸运的，针对他的这种肿瘤，王劲2015年刚刚发表过相关论文，分析如何诊治。虽然他的肿瘤比较大，但清华长庚医院神经外科的设备比较齐全，技术条件也足够应对。王劲诊断后马上为其安排了手术，把肿瘤切除。患者术后的恢复情况较为理想，现在已经能够重新站起来了。

“当时看到这种结果，我们非常高兴，觉得自己的付出是有收获的。作为一名医生，攻克这样的病例，那种职业满足感是其他行业不能比拟的。”王劲动情地说。

遇到一些相对少见的病例，王劲往往会发扬“钻牛角尖”的精神，不放过深入研究的机会。

一位年轻的女士来到王劲的诊室求助，据她介绍，自己的母亲之前曾在这里做过静脉曲张的手术，但在住院期间却查出了海绵状血管瘤，头部左侧经常出现昏沉的情况。“你母亲有没有出现过突然头疼的情况？家里还有别人得过这种病吗？”王劲询问。当得知患者的弟弟也患有同样疾病，而姐姐则患有癫痫时，他连忙告诉身旁的助手：“把这个记下来，这是一个很好的基因分析案例，因为带有家族性。这种疾病在西班牙和墨西哥出现家族性的很多，但在国内还比较少见。”

“患者会有小的出血情况，但不会致命。”看到患者的女儿有些担心，王劲轻声提醒说：“这种病和你的日常生活无关，但是和基因有很大的关系。所以建议你也尽快做一个检查。”听说对方正处于哺乳期，害怕检查有风险时，他笑着安慰：“放心吧，这个不会有影响的。但是你要尽快检查，因为如果你开车时忽然出现癫痫的情况，这会带来很大危险。回去以后，如果发现自己突然头痛，或者出现癫痫的情况，一定要尽早赶过来。即使没有出现这些情况，每年也要过来做一个检查。”

讲述完相关情况后，王劲接着又对女士说：“我们想要再研究一下这个案例，但是可能和治疗本身没有关系。只是想以后联系你，做一些后续的调查，也是为了防止后代继续出现这种问题，不知道你那方便吗？”看到王劲如此尽职尽责，对方马上爽快地答应：“您也是为了患者好，所以您就放心吧，我肯定配合。”

据王劲介绍，针对这种家族性的海绵状血管瘤，目前国内还没有人做深入的研究。“这种情况，我们如果能用基因测序的方式找到这些患者到底是哪个基因有突变，虽然一时半会还治愈不了，但起码能给患者提供一个咨询。像刚才这位女士，她和她的孩子得这个病的概率是多少就能知道。虽然不能治愈，但起码可以做一点贡献，这方面我们可以多做一些研究。”

（跟诊记者：郭　强）

打通"声"命的通道——叶京英

专家简介

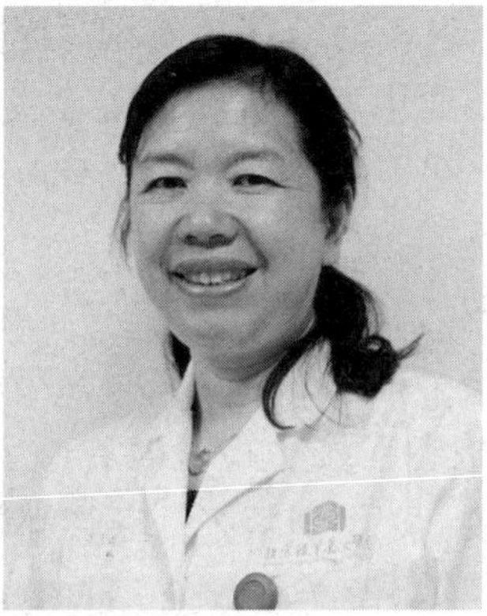

叶京英，北京清华长庚医院耳鼻咽喉头颈外科主任，咽喉科首席专家，主任医师，教授，医学博士，博士生导师。享受国务院特殊津贴。组织多届国际睡眠呼吸障碍研讨会；在国内组织举办国家级继续教育项目睡眠呼吸障碍学习班14次，培训学员千余人；多次在国内外会议上特邀发言；参与起草、修订我国专科领域第一个睡眠呼吸暂停低通气综合征诊疗指南。

专长：睡眠呼吸障碍疾病的手术治疗，喉显微外科手术、喉部肿瘤、嗓音疾病的评估及治疗，儿童腺样体、扁桃体疾病的评估及治疗，慢性咽炎的治疗。

出诊时间：周一、周三上午。

"叶大夫，我睡觉时总是嘴干，您能帮我看看吗？""我们家孩子想加您的一个号，可以吗？"早上八点三十分，当记者来到北京清华长庚医院耳鼻咽喉头颈外科诊室门前时，不少患者迎上了一位正朝着诊室门口走来的医生，急切的心情溢于言表。

这位被簇拥着的医生，正是清华长庚医院耳鼻咽喉头颈外科主任——叶京英。

患者感恩："是您救了我一命"

一位74岁的患者，虽然由于食管癌术后造成声带受损，但还是激动地拉着记者说起他的就诊经历。他在2004年6月因呼吸困难，前往北京同仁医院就诊，主治医师便是叶京英。当时的诊断结果是喉梗阻，需要进行手术治疗。叶京英主刀为这名患者做了气管切开及左杓状软骨切除手术。2个月后复查时，考虑患者之前做的食管癌手术还不满3年，为了安全起见，叶京英决定先不拔掉气管套管，而是使用一个较细的管来代替。现在12年过去了，手术效果很好，插管也一直仅仅是备用状态。

为了向叶京英表达清楚，患者已经把事由写在纸上，知道记者是来采访的，指着文末的“您是我的救命恩人”，向记者描述了几次，强调不能忘了这个事儿。

“当时挂的就是叶主任的号，后来在网上查到叶主任来了清华长庚医院，我们就追随而来。叶主任人特别好，特别负责。”患者的老伴笑着说。因为带着插管不能做磁共振检查，自己不敢把插管拔掉，而患者又有心脑血管疾病的家族史，害怕耽误诊断和治疗。于是十几年之后，患者还是希望能得到叶京英的建议。

“现在说话怎么样？”叶京英一边仔细为患者检查，一边询问道。“能说话，就是声音有点儿哑。这多亏了叶主任您啊，是您救了他一命。今天过来就是想听听您的意见。”患者的老伴感激地说道。看到患者在接受检查时有些紧张，身体绷得很紧，表情也有些不自然，叶京英安慰说：“您别紧张，喉管都戴12年了，现在还害怕什么啊？”患者这才放松下来。

叶京英时刻把“以患者为中心”作为自己的行医准则，也因此得到了患者和家属发自内心的尊重。一位70多岁的患者，患有鼻息肉，需要手术治疗。患者儿子找到叶京英，想要第二天就做手术。叶京英考虑了一番后，对他说道：“患者年龄很大，不能急着做手术。因为手术需要做全身麻醉，老年患者必须要先调整好身体状况，否则可能会出现危险。”听到叶京英如此细心地为患者考虑，他连连点头：“还是您考虑得周到，什么时候手术听您的。”

“我爱当医生，想为更多的患者看病治疗。”叶京英用一句最简单的话表达了自己对医生这个职业的看法。叶京英在同仁医院时的不少患者，听说她来到清华长庚医院后，也追随而来，希望能继续得到她的治疗。

“清华大学的水平，公立医院的责任，以病人为中心的诊治原则，这就是我来到清华长庚医院的原因。”叶京英当初决定来清华长庚医院，家人和朋友都劝她慎重考虑，不要太操劳，毕竟这里很多工作都需要自己去筹备。但对于叶京英来说，创建一个新的科室，再带出一支新的耳鼻咽喉科团队，不仅是自己能力的证明，更是理想的继续。

成人打鼾：要防睡眠呼吸暂停

很多人在睡觉时或多或少都会出现打鼾的现象，而现代医学研究已经证明，严重的打鼾会对身体健康带来很大的危害。

“打呼噜的原理就像柳树枝皮发声的游戏。把柳树枝的芯抽取，只保留空管。把空管局部压扁，在一端吹气，就能发出清脆的声音。而我们在睡眠时，气道内的快速气流流经上气道的狭窄部位，就会引起气道壁的软组织振动，从而产生声响。”叶京英用这样一个生动的比喻解释打呼噜的原因。

而在睡眠过程中一旦出现气道阻塞，不能正常呼吸，血液中的氧含量就会降低，二氧化碳含量随之增多，引起心率增快、血压上升、血管壁损害等。睡眠过程中如果反复出现呼吸气流降低或停止，会使全身组织器官反复缺氧，导致机体分泌许多有害的炎症因子，造成细胞损伤，最终导致多器官功能损害，引起高血压、冠心病、糖尿病和脑血栓等慢性病的发生。

“对于单纯习惯性打呼噜的人来说，虽然睡眠过程中没有呼吸停止等现象，但也需要引起重视，因为不采取及时有效的干预会逐渐加重，发展成为睡眠呼吸暂停低通气综合征。”叶京英说道。睡眠呼吸暂停综合征的临床表现就是夜间睡眠打鼾、呼吸暂停以及白天嗜睡等，是一种有潜在致死性的睡眠呼吸疾病。

在叶京英的诊室里，一位患有睡眠呼吸暂停综合征的中年男性道出了自己的病症：“叶大夫，我晚上睡觉时总是出现打呼噜的情况，睡醒之后嘴也特别干。去年 11 月份开始咳嗽，虽然不严重，但晚上总是咳醒，药吃了很多也不太起作用。”

“您现在抽烟喝酒还没戒吧？”叶京英询问说。“烟不抽了，有时候会喝点儿酒。”“这些对咽喉部位刺激都挺大的，应该戒掉，”叶京英提醒说：“我先给您开药。您的咽喉胃酸反流很厉害，打鼾也挺严重，您自己得加强身体的保养，不要过饥或者过饱。”听到患者说自己的呼吸机已经很久没有使用时，叶京英赶忙提醒对方，呼吸机应该继续使用：“戴呼吸机的效果是很直接的，能够马上见效。”

据叶京英介绍说，睡眠过程中因气道扩张肌功能失调造成呼吸暂停的患者，手术并不能改善其功能障碍，而持续正压通气治疗，也就是俗称的呼吸机治疗，是目前最有效的治疗方法。当然，不同的病因有不同的治疗方式，对于以呼吸道狭窄为主要病因的患者，通过手术可以有效地扩大呼吸道，可以防止睡眠过程中出现的气道塌陷关闭，使睡眠过程中呼吸暂时停止或气流减小的现象消失，从而可以达到治疗的目的。

另一位四十多岁的男性患者，带着自己的睡眠监测报告来到叶京英的诊室。“从你的报告上看，问题应该不严重。”叶京英仔细查看了检测报告后，告诉他。

“大夫，我就是晚上睡觉会突然惊醒，虽然不太打鼾，但是喘不上气，出一身的汗。”“喘气的声音特别大吗？”“不是很大，只是喘不上气而已。”

接着，叶京英让患者坐到了查体椅上，先用压舌棒伸进患者口腔：“张嘴，说‘啊’，再说‘1’”，接着，用耳鼻喉内窥镜探进患者鼻腔，开始细致的检查。一连串的检查结束后，叶京英告诉他：“我先给你把药开上，你先吃着，看看效果怎么样。然后我们再决定下一步的治疗。”当助手把药方打印完成后，叶京英又接过药方，仔细检查所开的药物够不够准确，确认无误后才放心地交给患者。

叶京英提醒说，在日常生活中，打鼾虽然司空见惯，但其病理过程却很复杂，应该到正规和专业的医疗机构进行诊治，以免耽误病情。自己也要避免感染呼吸道的炎症，注意控制体重和自我检测。

儿童打鼾：早诊早治莫耽误

在一上午的诊治中，儿童患者几乎占据了一半的数量。诊室的检查椅旁，就挂着一张写有“小儿检查体位”的示范图，家长需要一手护住儿童的头部；另一只手护住儿童手臂，并用双腿夹住儿童的双腿。

一个8岁的患儿，由于打鼾很严重，来到叶京英这里就诊。面对检查椅，患儿明显有些抗拒，不愿意配合检查。于是叶京英耐心地安慰他：“你今年几岁了啊？”“8岁。”“都8岁了啊，那应该很勇敢了对不对？做这个检查一点儿都不难受，我也做过，不会骗你的。”

患儿被叶京英说动了，自己主动坐上检查椅。“你特别优秀，特别勇敢。”叶京英又继续鼓励说。“来，鼻子吸气，”为了让检查所用的管子进得更深一点，叶京英耐心地对他说：“好，真棒。”检查完毕后，叶京英对小男孩的母亲说：“先做一个睡眠监测，等结果出来后再进行治疗。”听说孩子快放假时，为了不耽误他上学，叶京英建议等到他放假后，把睡眠监测和手术放在一起做，这样四五天的时间就可以结束。

叶京英口中的睡眠监测，指的是患者要在院内睡眠中心睡一晚。在整晚的睡眠过程中，由医生记录其血压、血氧、脉搏、呼吸气流、胸腹运动、肌电、脑电等信号，然后综合分析整夜睡眠中呼吸暂停的时间和次数、低氧的程度等，最终准确地评估患者打呼噜的严重程度，以确定后续的治疗方式。

一个患有鼻窦炎的患儿，对检查更是抗拒。面对检查设备，满脸惊恐地说："这是什么啊？这又是什么啊？"叶京英再次发挥了自己安抚患儿的能力，反复地劝说："你看刚才那个小妹妹检查的时候都一点儿也不害怕，你是小男子汉了，更不应该害怕了。"如此安慰了好儿分钟，患儿才愿意配合检查。

检查结束，叶京英微笑着对孩子的父母说："不用担心，先开点儿药，治疗一个月之后再过来，做一下睡眠监测，看看效果。"小男孩的母亲咽喉部有一个小囊肿，也希望叶京英给自己诊治一下。"我们是朋友介绍过来的，听说您医术特别好，正好让这母子俩一起治疗。"小男孩的父亲说道。

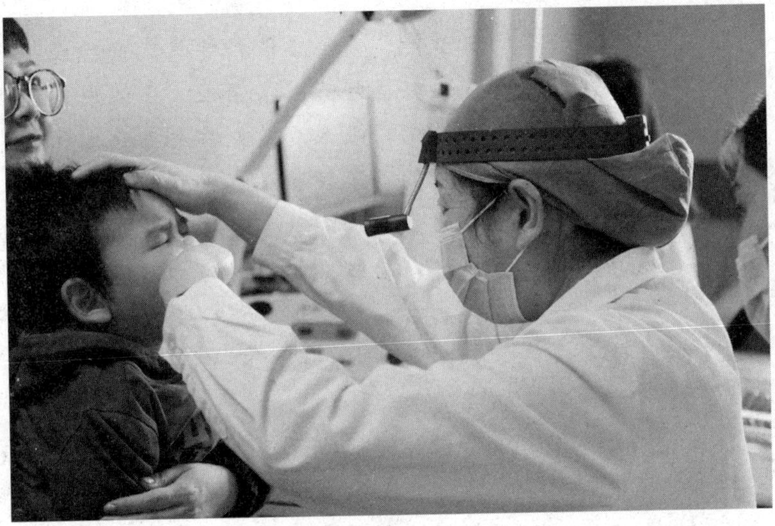

据叶京英介绍，儿童如果出现打鼾的情况，需要及时就诊。因为长期的打鼾和张口呼吸，会使儿童的头面部骨骼发育成容易打鼾的颅面形态。等到成人以后，可能引发睡眠呼吸障碍。而这时许多结构的纠正往往需要做创伤较大的手术，风险也会较高。

对于叶京英来说，"厚德载物"是医生最重要的品质："用同样级别的责任心去对待所有的患者，就像对待自己的亲戚朋友一样，这就是医生的厚德载物。"

（跟诊记者：郭　强）

18. 中国中医科学院广安门医院

给予患者“新呼吸”——李光熙

专家简介

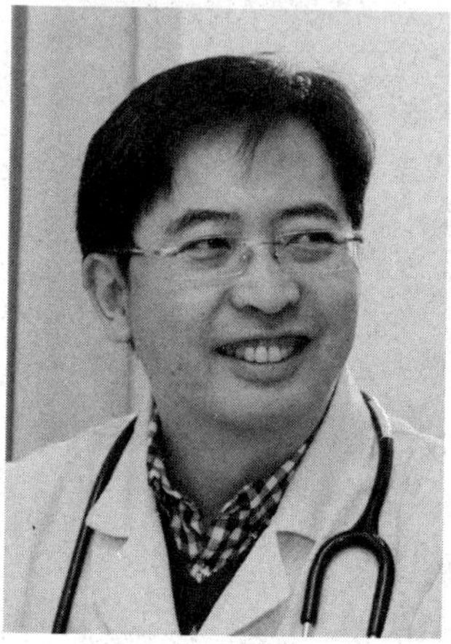

李光熙，中国中医科学院广安门医院呼吸科主任医师，医学硕士。在运用中西医结合诊治呼吸系统常见病危重病方面积累了丰富的临床经验，有良好的临床疗效，承担进修生、留学生的临床指导。曾参加国家级、局级、所级课题六项。在国家级医学刊物上发表医学论文10余篇，国际医学核心刊物上发表论文30篇，参与编写学术专著2部。

专长：肺损伤、慢性阻塞性肺病、支气管哮喘、慢性咳嗽、支气管扩张、睡眠呼吸暂停综合征等。

出诊时间：周一上午，周二下午，周四上午。

“咳咳咳……”在这间不足十平方的诊室里，不时有患者咳嗽咳痰，使得室内的空气愈加混浊与沉闷。然而，为了患者能早日呼吸顺畅，中国中医科学院广安门医院呼吸科主任医师李光熙在长达5小时的出诊时间里，却一直气定神闲地把脉开方，时而与患者谈笑风生。更为意外的是，他没有佩戴口罩。

“患者认为我戴着口罩交流会有隔阂感，我就不戴了，尊重病人嘛，大部分呼吸疾病是没有传染性的。”李光熙如此对记者说。

培养患者乐观的抗病心理

“你有点支原体感染，想好得快可以用点消炎药，但你有胃病，我在想如何权衡。”当记者来到诊室时，李光熙正在琢磨一名哮喘、亚急性咳嗽患者的用药方案，熟稔中医学知识的他总是尽量将药物副作用减至最低，这或者是许多患者慕名而来的原因之一。

患者拿着药方离开后，李光熙继续有条不紊地忙碌。记者身处憋闷的诊室，难免有点坐立不安，也不时咳嗽起来。但李光熙似乎早已习惯了这样的环境，与许多患者像老朋友般交谈，对加号的请求也鲜有拒绝。“患者挂号太不容易了，我一般都给他们加号，这好像是在解决我们科里挂号难的问题。”李光熙颇为幽默，目前他正准备联合北京协和医院呼吸科设立电话预约大平台，为患者提供便利之余也有利病历资料的保存。

轮到60多岁的老张就诊，他面色红润，体格强壮，却在不久前因肺纤维化被别的医生判了“死刑”。“最近怎么样？”李光熙笑着问候。“感觉还可以，上次听你说完后，心理恐慌好了，本来觉得自己到了世界末日，还好碰到你，在这看病有亲切的感觉。”老张感慨地说，他刚被查出病时多次就诊都倍受打击，连遗书都写好了，体重迅速下降20斤，后来经人推荐找到李光熙，服用数剂中药后，在第四天就感觉到好转。

“本来我嘴唇发紫生泡，现在也没了，手血红血红的，好神奇。”“这种病有很多种，突发性的很可怕，你的属于很轻的，人的调节能力特别强，要相信自己。”说到这，李光熙逗起老张：“那你现在开着公司也不能退休了。”家属听了赶紧插话：“你也退休不了，好多病人都需要你。”于是大家都笑了起来，老张不禁感叹：“其实医生的一言一行真的对病人心理影响很大，你应该做一个关于肺纤维化的科普，给大家活下去的信心。我们真的全家都很感谢你！”

李光熙很注重培养患者乐观的抗病心理。先前有位病情严重的慢性阻塞性肺病患者来这就诊时，因为他专业的分析与鼓励点燃了求生欲望，可惜近日受到意外惊吓后，心理又“崩塌”了，病情加重得只能躺床上靠吸氧维持呼吸。“他说自己左肺满了，右肺还差一点，活不成了。”代患者就诊的家属无奈地说，“上次来我觉得他挺有信心的，其实他病还行，现在有些症状比之前好多了。”“他一半是心理作用，连遗书都写好了。”“你跟他说，李主任觉得你行，应该能挺过来，要给他信心。”为此，李光熙与家属沟通了许久，多番叮嘱不能放弃，最后抚慰她说：“中药坚持继续吃，咱们一起努力，看能否缓过来。”如此一来，家属的意志也坚定了。

外感内伤咳嗽辨证施治

慢性咳嗽是西医的概念，中医讲咳嗽，譬如叩鸣：古人讲叩之则鸣，不叩不鸣。“中医的咳嗽主要分为两类：一是外感咳嗽，二是内伤咳嗽。其治疗也主要是根据外感和内伤的不同来诊治。”李光熙介绍。

65岁的王大妈咳嗽了一个多月，喉咙有白黏痰，夜晚总是咳醒几次，生活质量因此大打折扣。来李光熙这就诊后，被诊断为风寒犯病症，喝了几副中药，病情已有所缓和。“以前咳时按着腰两边疼，现在好多了。”复诊的王大妈报喜道。“我们一点点把病治好，中医讲受寒生痰，还得治一段时间，幸好的是肺没事。”“之前去其他地方治，吃抗生素，打点滴，花了5000块钱，不见效，以为不能好了，没想到你只开了100多块的药就能起效，这次来带了2000块也用不上喽。”王大妈对此很是欣慰，李光熙听了笑着规劝：“不是药贵就好，少输点液。”最后，王大妈揣着“巨款”开心地走了。

类似的报喜在李光熙的门诊里屡见不鲜，许多患者感叹“吃了你的中药好多了”，这在于李光熙能对病情抽丝剥茧，对症下药，常常给予患者一针见血的分析：“从中医角度来说你是肺受寒，形成寒的根，建议夏天来贴个消喘膏，对慢性咳嗽能起一定作用。”“吃点药给你疏疏风，估计与风有关。”还有位长年咳嗽的女患者，今年38岁，20年前曾诊断出慢性支气管炎，在这就诊后病已有好转，李光熙给她分析道：“你脾胃不好是病根，容易咳嗽，要长期吃中药调理，你特别怕冷，别吃寒的。”同时指出女性一般35岁后才会出现慢支，患者应该每年都监测肺功能：“你可能是早期或正要转成慢阻肺，赶快治疗。”

李光熙介绍，外感咳嗽的主要特点是急性发作，迁延不愈；内伤咳嗽往往是长期反复发作的咳嗽，一年两三次，连续咳嗽两三年。外感咳嗽包括风寒暑湿燥火，内伤咳嗽又分为七情内伤，痰湿内伤，饮食不洁所致的其他内伤。一定要根据病程特点判断是外感咳嗽还是内伤咳嗽。

“西医讲慢性咳嗽的原因有慢性阻塞性肺病、哮喘、反流性食管炎、鼻后滴综合征等。五脏六腑皆可引起咳嗽，五脏六腑也皆累于咳嗽。”李光熙说，在补肺同时注意健脾，用白芍柔肝，理顺肝气，调肝理肺。脾脏受累，痰多。健脾，化痰。肾脏特点：肾阴虚肾阳虚。阴虚咳嗽滋阴补肾，阳虚咳嗽要壮阳止咳。中医讲究五脏六腑的协调，要把它看作一个整体。“中医一般还会加些针灸治疗。让病人锻炼呼吸，慢慢吸慢慢呼，这样咳嗽慢慢就会好。”

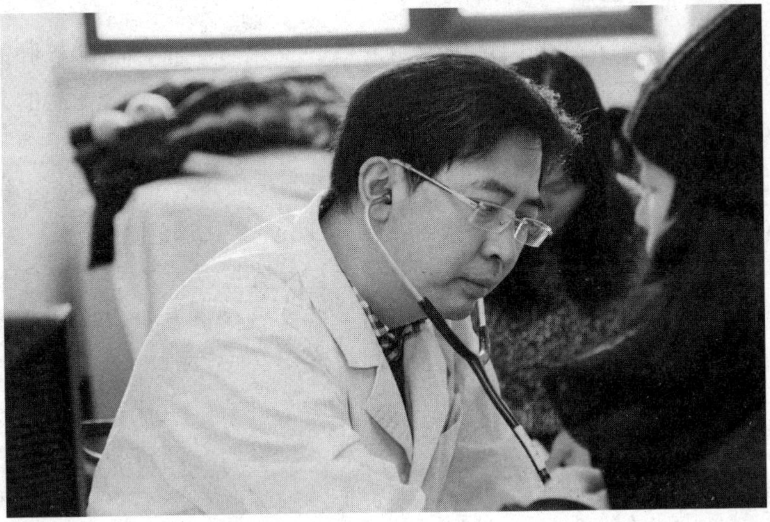

慢性患者可贴消喘膏

呼吸科的疾病种类繁多，常见病有肺损伤、慢阻肺、哮喘、睡眠呼吸紊乱等，李光熙在多年的临床实践中积累了丰富的经验，除了能使“感冒咳嗽好得快”，也为许多呼吸病患者解除了病痛。

门诊中有位70多岁的老奶奶，退休前一直在石棉厂上班，肺部由于受职业环境的影响出现了损伤，后来被诊断出肺纤维化，常感呼吸困难、咳嗽、气急等，在别的医院做了肺切除手术，现在在李光熙这接受中医治疗，这次来复诊时状态不错，与老伴总是满脸笑容。

“最近2个月怎么样?”李光熙关切地问。“好多了，没那么憋气，但有时还会一阵咳嗽。”“你是病得最严重的，但是状态是最好的。”“幸好碰到了你。”据老奶奶讲述，以前病情很严重，总是不停咳嗽，做点轻活就喘不过气，难以出外活动，“我以为自己不能好了，肺都切除了三分之二，李主任真是太棒了!”老奶奶对记者说。

还有位患者患了肺泡蛋白沉积症好几年，平时上楼都喘气，痰多、严重咳嗽。经别的医院治疗并做灌洗肺手术，效果不佳，血氧饱和度术前术后均为82，后又自费吸雾，均不见好转。主治医师感到无计可施之下，推荐他找李光熙治疗，其吃了三天中药后痰就得以消除，也不咳嗽了，虽然由于季节变化，病情反复了一个月左右，但经李光熙进一步调理，现在血氧饱和度已经稳定在94左右，“目前我腿有劲，上五楼基本上不喘，一天可走二万多步。非常感谢李主任!"患者非常感慨。

这样的例子在李光熙的门诊中数不胜数，支气管扩张伴随肺气肿的患者不再用氧气机了；肺气肿患者走路有劲、气色越来越好了……李光熙的高超医术获得了许多患者的信任。

李光熙介绍，呼吸道疾病患者为了避免症状加重，日常也应注意预防保健，其中很重要的一点是要顺应自然规律的变化，调整好生活方式。比如到秋天了，气温逐渐下降，一天的温差越来越大，首先要从穿衣服开始注意，在季节转换半个月到一个月前，可以找医生做一些药物的调整，以调理体质。而对于长期慢性的哮喘、慢支还有一个非常好的方法："冬病夏治"，目前广安门医院独创的消喘膏"三伏贴"在一年中天地阳气最旺盛的三伏天时期，通过刺激特定穴位，激活人体内的阳气，从而达到"冬病夏治"的目的。消喘膏"三伏贴"主要适用于支气管哮喘、慢性支气管炎、肺气肿、慢性阻塞性肺疾病、过敏性鼻炎等中医辨证属阳虚为主，或寒热错杂以寒为主的患者。

树立正解的健康理念，呼吸患者加强运动康复

"医生做的事是三角形的顶端，而下面的基石是患者需要靠运动锻炼、改变生活习惯、调整心态建立的，但很多人的基石不牢，只能把压力放在顶端。与其大部分需要医保埋单，还不如投一部分钱到前端的健康管理上。"李光熙说，他很重视向患者宣传正确的健康理念。

门诊中有位30多岁的女患者吴女士，近年来感觉记忆减退、胸闷，夜晚睡觉还会打呼噜，这次来就诊主要是为了诊断病因。李光熙详细询问后，用双手围着她的脖子，测量脖子的粗细。"脖子有点粗是个问题，还不能确定是否睡眠呼吸综合征，应该做个睡眠呼吸暂停监测。"李光熙分析道，"要来这里做吗?""现在做监测操作很简单，在家就可以做，如果有问题我们可以看得出来。"最后，李光熙向她强调睡眠呼吸暂停综合征要多做运动，体重减下去变成强壮的体魄便能康复。

"其实今天来看病的很多人，尤其是年轻人，不少是因为缺乏运动，没有健康的生活方式，他们老觉得自己不舒服，其实没什么问题，就是焦虑得厉害。"李光熙说，许多患者将所有希望都寄托在医生身上，自己的主动性很少，不锻炼、不改变生活习惯，想着靠吃药就能好，这样的思想让大量中药资源被过度消费，因此他不但在门诊中经常建议睡眠呼吸暂停综合征、咳嗽合并糖尿病等患者来院里接受专业的运动指导，也经常到社区里向群众宣传正确的健康理念。

目前，李光熙已与获得正规资质的运动治疗师携手在科里开设康复项目，项目主要针对心脏病、肺病及糖尿病等代谢性疾病的患者，由医生评估运动量，体育类专业人士指导锻炼，进行心肺综合康复。“我们会用运动心肺测试仪，随时观察运动过程中心脏和肺部的情况。”李光熙介绍，体育与医疗长期欠缺默契，让群众缺乏健康指导，从而形成了对运动的忽视，对医疗的依赖。在医保的使用存在争议的情况下，医疗和体育就需要更恰当的融合形式。

记者在门诊结束后跟随李光熙来到运动康复室，其中一名65岁的患者告诉记者：“虽然医生以前也叮嘱我们锻炼，但始终没有教练纠正动作，这里的教练像健身房的私人教练一样，帮我们有针对性地进行锻炼。我们这些老人已经成了很好的朋友，平常接送完孙子就过来一起锻炼。”该院的呼吸科目前还与太极禅院合作，开展关于“太极禅”治疗慢性呼吸系统疾病的有效性及安全性研究。

“我们主张这种锻炼的观念，就是想让患者少吃药，我不喜欢总是给他们开药。”采访结束时，李光熙笑着说。

（跟诊记者：庞书丽）

19. 中国中医科学院望京医院

妙手撑起身体的支柱——张兆杰

专家简介

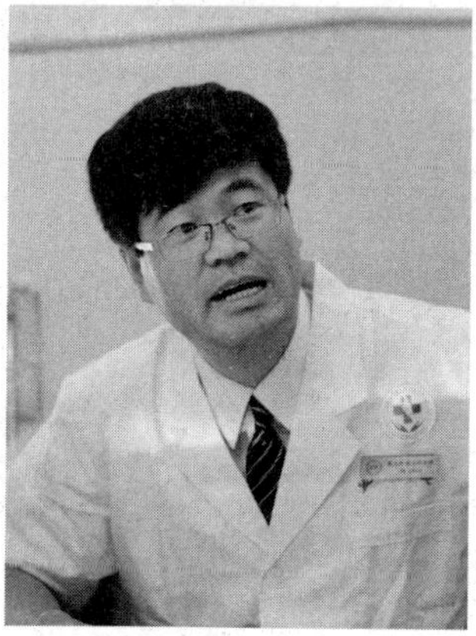

张兆杰，中国中医科学院望京医院脊柱科副主任医师，博士研究生。中国康复医学会颈椎病专业委员会青年委员，北京中医药疼痛专业委员会委员，北京市名老中医学术经验继承人。

专长：采用中医（特色整体手法、中药辨证等）西医（现代手术）结合方法治疗颈椎病、腰椎间盘突出症、腰椎滑脱、腰椎管狭窄症、骨质疏松性骨折、颈性眩晕、膝关节骨性关节炎、肩周炎、网球肘等颈肩腰腿痛疾病。

出诊时间：周二下午，周四上午。

脊柱，号称“人体的中轴”，具有负重、减震、保护和运动等诸多功能。中轴如果不能正常运转，身体的其他部分就缺少了支柱，随之而来的就是一系列健康问题。现代人由于长期的伏案工作，花费在户外运动的时间较少，加上过度使用电子产品，使得颈椎病、腰椎间盘突出等疾病的发病率大大增加，给患者带来了极大的困扰。

作为中国中医科学院望京医院脊柱科副主任医师，张兆杰在中西医结合治疗脊柱疾病方面有十几年的丰富经验。对于脊柱疾病的预防、诊断和治疗，他有自己独特的认识。特别是通过自创的调节阴阳平衡的特色手法配合辨证中药综合治疗脊柱相关疾病，更是为许多患者减轻了病痛。

临床查体比看片子更重要

不少患者认为，脊柱疾病的诊断只要依靠 CT、磁共振这些手段就能实现。但对于张兆杰来说，临床查体是必不可少的手段。

在张兆杰的诊室里，一位60多岁的老大爷带着自己老伴的颈椎 CT 报告来寻求诊治，CT 报告显示颈椎管狭窄，而患者本人却没有来。老大爷坚持说："你们医生看着片子不就能给治，能给开药吗？本人就不用来了吧？"这让张兆杰有些哭笑不得："看片子就是看病吗？如果我们都这么看病的话，当大夫就太简单了。我不能只看片子就给您确切的答案，一定要查看患者的症状与体征，如果患者只有影像学表现的椎管狭窄而临床没有症状与体征，一般是不需要用药物治疗的。"经过一番耐心的劝解，老大爷这才明白了张兆杰的良苦用心，表示下次一定要带着老伴过来检查。

张兆杰在为患者诊治过程中，坚持以临床查体为首要的检查手段，而 CT、磁共振只是验证自己对患者的诊断结论。"一个病人有什么问题，一定要靠大夫的手去检查。比如说腰痛，我们首先要通过临床查体得出初步诊断，考虑是椎间盘突出或者椎管狭窄等椎管内病变可能，还是腰部小关节错位或者腰部肌肉劳损等椎管外病变可能，然后通过 CT、磁共振等辅助检查验证我们的初步诊断，得出最终诊断。影像学检查严重并不代表病情严重，如果临床上并没有任何不适症状，这个人实际上并没有生病，只是正常的退变，不需要治疗。特别是对于临床大夫来说，临床的查体是最重要的。"

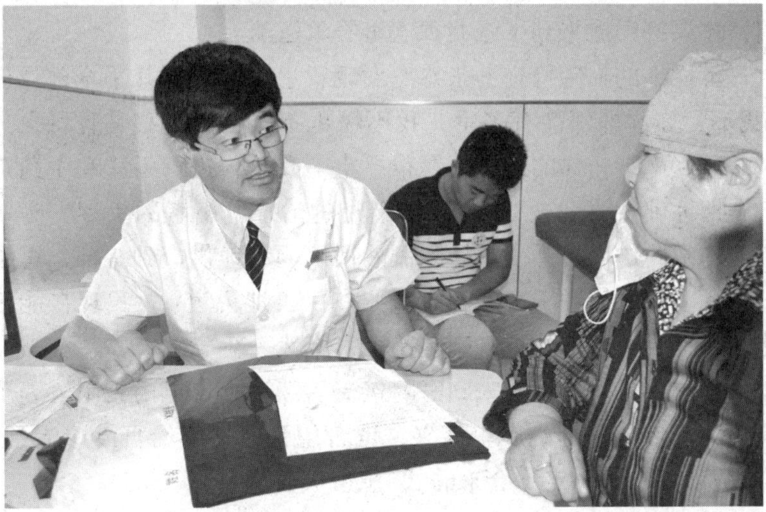

一位三十多岁的女患者，腰部疼痛已经长达七八年的时间。之前接受过很多次治疗，但效果都不明显。张兆杰通过临床查体，找到了导致患者疼痛的原因，是由于久坐导致腰部深层肌肉劳损，继而出现腰部深、浅两部分肌肉协调失衡，当即采用自创的腰部平衡手法进行治疗。结果，患者惊讶地发现，自己的疼痛果然得到了很大的缓解。“以前检查的时候，大夫看着片子，告诉我要手术。没想到张医生的这一手这么厉害，我这么多年的毛病都能不做手术。”

“人本身是一个整体，你出现这种症状，我就得分析是哪一个关节点出问题，”张兆杰打了个比方：“从腰到脚，一共有十个公交站，到底是东直门有问题了，还是菜市口有问题了，找到位置，就到那个站去治疗。劲儿要用在刀刃上，不能眉毛胡子一把抓。”

有些疑难病问题出在颈椎上

很多表现为头晕、头痛、耳鸣、耳聋等症状的交感型颈椎病患者就诊时会陷入误区。他们在出现症状时，经常到神经内科、耳鼻喉科或者消化科这样的科室去求治，收到的效果不佳，甚至因此延误了病情。

有这样一位中年男性患者，一度出现只要看文件就会头疼、头晕的症状，平时生活中坐车、遇到噪声都不能忍受，这样的情况持续了三年。期间他几乎跑遍了各大医院的神经内科，做了头部的CT、脑电图等各项检查，但结果均显示没有问题，而服用药物也没有效果。最后不得已去了一家治疗精神疾病的专科医院，被诊断为中度焦虑症，服用了两年多的治疗抑郁症的药物，虽然病情有所缓解，但患者却整天无精打采，无法正常工作，生活质量极差。后来经朋友介绍，才误打误撞来到了张兆杰这里寻求医治。

经过一番详细的临床检查，张兆杰发现，患者的颈部几乎全部僵硬，于是说道：“我不管你这抑郁症有多重，我不懂也不看，因为我是骨科大夫。单纯从脊柱科的角度来看，你的颈椎问题很严重。我给你进行手法和中药辨证治疗试试看，先把抑郁症放一边。”经过一个月的治疗，患者的头疼、头晕逐渐缓解，脖子上的闸门仿佛打开了一样，血液得以顺利地供应到头部，思维也恢复了敏捷。患者喜悦之情溢于言表，对张兆杰由衷地说道：“我现在能正常工作了，也能参加不少业余活动了，感觉整个人焕然一新。”

如今，这位患者每周都要来到医院接受后续治疗，风雨无阻。妻子见他多年的顽疾得到了治愈，打心底里高兴，也希望张兆杰能给自己诊治颈椎问题。“我要是没被治好，她肯定不会来的。”患者笑着说。

同样的幸运还发生在另一位患者身上。这名患者一度因为中度耳鸣，就诊于多家知名医院的耳鼻喉专科，药物治疗了两个多月但却没有效果。医生告诉他，如果发展到重度耳鸣，只能佩戴助听器。这对于一位四十多岁的中年人来说无疑很残酷。他不死心，通过朋友介绍找到了张兆杰。通过检查，张兆杰得出了明确的结论：问题还是出在颈椎上。经过一个月的手法配合中药辨证治疗后，患者耳鸣的症状完全消失了。

“这种病真正找到病因就好治。万病求源，心里有数了，治疗的时候我心里也踏实，否则容易出现耽误病人的情况。”张兆杰说。

对于脊柱类疾病的预防，张兆杰提醒，每工作四十分钟左右，要起来活动一下颈椎和腰椎，可以做做扩胸运动及腰部屈伸活动；生活中注意防寒和保暖，即使是夏季也避免被空调风直吹；睡眠时枕头应选择合适的高度，既不能太高，也不能太低，以正常人一拳高为宜。

“无血手术”调节关节阴阳平衡

“人的肌肉分为两种，一个是表层肌肉，一个是深层肌肉，二者的分工是不同的。表层肌肉负责完成肢体动作，而深层的肌肉则负责保护血管和神经。从中医的角度来看，表层肌肉相当于‘阳’，深层的肌肉相当于‘阴’。如果二者出现不协调，就会导致疾病的出现。把这两种肌肉协调好，疾病自然就能得到痊愈。”张兆杰说，正是根据这一理念，加上多年的手术经验，他自创了一个调节关节阴阳平衡的治疗手法，治疗效果显著，称之为“无血手术”，帮助了不少患者恢复健康。

俗话说“人老先老腿”。在张兆杰的诊室里，就有一位60多岁的女患者，膝关节疼得厉害，走进诊室时就已经是一瘸一拐。经过检查，张兆杰发现这名患者患上了膝关节骨性关节炎。按照常规来说，可以服用一些消炎止疼的药物，同时进行热敷、理疗，但这些治疗方法见效很慢，患者需要忍受很长时间的痛苦。如果采用手术这种更进一步的措施，不仅费用比较高昂，患者在观念上也难以接受。

于是，张兆杰运用自创的调节关节平衡的治疗手法，对患者的膝关节进行按揉调理，仅仅用了三分钟的时间，患者的疼痛感就明显减轻了，脸上也露出了笑容。“不一定得了骨质增生就必须手术剔除骨刺。不做想要做的手术，做必须做的手术。”张兆杰说道。

中医上讲，健康就是平衡，失衡就是疾病，引起失衡的原因就是病因。张兆杰说，这名患者膝关节疼痛，屈伸受限，原因就在于膝关节前方和后方的肌肉出现不平衡，一用力就会一边紧，另一边松。他的做法就是纠正失衡，达到

"阴阳平衡"的效果，病自然就好了。

站在患者角度寻求最佳治疗

对于张兆杰来说，站在患者的角度进行治疗，与高明的医术同样重要。

一位70多岁的老大爷，患上了脊髓型颈椎病，手脚也出现麻木的症状，走进诊室都需要家属的搀扶。"有什么不舒服的，咱们就治什么。您的这个病，现在从病情角度来说需要的就是根治。"

按照这位患者的情况，脊髓型颈椎病不能采用中医的按摩手段，否则容易让患者受伤症状加重。当家属询问是否需要做手术时，张兆杰语重心长地说道："这取决于患者的身体状况。患者身体状况不好，医生即使能把手术做得再好，如果最后患者没能下手术台，这样的手术又有什么用呢？"考虑这名患者的身体情况，张兆杰最后还是决定采用相对保守的治疗方法，以服用药物为主。

对待老年患者，张兆杰十分谨慎和细心。而对待患病的小朋友，他往往会用一些"小技巧"。一位小朋友由于足跟部疼痛，被妈妈带来就诊。张兆杰见了温和地询问他："几岁啦？"小朋友都有希望自己快快长大的想法，便撒谎说自己9岁。妈妈在一旁赶忙纠正："别胡说，是8岁。"张兆杰笑着拍了拍小患者的肩膀说："没事儿，咱们10岁了。"听到张兆杰的话，小患者很开心，马上乐呵呵地配合起了治疗。

经过检查，张兆杰发现小朋友患上了骨骺炎，因而告诉家长，外用一些云南白药，注意休息，过几天就会痊愈。说罢，又转身对小朋友说道："回去买一双新鞋，病就会好了，是不是？"这名小患者离开诊室时，没忘了回头朝张兆杰挥挥小手，脆生生地说了一句："谢谢医生。"

除了对患者细心，张兆杰还不时地对患者进行科普。一位64岁的女患者，患有腰椎间盘突出和继发的椎管狭窄，走路都成问题。看到张兆杰给自己的母亲检查得如此细致，患者的女儿求助地对张兆杰说道："张医生，你快劝劝我妈吧，老是买广播里的药，怎么劝都不听，花了钱不说，根本没有效果。"

张兆杰笑着对患者说道："要相信科学，到正规的专科医院进行检查，明确诊断与治疗，不要一味地相信广告，您的这个病如果想要治好，最好还是手术解除神经压迫。"这名女患者对张兆杰的话十分信服，但却有些害怕手术。张兆杰又耐心地解释："人人都会害怕手术，但还是要看病情的严重程度。您的情况不手术也可以，但保守治疗只能起到缓解症状的作用，如果要去根，还是得依靠手术。"

对于张兆杰来说，患者的健康是第一位的。他曾在急诊室工作过一段时间，经常遇到一些受了外伤的外来务工人员前来求诊，却没带够费用。张兆杰往往会选择先进行治疗，而不是催着患者去缴费。“如果不及时治疗，过了清创期，伤口就会感染，这样的话，对于患者来说无论是痛苦程度还是花费，都会增多。临床中要先以治病为主。”张兆杰说，医生应时刻遵循急病人之所急，想病人之所想的工作态度。

作为中西医结合脊柱科临床医生，张兆杰在多年的临床实践中，秉承传统中医与现代医学的精准解剖之所长，将两者有机结合起来治疗脊柱疾患，“简单地说西医治的是患者的病，而中医是治患病的人。利用中西医的优势诊疗患者的疾患，是我临床中的一贯坚持。”当被问及自己的治疗理念时，张兆杰如是说。

（跟诊记者：郭　强）

20. 首都医科大学附属北京中医医院

骨关节“修复大师”——雷仲民

专家简介

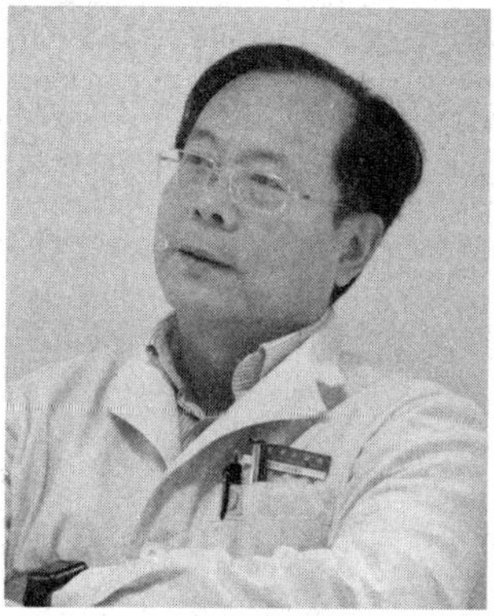

雷仲民，首都医科大学附属北京中医医院骨科主任，主任医师，教授，硕士生导师。从事骨科临床工作三十余年，师从中国中医科学院首席科学家孙树春教授。目前担任北京中西医结合学会骨科专业委员会主任委员，中华中医药学会骨伤分会常务委员，中国中西医结合学会骨伤分会常务委员，北京中医药学会骨伤分会副主任委员，《中国骨伤》杂志编委，《中国中医骨伤科杂志》编委。承担10余项国家级、省部级、局级课题，如国家自然基金、科技部“十五”攻关、国家中医药局级课题等。

专长：积累了丰富的人工髋、膝关节置换术的经验。擅长治疗髋、膝关节骨性关节炎、股骨头缺血性坏死、脊柱疾病。

出诊时间：周三上午。

一个雾霾锁城的周三上午，北京中医医院骨科主任雷仲民的门诊并没受天气影响，诊室门口早早地坐着候诊的患者。作为国家中医药管理局重点专科的带头人，雷仲民领导院内骨科团队精心钻研，运用小针刀、铍针、中医传承派宫廷手法等多项中医特色诊疗技术项目治疗骨科常见病，同时开展人工关节置换、颈腰椎人工间盘置换等高难度手术，并巧用微创技术治疗腰椎间盘突出症等骨病，赢得了众多患者的信赖。

为患者忧虑：骨科疾病“扛”不得

当记者来到诊室时，雷仲民已开始出诊。精神齐整的发型、笔挺的西裤和黑色锃亮的皮鞋，给记者留下了严谨、爱整洁的初步印象。

门诊的工作如行云流水，没有间断的时候，送走一位患者，雷仲民又立马转身接待下一位。这是一位看上去70多岁的老大爷，在身边小伙子的搀扶下颤颤巍巍地走进来。待他坐定后，雷仲民就开始轻声问：“老人家，说说您是哪儿不舒服？”小伙子听了，把带来的CT片子掏出来，说：“我们是青海的，我爷爷很多年前就被当地的医生说是腰椎管间盘突出、椎管狭窄，去过很多医院看，也做了不少治疗，但这病总是反反复复，现在我爷爷两条腿都疼痛得无法走长路，有人推荐找您看看，我们就过来了。”

雷仲民举起CT片子，认真地查看，然后说：“老人家，您患的是很严重的腰椎管狭窄啊，这几年是怎么扛过来的，为什么不早点来看医生。”看得出他是一位为患者“忧虑型”的医生。

“以前的医生都是建议我爷爷动大手术，但是我家人考虑到他这么大的年龄，经不起手术的折腾，主任您看有什么办法？”小伙子恳切地问道。雷仲民详细地问了老人的一些病史和近况，包括饮食情况、睡眠质量、大小便是否正常、近期是否进行过药物治疗等，了解了他的近况和病史。

“我们医院现在有种微创技术，治疗效果好，对患者的创伤小，手术后两三天就能下地走路，很适合你爷爷这个疾病情况，到时相信老人家走路就不用借助外力了，不过治疗的费用大约需要四五万，你可以先回去和家人商量商量。”雷仲民认真地分析，一直沉默着的老人听了露出激动的表情：“有救了，有救了。”“如果你们决定了，我会加快安排老人住院，他的情况着实是严重。”雷仲民的话让小伙子松了一口气，千恩万谢扶着爷爷走了。

“边远地区的老百姓看病不容易，经济条件也不富裕。”患者走后，雷仲民有点沉重地跟记者说。作为一名医生，他希望能让更多患者得到救治。

“雷大夫医术好，医德更好，非常认真负责。”一位家属在接受记者采访时说，他弟弟之前双髋疼痛3个多月，其他医生都说是股骨头坏死，必须换髋治疗，病友介绍他们到这求诊，雷仲民通过详细的查体与复查髋部后，建议服用3个多月的中药以及加强锻炼，经过一段时间的治疗，现在他弟弟已经能正常上班了。

出诊中的雷仲民严谨认真，总是一丝不苟地耐心询问病史，他是那么专注，让人感觉他的世界中除了病人、病情和治疗方案，再无他物。

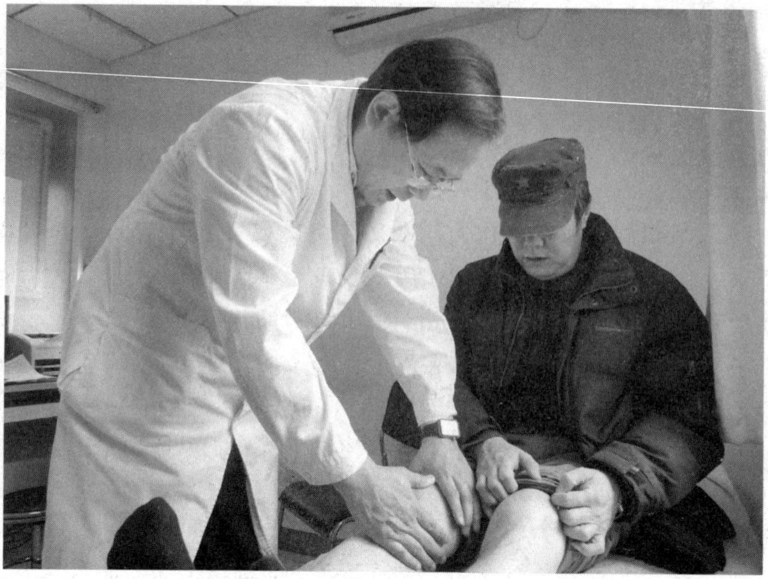

微创技术显优势：创伤小、痛苦少、恢复快

腰椎管狭窄症，传统的开刀手术治疗创伤大、恢复时间长，对老人来讲风险太大，对手术医生也是极大的挑战。2013 年中医院骨科引进先进的内窥镜技术，同时针对高龄、身体有病不能接受手术的患者运用脉冲射频毁损背根神经的感觉，从而达到缓解因椎管狭窄引起的下肢神经痛。这种疗法微创、安全、有效，为许多耄耋之年的患者解除了痛苦。

门诊中有位 80 多岁的老奶奶，在两位女儿的陪同下前来就诊。其中一位女儿进来就焦虑地说：“雷主任，你可一定要救救我妈妈啊。”“不要着急慢慢来，来了医院不就是要解决问题的吗。”看到她急切的表情，雷仲民劝慰道。

老人的女儿讲述，老人患有糖尿病需要注射胰岛素，已经腰腿痛 17 年伴间歇性跛行 13 年。虽多方求医问药，一直未能根本改善。随着年纪渐老，近半年病况愈发严重，夜晚经常疼痛难眠，白天扶拐杖行走 50 米就必须坐下来。雷仲民边听患者家属主诉，边认真翻看着患者的病例资料，思考了半分钟之后，说：“你妈妈是典型的椎管狭窄症，因高龄同时患有多种疾病接受手术治疗风险太大。我建议你妈妈做脉冲射频治疗，手术时间一小时，术后一小时即可下地，可以极大地改善症状。”家属听了非常欣喜，但对手术有点犹豫，随之询问了很多问题。“你们尽管放心，这种治疗不是传统的手术，是针对神经根的治疗，出于对患者生命质量的考虑，我建议你们同意我的治疗方案，能够给患者一次缓解痛苦、自主行走的机会，这里很多类似的病例都康复了。”雷仲民本着医生的责任心向他们分析。

95岁的秦爷爷是位年纪更大的患者，半年前他因严重的双下肢疼痛、行走困难来院内就诊，经检查诊断为“腰椎管狭窄症”，经过各种保守治疗病情缓解均不明显，这让原本精神矍铄、每天坚持散步的秦爷爷及家人非常痛苦。为了能够痊愈，他们来骨科找到雷仲民，要求开刀手术治疗。

秦爷爷虽然身体素质挺好，但毕竟年逾九十，身体功能已经衰退，开刀手术风险太大。为了患者的利益，雷仲民带领骨科团队，为他做了全面的身体检查和病情评估，几经斟酌最终确定了最适合老人的治疗方案——腰椎脉冲射频治疗。该技术在CT引导下精确定位、检测，直达病变部位，能够松解神经根周围组织粘连、缓解神经根水肿、松解粘连，从而缓解疼痛，具有创口小、痛苦小、治疗便捷、并发症少等显著优势，对于高龄、身体素质较差而无法接受开放手术的患者尤其适宜。

雷仲民亲自为秦爷爷做了腰椎脉冲射频治疗，治疗非常成功。治疗后老人家的双下肢疼痛、跛行明显缓解，又能下床行走了。秦爷爷和家属高兴得治疗后第一天就要出院，并连声称赞“中医医院医德好、医术高”。

自从该院骨科2013年开展该微创技术以来，已经为200余例患者进行了该项治疗，包括多位耄耋之年的患者。

雷仲民还于2015年引入了微创髋关节置换术解决患者的痛苦，这种技术采用特殊的工具和微创通道技术，只需6~8厘米的小切口，很好地保护了后方肌肉组织和关节囊的完整，使患者术后早期即可做自由翻身侧卧、下蹲穿鞋袜等传统手术早期禁忌的动作，充分体现微创手术创伤小、痛苦少、恢复快的优点。

人工关节置换术：术后一周可下地走路

我国进入老龄化社会后，骨病老年患者越来越多，其中不乏患有重度膝关节骨性关节炎的老年人，由于膝关节疼痛而无法正常走路，大大影响了生活质量。雷仲民不仅有精湛的人工关节置换技术，而且善于应用中医辨证论治，使患者术后恢复快。

门诊中有位70岁左右的患者，在家人的搀扶下艰难地走进诊室，雷仲民从他的膝关节X线片上已看到严重的骨质破坏，且关节有畸形，一番问询后，建议其住院做人工关节置换手术，但老人非常犹豫：“大夫，您帮忙想想办法，我不想做手术，能不能用中医来治治。”

"医学能通过各种物理和化学的方式解决一些肌肉、筋膜、滑膜等病变引起的疼痛，但是对于软骨剥脱受到刺激后引起的疼痛无能为力。您现在到了这个年龄，保守治疗达不到预期效果，不如下定决心行人工膝关节表面置换，经过2个月左右的恢复期，就可以健康地生活，享受人生。"雷仲民劝导说，手术的目的，首先是解除疼痛，其次是重建膝关节的稳定性和活动度，但年龄越大风险越大，应该抓紧时机做手术。

"我就怕开刀万一不成功，我爸爸就走不了路了，这不得承受更大的痛苦吗?"一旁的家属表示担忧。"在手术前，我们都会严格进行各项检查，掌握手术指征，术后进行积极的康复训练，病人术后一周内都能下地走路了。"雷仲民认真解答，人工膝关节置换术后的康复锻炼非常重要，他们会根据患者不同的体质，在不同的时期给予不同的中药制剂，制定出合适的康复方案。家属了解了这里的手术优势后，打消了最初的疑虑。

同科的一位年轻医师向记者介绍，由于雷仲民开展的人工膝关节置换手术，切口小、手术时间短、出血少、恢复快，使诸多行走困难及行走疼痛的患者恢复了日常活动，因而备受患者信赖。

针对当前许多白领提前出现的颈椎病，雷仲民还给出了一些保养建议：①早晨主动调温。无论冬夏，都要给自己的颈椎以舒适的温度，即使是为了美丽，也要在办公室准备一件披肩，以保护好颈背部。②每天坚持做5分钟的颈椎操。端坐着，全身不动，单头部运动，分别做低头、抬头、左转、右转、前伸、后缩；顺、逆时针环绕动作，动作要轻缓、柔和。③多做户外运动。软骨组织的营养是通过压力的变化来进行营养交换，增加户外活动是养护颈椎的方法之一，推荐游泳、打球、练瑜伽等运动项目。

（跟诊记者：温彦芳　庞书丽）

为风湿患者医护身心——王北

专家简介

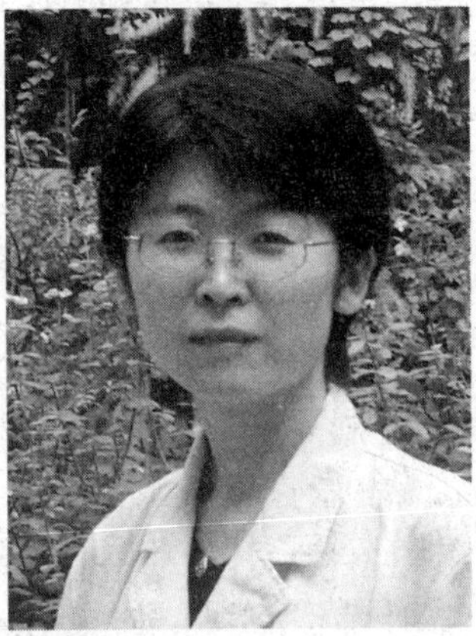

王北，首都医科大学附属北京中医医院风湿病科主任医师。现任中华中医药学会风湿病专业委员会委员、世界中医药联合会风湿病专业委员会常务理事、北京中医学会风湿病专业委员会常务委员，曾经参加过多部医学书籍的编写整理工作，在专业期刊上发表论文近20篇。

专长：擅长治疗强直性脊柱炎、干燥综合征、产后风湿、痛风、系统性血管炎、纤维肌痛综合征、类风湿关节炎、系统性红斑狼疮、骨关节炎等多种风湿病。

出诊时间：周二下午，周三、周四上午。

在北京中医医院风湿科主任医师王北的门诊，记者对她的第一印象是：干练、直率。王北师从风湿病学名家王为兰教授，并为全国著名中医风湿病专家周乃玉教授的学术经验继承人，对中医辨证治疗、中西医结合治疗风湿病有深入的认识，而面对患者的王北，让记者看到了她的另一面：耐心而随和。

“可能是我性格比较简单吧，病人在我这往往会更轻松一些。对于我来说，行医治病的标准，就是要对得起患者的信任，常怀敬畏之心。”凭借着精湛的医术、高尚的医德，王北成了不少患者心目中“最好的大夫”。

为患者创编“脊柱康复操”

风湿科在人们的想象中应以老年患者居多，但在王北的门诊里，记者却见到了许多年轻小伙，他们都患着相同的疾病：强直性脊柱炎（AS）。

这种病多见于中青年男性，是风湿科常见病，以慢性腰背部疼痛为主要临床症状，严重影响患者的日常工作和生活质量。而王北以专注、热诚的科研态度探索出对该病行之有效的治疗方法与保健方案，“撑起”了许多强直患者的脊柱。

一位来自安徽的29岁小伙子，在2012年就已经确诊患上了强直性脊柱炎，一度疼得连路都不能走，女朋友也因此跟他分了手。后来听一位朋友说在这治好了强直，便慕名而来。在向王北介绍自己的病情时，言语间流露出这几年求医无果的疲惫，以及对王北的期待。

为了了解他现在的病况，王北让他站起来做一些弯腰、后仰的动作。小伙子有些毛躁，动作幅度过大，王北赶紧指出并提醒动作要领，生怕他的动作造成对脊椎的伤害。

在看了他之前拍的CT图像，询问了相关情况后，王北笑着告诉他：“你这个病相对算轻的，勉强只能算踏进强直的门槛，就算疼也不需要担心。听到了这番话，小伙子的眼睛瞬间就红了，说话也有些哽咽：“大夫你知道吗，你是第一个跟我这么说的医生，这样我就放心了。”王北以自己的专业权威给患者吃了一颗定心丸。

为小伙子提出治疗意见，开了药后，王北提醒他别熬夜，不要长时间伏案工作和吃寒凉的食物。“还有，待会到对面的诊室，跟着李老师学‘脊柱康复操’，做操能把平时不用的肌肉动起来，对病情有帮助。”这也是王北经常对强直患者说的话。

“脊柱康复操”是王北根据中医医学理论，参考了八段锦、太极拳、易筋经等相关资料，结合强直患者特点创编的，并安排了护士组织患者学习。临床使用推广了两年多，由于其简单易学，而又确实行之有效，深受广大患者的欢迎。

出于好奇，记者跟随患者来到另一间诊室体验康复操。室内墙壁上挂着一张写有“强直性脊柱炎康复操”的图解。一位护士大姐正带着几名患者学习康复操的动作要领，“动作要慢，避免拉伤”是她重复最多的一句话。记者跟着学习了几个动作，做完后感觉全身的骨骼仿佛打开了一样，有种难以形容的舒适。

“其实就固定那么几个动作，很简单，这样才能让病人记得全，回家后也可以做。”王北说，康复操还适用于类风湿关节炎、骨关节炎、银屑病性关节炎等患者。风湿病是一种慢性疾病，疾病晚期可以导致关节强直、活动严重受限，临床研究表明，在药物治疗的同时，辅以体操康复锻炼，能够明显改善患者关节强直的发生，达到“以动防残”的目的。

王北还希望借此提醒年轻人，过度使用手机和喜欢熬夜是引发强直的重要原因，应该让自己的生活习惯更加规范合理。“我们就希望病人能像正常人一样生活，这样我们才算成功了。”这就是王北最大的心愿。而门诊中不少来复诊的强直患者都坦言症状减轻了，还有许多患者从外地慕名而来。

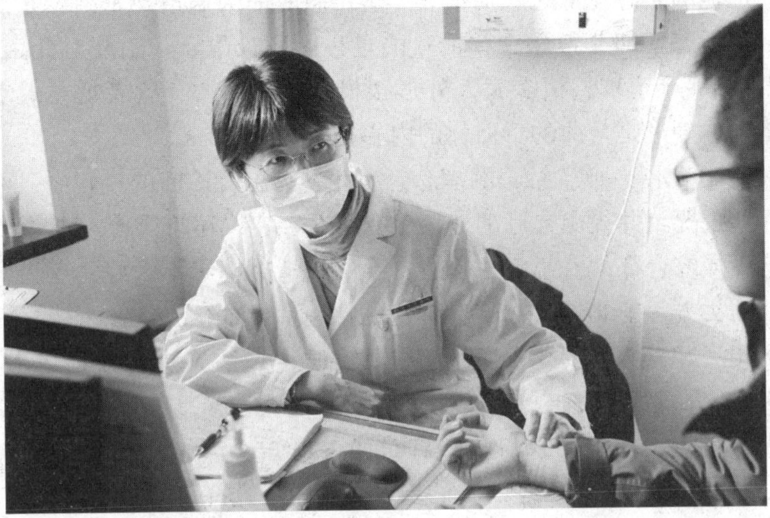

治病同时更要治“心”

王北一直认为，对于患者来说，有形的药物治疗和无形的人文关怀同样重要。

一位来自内蒙古、患有干燥综合征的女患者，不远千里，慕名而来。这位脸色红润，稍微有些发福的大姐，跟王北很是熟络。在诊疗的间歇，王北还让记者猜病人的职业，二人像是多年的老朋友一般。

“我就是特意奔主任来的，主任不但治病，还治心，我们本来也不认识，但她对我很关心，人特别好。以前因为生病，行动不便，甚至用钥匙开门都做不到，在这治疗后，现在好多了。”这位大姐似乎很喜欢与王北聊天，对于她来说，王北的话能让她打开心结，这甚至比吃药更重要。

王北在跟随已故的北京中医医院名老中医周志成的抄方学习中认识到“百病参郁”，即多数疾病都与抑郁的情绪有关，这种抑郁可以放大患者的痛苦，在风湿疾病领域尤其如此。一位患者曾经与他人合伙做生意，最后赔了几百万元，由于着急上火，便患上了颈肩疾病。王北一边治疗，一边为他疏导情绪，等再次见到这名患者时，他的病情明显得到了好转。

“其实人得病了并不可怕，可怕的是得了病之后出现的情绪问题。中医治人，所以我除了为病人治病之外，还要尽自己的能力提供人文关怀。”在王北看来，治病同时更要治“心”。

曾有一位来自上海的强直晚期患者，来就诊时已经驼背十分严重，虽然病情很重，但他的心态让王北触动很大。这位患者因为病情严重，结婚后一直没要小孩，生活态度却非常乐观，治疗的过程中积极配合。王北对此由衷赞叹：“你让我明白一个道理，很多病人外形很挺拔，但内心，或者说是灵魂，是弯曲的；虽然你外形是弯曲的，但你的内心是挺拔的。”

本着治病与治“心”结合的理念，王北在为患者诊断的过程中，经常会与他们聊一些近况，并提出自己的建议，有时这种建议还暗含着一点儿“技巧”。一位患有干燥综合征的女患者，陈述自己的病情时情绪不太好，还会时不时地批评自己的丈夫。王北见状，笑着对她说：“你看你经济条件不错，而且你老公对你也相当好，所以要学会知足。”短短的一句话，便让患者露出了笑容，频频点头。

在患者心中，王北心直口快，有时像一位知心大姐，有时却又有些“严厉”。遇到让王北“恨铁不成钢”的患者，她也会选择直接指出对方的问题。

一位丈夫去世，自己身患肿瘤，还因为房产与亲戚陷入争执的女患者，就诊过程中几乎一直是目光呆滞，对王北的话也没有什么反应，甚至还对吃药表示出了抗拒。王北这下可有些着急了，板着脸说道：“刚才这个药该怎么吃，重复一遍！”面对患者一脸茫然的表情，王北又加重了语气，诊室的气氛霎时有点僵凝。这时，王北轻轻地叹了一口气：“你可能觉得自己很倒霉，很可怜，但是最后还得靠你自己走出来，要知道还有很多人比你可怜。你自己要学会多调节，起码怎么吃药要记得住。”听罢王北的话，患者重重地点了点头。“有时，人在不痛快时反而是收获最多的。患者在我这看病只有 5～10 分钟，我有责任把最重要的告诉他们，让他们得到一些在家人那得不到的提醒或启发。”此刻，记者透过王北的坦率看到了她背后的那番苦心。

“要想把病治好，就要先跟病人达成一种默契和信任。如果他不接受你，这病根本没法儿治。”王北正是通过治“心”的方式，实现了治病的目标。

常怀一颗敬畏之心

“病人给你的远远超过你给他们的，所以我不敢怠慢。病人慕名而来，更要小心翼翼，要不然我觉得会留下遗憾。”王北告诉记者，她并不认为自己的境界有多高，只是常怀一颗敬畏之心。

然而，就是这个称自己“境界没多高”的医生，却赢得了患者发自内心的尊重。一位在1994年接受过王北诊治而痊愈的重庆患者，每年都要给王北寄来各种重庆小吃，从未间断。在生了二胎之后，还给王北报喜。礼物虽然并不贵重，但对于王北来说，却让她格外感动。

王北对患者的关心，似乎已经成为习惯，甚至具体到细微的事情。下午一点半的门诊，她一点前就开始了，为的是让外地患者能早点回家。一位患者拿到的号位比较靠后，却早早地来到了门诊室外等待。她一早就注意到了。等到他就诊时，强调说：“约的号晚你就晚一点儿过来，等这么长时间，我心里都过意不去。”而对于那些她觉得有必要的患者，在向其陈述完怎样用药之后，往往还要让对方重复一遍，直到确认对方完全记住，她才会放心。

之所以能与患者相处融洽，王北说她并没有什么诀窍，“我跟病人不见外，他们就拿你当家里人，甚至跟你讲自己的隐私，这样你才能更理解病人，治疗的时候才能更抓住要点。”遇到没带够钱的患者，王北有时甚至会把钱借给他们，而让她感动的是，无论多大数额，无论过了多长时间，患者都会跑回来把当时借的钱还给她。更有甚者，一位曾经的患者特地从山西来到北京，挂了王北的号，只是为了和她聊一会天，让她哭笑不得之余又倍受感动。

最让王北记忆深刻的，应该是2007年诊断的一位新疆的姑娘。患有白塞病的她，刚到北京就丢了钱包。王北得知之后，告诉这个姑娘，她的病没什么大碍，把七块钱挂号费退了，最起码能把坐车去车站的钱省出来。而让王北没想到的是，之后的一天下午，这位姑娘来到门诊室，一直等到王北诊断完所有患者，然后掏出一个带有吉祥物的钥匙链送给她。当时患者对她说的一句话让她至今难忘：“从我见你第一面起，我就知道你是一个好大夫，我永远记着你，你跟我说的话我全记心里了。”而那个钥匙链，王北一直留存至今。

（跟诊记者：郭　强）

中西医结合助“抗癌”——杨国旺

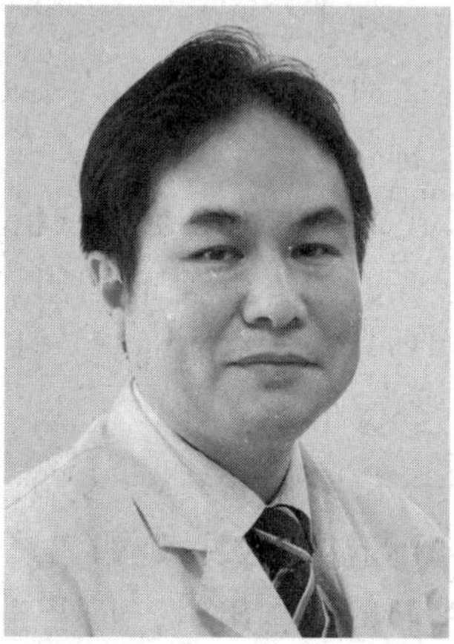

专家简介

杨国旺，首都医科大学附属北京中医医院肿瘤科主任，主任医师，教授，医学博士。北京中医药学会肿瘤专业委员会秘书长，中国中医药研究促进会肿瘤专业委员会常委，中国抗癌协会传统医学委员会青年委员，中国医师协会中西医结合分会肿瘤病学专家委员会常委，中国中西医结合学会肿瘤专业委员会青年委员等。目前是北京市首批健康科普专家，第二届首都群众喜爱的中青年名中医，第三批北京市中医药人才培养计划（125计划）一类人才。

专长：肺癌、乳腺癌、淋巴瘤、消化道肿瘤等恶性肿瘤中西医结合治疗；恶性肿瘤并发症和急症的处理，包括恶性胸腹水、肿瘤相关血栓疾病、恶性肠梗阻等；肿瘤康复和姑息治疗：包括癌性疼痛、贫血、疲乏、放化疗毒副反应处理等。

出诊时间：周四上午。

首都医科大学附属北京中医医院肿瘤科主任杨国旺，长期从事中西医结合肿瘤医疗、教学及科研工作，具备扎实的专业理论基础和丰富的临床经验与技能。他针对病人不同阶段的肿瘤进展情况采取中药或中西医结合疗法，收到了显著的治疗效果，得到了病人的高度赞赏和认可。

早上8点半至中午12点多，在记者跟诊的4个多小时，杨国旺接待了50

多位病人。期间，诊室内总是坐着十多位患者与医护人员——为了能给更多的病人看上病，两位助手医师先对病人进行问诊，记录病人的症状等基本情况，杨国旺再根据问诊记录及病人的病情，把脉观舌，给出合适他们的治疗方案。整个过程有条不紊，杨国旺也丝毫不受嘈杂的环境影响，一直心平气和地接诊患者。

老患者多年追随受信赖

有一位50多岁的患者刘先生，2013年做了结肠癌切除手术，至今已有近三年的时间。当时考虑到手术后化疗对身体会造成损伤，在朋友的介绍下，他来到北京中医医院找到了杨国旺，希望用中医疗法进行化疗期间的身体调养。从2013年11月开始，他就在杨国旺的指导下服用中草药，吃完一两个疗程后，定期将自己的身体状况和复查结果及时反馈给杨国旺。这位病人告诉记者，“我复查后身体很好，在杨大夫这儿吃中草药，感觉效果特别明显。身体比刚刚手术后好多了，这次只是肚子不舒服。”最近他出现了连续几天腹泻的症状，杨国旺了解了病情，把脉、看舌苔后给他开了药。

说到杨国旺的为人，刘先生很有感触：“有一次我在别的医院做一个小手术，预约了挂号却忘记来这就诊，我感到很抱歉，发短信向杨大夫解释我的情况，但是他毫不在意，反而让我安心静养。杨大夫不仅医术好，对病人也好，他心里真正装着病人，我每次找他看病，他会顺便帮我预约下次的号，给我省去了很多麻烦。”

记者注意到，和刘先生一样，杨国旺接诊的肿瘤病人中，大多数是手术后或放、化疗后身体欠佳，用中草药进行身体调养的病人。而且这些病人几乎都是杨国旺的老病号，有的甚至定期复诊了10多年，彼此之间知根知底。服用杨国旺开的药方，他们的身体情况都得到了改善，部分患者的肿瘤没再进展，所以他们十分信赖杨国旺。

一位切除淋巴肿瘤的女病人告诉记者：“我手术后一年左右，找到杨大夫进行中医治疗，吃中药后身体健康状况得到了很好的恢复，疗效很好，在看病过程中，让我最受感动的是杨大夫对病人的责任心，看诊过程认真细致，态度很好，由于病人太多，到了中午下班时间仍然坚持给病人看病，从不考虑个人得失，这是我亲身体验到的。”

还有一位女病人查出黏液瘤，在等待穿刺确诊的时候，找到杨国旺中药调理。杨国旺考虑到这是一种良性肿瘤，而且病情较轻，建议她不要做穿刺或化疗，在中药的悉心调理下，病人现在状况良好，肿瘤有明显缩小的迹象。“杨主任医术精湛、医德高尚，还多次帮我们加号，每当看到杨主任牺牲中午吃饭的时间给病人看病的时候，心里就充满了无限的感激。”病人家属感激地说。

中药调理阻肿瘤进展复发

来找杨国旺看病的病人，以恶性肿瘤病人居多。但不同病人有不同的症状表现，年龄、身体状况也不尽相同，这些病人的情况基本分为三类：术前进行中药调理，希望能减轻肿瘤恶化带来的身体损伤；术后因化疗出现呼吸道、消化道等身体并发症，希望通过中药调理身体，顺利度过化疗期；另一种是结束所有西医治疗后，服用中药防止肿瘤进展或复发。杨国旺根据病人的不同情况，开出适合的个体化药方。

一位70岁左右的老人在女儿的陪同下来到科室，这位女病人去年查出肺癌并伴有转移，其他医院判断老人只能活三个月，全家人无法接受。后来通过上网，找到了杨国旺。在杨国旺的指导下，煎熬中药服用，吃了一段时间的中药后，老人的病情没有明显恶化，现在已有一年多，生活质量尚能接受。家人一直定期来找杨国旺开药，对他的感激和信任体现在了不辞辛苦往返医院的途中。

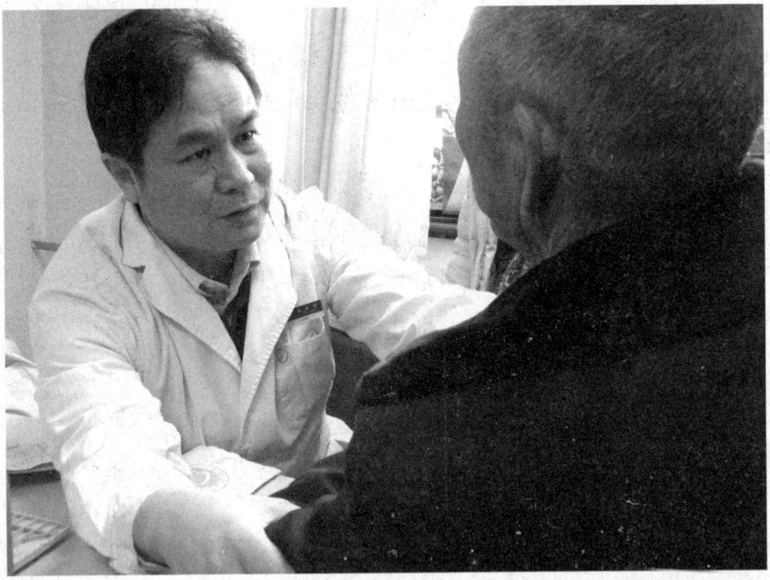

跟诊期间，有一位坐轮椅来的老大爷，在老伴的陪同下找杨国旺复诊。这位病人5年前患有肺癌，做了肺部切除，在杨国旺的中药调理下，刚做完手术的一些并发症明显减轻，精神好了很多，但近期又出现了咳嗽、气短、心慌和

头晕一些新的症状，去了北京某知名三甲医院就诊，被诊断为肺部炎症。就诊结束把老大爷推出门外后，大妈又返回诊室，一脸愁容跟杨国旺说：“虽然别的医院说是炎症，但看了您做的科普节目，我看他的病特别像是复发，所以一定找您看看。”

“就目前的检查结果来看，我高度怀疑他是肿瘤复发，肿瘤沿着气管壁蔓延到左下肺，炎症只是癌症的并发症。但他这种复发的肺癌类型跟之前的不一样，之前是腺癌，这次可能是鳞癌。”“他没法治了吧？”大妈紧张地问。“您先别担心，我们等一等病理结果出来，得知道他的病理类型，有没有靶点，再确定治疗方案。”“咱们这看得最准了。”大妈最后信任地说，感激杨国旺能够留意到老伴的病情疑点。

中西医两手抓，疗效好

作为一名中医名家，杨国旺同时熟稔西医治疗，两种医学相当于他的“左右手”，在诊治中既以中药整体调理患者身体，又根据患者的实际情况用西医技术阻断肿瘤去路。

记者跟诊期间，有一位85岁高龄的女病人，被医院检查出肺癌晚期，杨国旺已经用中药结合靶向治疗为她治疗了两年。她的情况比较特殊，因为肺癌晚期难以控制、治疗，病人又是85岁的高龄，身体状况不好，肿瘤也有从肺转移到身体其他部位的可能性。但是经过为期两年的治疗，记者跟诊时，病人的情况比两个月前好多了，咳嗽等症状也减轻了，只是出现了皮疹这个新的症状。

杨国旺对记者说：“我们通过用西医的靶向治疗控制肿瘤，用中药来治疗病人的皮疹等不良反应。通过中西医结合，两年来，病人的肿瘤已经小了三分之二。在没有做手术，保守治疗两年多的情况下，现在控制的情况很理想。照这样的状态，有可能使病人的病情控制在二至三年内不恶化。”

还有一位70多岁的肺癌男病人，他近期出现了胸部隐痛、气短的症状。杨国旺看过老人的病历记录后，对他说：“我看了您的检查结果，发现您的病灶只有一个，建议您进行手术切除、放疗的办法，这样做的好处是能根治，还有一种办法是化疗，但是对身体都有损伤。最后的办法采用中医疗法，但是效果比较缓慢。如果您的身体硬朗，做手术能承受，最好的办法是手术切除，手术后，我再给您开药方调理身体。”

“杨大夫，我知道您的好意，您给的建议是让我彻底根除肿瘤，但是我已经70多岁了，平时血压高，心脏不好，我还是用中医疗法，吃您开的中草药吧！”老人的治疗态度显然很消极，杨国旺听了并不勉强他：“我先给您开一个月的药，吃六天停一天。三个月之后再复查 CT，到时候看您的病情再做决定。”

了解病人千里迢迢从江苏来北京找自己看病，杨国旺特意在合适的范围内把药方剂量开大一些，以免病人来回奔波。针对病人的肺癌只有一个病灶的情况，杨国旺虽然为病人开了中药，但还是劝病人，要考虑清楚是否做手术，建议家属再咨询西医，用他的话说就是：要相信科学，相信医生。

门诊中陆续有患者前来就诊，杨国旺似乎又不能按时下班了。他的助手告诉记者：“来多少病人主任都会给看完，有时结束时都已经下午一两点了。”“杨主任相当和蔼可亲，第一次给我们看病都快下午一点了，他连饭都没顾得上吃，依然耐心细致地询问我爱人的具体情况，并为我爱人开出了既低廉又普通的治疗药方。”一位家属的话也印证了杨国旺的忙碌，他乳腺癌术后的爱人身体已经调理好了，但杨国旺永远要忙着医治下一位患者。

（跟诊记者：王雪驹）

调肝理脾打赢脾胃“保卫战”——张声生

专家简介

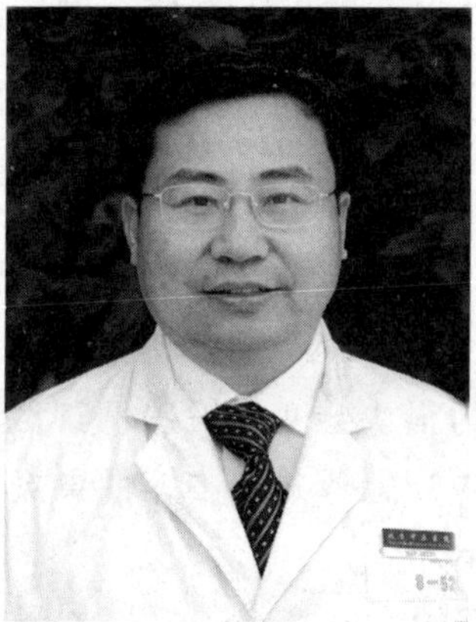

张声生，首都医科大学附属北京中医医院首席专家，消化科（消化中心）主任，主任医师，教授，医学博士，博士生导师，博士后导师。现任国家中医药管理局重点专科全国脾胃病协作组组长，国家临床重点专科及国家中医药管理局重点学科、重点专科、重点研究室学科带头人，北京市中西医结合消化重点专科、北京市中医消化特色诊疗中心带头人，中华中医药学会脾胃病分会主任委员、北京中医药学会脾胃病专业委员会主任委员、世界中医药学会联合会消化专业委员会副会长、中国中药协会药物临床评价研究专业委员会副主任委员。

专长：消化不良、结肠炎、萎缩性胃炎癌前病变等。针对功能性消化不良制定了寒热虚实为纲，临床证型为目的诊治方案，并在长期临床实践中取得良好效果。对于重度溃疡性结肠炎中西医结合治疗改善症状、慢性萎缩性胃炎及癌前病变控制病情、逆转萎缩均有良好疗效。

出诊时间：周二下午，周三下午（特需门诊）。

中医历来重视脾胃：四季脾旺不受邪；脾胃内伤，百病由生。脾胃为后天之本，气血生化之源，脾胃运化功能正常，元气得以滋润，则正气强盛，机体安康；反之则元气衰致疾病生。脾胃病诊疗之重要性不言而喻。

在首都医科大学附属北京中医医院脾胃病中心（消化中心），每到张声生教授出诊的日子，诊室门口患者总是挤得满满的。张声生从事临床工作30余年，不断总结和创新，在中医、中西医结合诊疗消化内科疑难疾病方面积累了丰富的经验，深受全国各地患者的信任。

不用担心，胃癌前病变不是癌

从1956年建科至今，北京中医医院脾胃病中心历经几代人的努力，已经发展成为国家临床重点专科、国家中医药管理局脾胃病重点专科、北京市中西医结合消化重点专科、北京市中医消化特色诊疗中心。张声生教授带领团队着力诊疗方案、疗效提升等临床研究，取得了长足发展，现科室年门诊量达18万余人。为众多的患者解除了病痛，记者在张声生教授的门诊中也见识了大医风范。

"不用担心，这不是癌，问题不是很大。"张声生教授向一位因患有萎缩性胃炎而担忧不已的大妈解释，这也是他经常对慢性萎缩性胃炎患者说的话。许多患者得知慢性萎缩性胃炎是癌前疾病，就误以为很快会变成胃癌，背负着沉重的精神包袱。张声生教授对此每每耐心解释，告知患者并非萎缩性胃炎都会发生癌变，让病人放下包袱，鼓励他们积极配合治疗。

"人年纪大了，胃都会有点萎缩，就好像我们的皮肤变薄一样，胃黏膜萎缩变薄，一般难以逆转，但这并没有太大的关系。我们熟知的萎缩性胃炎、胃溃疡、胃息肉等都属于癌前疾病，但癌变率很低，演化为癌的可能性大致只有2%~3%。胃癌前病变是个病理的概念，指在慢性萎缩性胃炎的基础上出现了异型增生，但胃癌前病变本身也不是胃癌，一个癌细胞都没有，甚至连癌的初期都还不是，通过中医药可以改善症状，延缓或控制病情的进一步发展。"听完张声生教授的分析，这位专门从山东赶来的大妈终于松了口气，"知道不是癌症我就放心了，之前胃疼去医院查出这个病后，我一直吃不香，睡不好，听您这么一说就没那么害怕了！"

"目前中医治疗这个疾病具有明显优势，显示了良好的前景。"张声生教授让大妈彻底放宽了心，末了叮嘱她要重视纠正不良的生活及饮食习惯。

另一位从河南过来的吴大妈，最近也因病情变得紧张兮兮："查出有萎缩性胃炎、胃息肉后，我的压力好大，是不是要得癌了，张大夫，您赶紧给我治治吧。”“胃息肉与肠息肉不一样，肠息肉很明确，就是结肠癌前病变，一旦发现就要切掉。但在胃的不用紧张，癌变的可能性比较小。”张声生教授专业、自信的分析抹去了吴大妈的忧虑。

张声生给予患者的鼓舞不仅在精神上，医术更是有力的证明。萎缩性胃炎患者李大爷来了几次，吃了数副药后，折磨他好几年的症状就逐渐缓解了；从内蒙古慕名而来的王女士吃了 3 个月药后，3 年没治好的胃糜烂消失了……“不但要缓解她的症状，还要针对胃的病理进行治疗。”张声生教授对学生说。

张声生教授在临床实践中认识到，萎缩性胃炎及胃癌前病变的病机关键在于因虚致毒致瘀或湿而复加浊毒瘀血，患者多为本虚标实之证，本虚以脾胃气阴不足为主，标实有热毒、湿毒、血瘀等，因而对该病多从虚、毒、瘀论治，救治了许多患者。

出版经验集，传授临床点滴经验

“张主任，请您一定要给我加个号，什么时候都行，我们姐俩儿是奔着您来的，在北京住了 2 周了，就是挂不上号，您的号都排到 8 个月以后了。”这是一位 50 多岁的有浓重地方口音的内蒙古患者，她 2014 年因萎缩性胃炎，在张声生处就诊，服药半年后症状缓解，胃镜结果提示病情明显减轻，这次复诊还带上了有同样毛病的朋友。考虑她的实际情况，张声生教授给她预约了一个近期的号，只要能看完，他都会尽量满足患者。

张教授的门诊里既有年轻人，也有老年人，其中除了少数北京本地的患者，大多都来自全国各地。他们操着各地的方言，尽可能地陈述自己的病情，张教授对此亦习以为常：“这么多年来看的外地病人太多了，各地的方言大概都能听懂。”

见到有记者在采访，患者们都主动“爆料”：“张主任是个好医生！你可得好好写写我们张医生。”“他医德医术特好，我的胃癌前病变就是在这治好了。”诊室顿时热闹起来。“您医术好，病人越来越多，号越来越难挂。”说罢，众人又纷纷赞同。

这也是张声生教授本人纠结的问题：“我也不想出名。”因为患者挂号太难或预约号太靠后，一些吃药好转了的患者无法及时调整药方以巩固疗效。

一位从河北赶来的患者给记者看他的病历本，“我是去年 12 月份第一次来这看，当时吃了方子感觉有明显好转，想过来复查、调整方子，一直等到现在才看上。已经过去 6 个月了。”许多患者对此深有同感，这种情况又归结于他们对张声生教授的信任：“我宁可忍着，也不去找别的医生看，就是因为我信任张主任!”

面对这种难题，张声生教授也很无奈：“我自己一个人的力量是有限的，所以我尽可能地多带一些博士、硕士、徒弟等，把我的临床体会教授给他们。近期我们团队对我过去30余年治疗脾胃病临床经验进行了整理，即将在中国中医药出版社出版《张声生教授治疗脾胃病临床经验集》，希望把个人的临床点滴经验与更多的临床医生分享。”他认为，面对疾病的挑战，“水涨船高”才是硬道理，只有一个部门、一个行业的整体水平提高了，才能更好地为患者服务。如果每个医生面对疑难杂症都能游刃有余，那么，患者无论找哪个医生看病都会放心。

张声生教授每次门诊都有许多学生、徒弟和进修医师跟师学习，为了更高效率地接诊病人，他的团队形成了特有的流水线工作模式。门诊正式开始前，助手就开始依次仔细询问患者的病情、病史，并工整地在病例本上做好记录。门诊正式开始后，助手们都在各自的岗位上有条不紊地工作。张声生在出诊中则常常见缝插针，结合具体病例讲解，对他们循循善诱。

“我们是一个团队在合作，否则1个半天根本看不完40~50位病人。我希望我的学生、徒弟们都比我厉害，成为一名好医生。”张声生说，对挂不上号的患者也推荐自己的团队：“我们科历来很注意队伍建设，经过十多年的持续培养，目前全科大夫的医术整体都是非常不错的。”

“跟着张老师出门诊能够学到很多知识，也学得很快。”一位进修医师悄悄对记者说，另一位学生则附语：“张老师医术很厉害的，我们很崇拜他!”

“小伙子，你们很幸运，遇到了一位好老师!”患者张女士拍了拍一位学生的肩膀说。

不能求快，疑难病至少吃中药半年以上

“祝贺你，肠息肉已经没有了。”这是一位来自河北的男患者，张声生看完最新的肠镜检查报告后发现其肠道的息肉已经消失。

“以前非常痛苦，3年来一直腹痛、腹泻，每半年做一次肠镜切除息肉，每次肠镜都发现又长了新的息肉。半年前来这看，吃了张医生开的方子5个多月，现在已经好多了，这不，肠镜检查息肉也没了，我太高兴了!”这位中年男士忍不住回过头来，向身后等待就诊的其他患者介绍道。

“中医有它自身的特色，强调辨证施治的精准治疗，上周还有个食管静脉瘤患者吃3个月中药后瘤也消了。”张声生笑着说。“西医认门，中医认人，外边很多患者都说来您这才看好的，能挂上您的号真是太幸运了!”患者十分

感慨。

33 岁的李女士也“认定”了张声生，她先前一年来反复出现胃部胀满感，时有隐痛，发展至食欲不振、浑身乏力，眼看一天天消瘦，去了多家医院，吃了很多的药，治疗效果都不佳，病情不见好转，胃镜及病理结果显示慢性轻度非萎缩性胃炎，西医诊断为功能性消化不良。经人推荐来这就诊后，张声生教授辨证为脾虚气滞、肝血不足，遂制定健脾理气、养血滋肝的治法，李女士喝了 14 剂中药，在第二次复诊就见症状缓解，面色红润，精神振作了起来。

张声生教授介绍，中医治脾胃病不能讲究速成，比如慢性萎缩性胃炎、溃疡结肠炎等临床脾胃疑难疾病，病程较长，多迁延难愈。正常的胃腺体重建需要 3 ~ 6 个月的时间，所以慢性萎缩性胃炎病情得到初步控制后，还要维持治疗一段时间。门诊中就有位来复诊的溃疡结肠炎患者，经过张教授治疗一段时间后，症状已有所好转，大便中的脓血全部消失了，但张声生仍叮嘱他：“你要认识到这是脾胃疑难病，所以治疗不能求快，中医至少吃半年以上。”治疗要从改变患者对疾病的认识上开始。

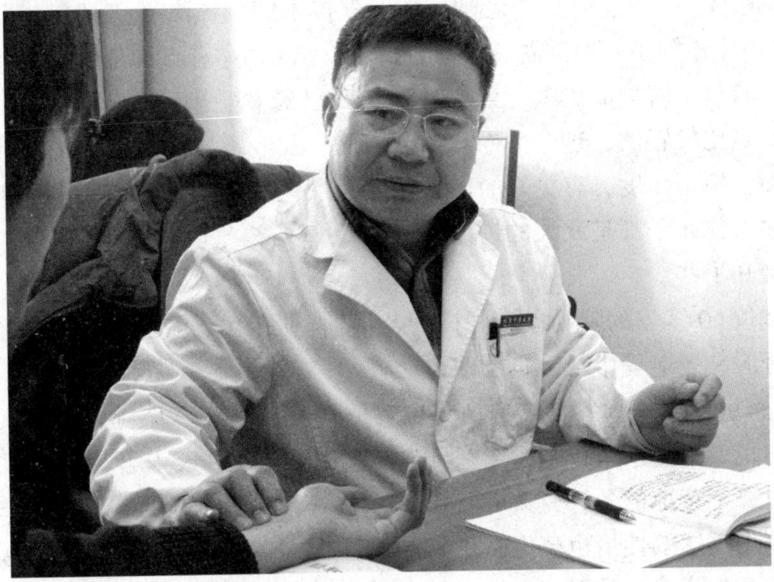

经过 30 多年的中医临床实践，张声生教授总结常见脾胃病治疗，调肝理脾最为有效。他认为“调”包括调情志、气机等；“理”包括健脾和胃、醒脾祛浊、芳香化湿等。具体到疾病上，又制定了不同的治疗方案：“清热祛瘀，和胃降逆”为主法治疗胃食管反流；“辨证分辨寒热虚实，治疗以健脾理气为主线”论治功能性消化不良；“调气行血，寒热并用”为纲治疗溃疡性结肠炎；“健脾补虚、扶正祛邪”为要调治胃肠肿瘤等，均取得了良好疗效。

“做中医要有一双火眼金睛，在临床诊疗的时候，不但要掌握中医的知识，也要掌握西医的基础，这样才能更有效地治疗。”正因为张声生教授对消化疾病的深刻认识，他作为大会主席，定期多次主办“北京国际消化病中西医诊疗高峰论坛”向国内外西医分享中医临床经验，同时也交流学习西医临床的最新进展，“我们要在掌握西医的基础上，弘扬中医传统”。

天人合一，心理干预很重要

张声生待人亲和，谈吐风趣，出诊时脸上总是挂着笑容。当患者因患病而心情不佳，或思想负担沉重时，常常给予开导，使得交谈间气氛活跃、患者心境豁然解脱，为药物治疗创造了良好条件。

“张主任，我每天早上推开窗，看见春光很美，我却很沮丧：世界很美好，但我心情为什么好不起来呢？”51岁的肠易激综合征患者王女士向张声生教授诉说着她的烦恼，脸上神色暗淡。

“你是干什么职业的？”“老师？那看着孩子们应该高兴。”“家里孩子怎么样？”张声生连问了一串问题，最后告诉王女士：“你有点抑郁，我为什么问这些？就是希望了解你的更多背景。”“对，我已经看心理医生了。”“别太担心，你的情况是比较轻的，这个世界凡事有两面，我经常跟患者说，不要什么都看到阴暗面，换个角度，有更好的风景。外面景色这么美，约上几个好姐妹出去走走。你看你儿子都是北大的博士了，多么好的福气啊！”一番劝导，王女士的愁色缓和了些。

另一位50多岁的阿姨也有同样的苦恼：“张医生，我除了胃痛，还感觉浑身都不舒服，还老爱生气，自己跟自己较劲！”

“在家里面放一些大海或者鸟叫虫鸣的声音的音乐，感觉置身于大自然一样，心情也就好了！春天来了，要出去走走，中医讲天人合一，就是这个道理，经过一个荒凉的冬天，去看看绿色。”“好，我听主任的。”阿姨笑着说。

张声生豁达的性情也感染着患者，一位20多岁的女孩问他：“您天天乐呵呵的就不会生病了，是吧？”“是呀！”“那我也不生气了。”有时不需要言语，乐观便是最好的传达。

很多患者把张声生教授当作了自己的心理医生，心里的烦恼都想跟他唠叨几句，他也常常叮咛愁闷的患者：“跟自己喜欢的人聊聊天，去做自己喜欢的事儿。”因为工作压力或长期抑郁、焦虑也会导致脾胃功能失常，这些精神心理因素不加以解决，仅用药物治疗有时也未必能很好地控制疾病，“心理干预很重要，首先要让病人对他所患的疾病有个正确的认知，才能消除恐惧心理，树立战胜疾病的信心，在这个基础上再配合用药，才能起到更好的效果。”张教授是这么说的，更是这么做的。

“到张医生这里看病不害怕，因为他有亲和力，对我们态度都很和善。”一位老患者对记者说道，转过头又叮嘱张声生教授：“张医生，您可得保养好自己的身体，这样就可以造福更多的病人了！”

看完最后一位病人，已经是下午6点钟了。白天熙熙攘攘的医院，渐渐地安静了下来，张声生教授终于有时间喝口水。然而，一天的工作并没有结束，张声生带着学生们又开起了学术沙龙。

“无论多忙，一周一次的博士、硕士学术沙龙总是要保证的，这是对学生们负责。”张声生教授对记者说道。

（跟诊记者：朱　波　庞书丽）

辨证施治解决“面子”问题——周冬梅

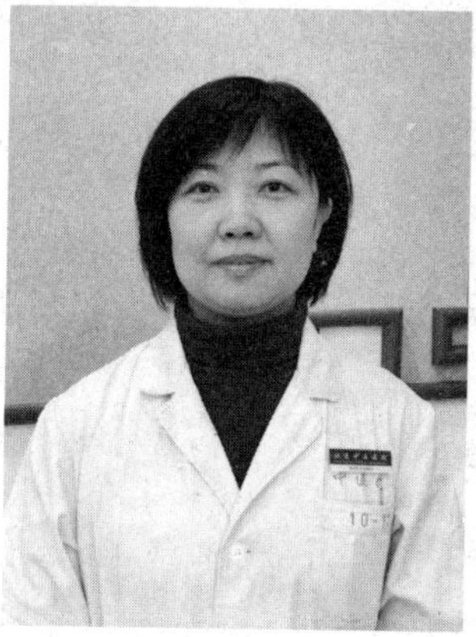

专家简介

周冬梅，首都医科大学附属北京中医医院皮肤科副主任，医学博士，主任医师，副教授，第四批国家级名老中医继承人。现任中华中医药学会皮肤科分会副主任委员，中国民族医药学会皮肤科分会副会长兼秘书长，中国中西医结合学会皮肤科分会委员，中国医师协会皮肤科分会委员及中医结合亚专业委员，北京中西医结合学会皮肤性病专业委员会副主任委员兼秘书长，北京中医药学会皮肤科专业委员会副主任委员。

专长：银屑病、痤疮、湿疹皮炎、白癜风、大疱病。

出诊时间：周一上午，周二下午，周四下午（银屑病专台门诊）。

“我今天来看病，也过来看看你，我家老张的病好了！”这一幕发生在首都医科大学附属北京中医医院皮肤科副主任周冬梅的诊室里。银屑病患者老张半年前开始在周冬梅这接受治疗，现在身上的疙瘩已经基本消失，因此老伴来医院看病时特意到她诊室“报喜”，并感谢她让老张对病情有了正确认识。

周冬梅在多年的从医生涯中，善于与患者沟通，指导患者选择正确生活方式及合理就诊方式，临床上又善于应用中医理论辨证施治，注重固护脾胃，为许多皮肤病患者解决了“面子”问题。

出门诊：每位患者都看得很仔细

来周冬梅这就诊的，大多是银屑病、荨麻疹、皮炎、白癜风等疑难皮肤病患者，由于疾病对皮肤的“侵袭”，他们身上往往呈现大片的斑、疹或疮。面对这些患者，周冬梅却从不感畏然，职业天性使她更加体恤他们，知其冷暖，忧其心忧。

有位大妈由老伴陪同过来就诊，刚进诊室，老伴就粗声粗气地说：“脱，把衣服全脱了，让大夫看看。”或是存在某方面认知的障碍，大妈只是笑嘻嘻地配合着。当时已是严寒天气，周冬梅见此情景急忙阻止：“小心别着凉了，不用全脱也能看得到。”“你看，全身都是。”当大爷帮她撩起衣裳时，记者见到大妈浑身布满了密密麻麻的红点。周冬梅认真察看，用手触摸一番后，让她赶紧把衣服穿好，但由于大妈手脚不麻利，周冬梅连忙起身帮她提起裤子，把上衣扣错的扣子重新扣好。这体贴的行为让大妈又笑了起来。

“每天早上起来一扫床，全是皮渣子，抹了药膏不起效，这病到底是怎么回事?”大爷对此颇为烦恼，家里大小的活都是他包揽，还要照顾大妈的病，有点力不从心。“大部人是由于年纪大了，皮肤没有保护层，干燥了就瘙痒，还有可能是其他东西刺激了或疾病诱发。”周冬梅详细地分析，了解大妈的病史后，叮嘱日常洗澡别太勤，水别放太烫，少搓身，用润肤油保持皮肤不干燥。“这个润肤油比你在外边买得便宜。”得知大妈家里没有润肤油，周冬梅给他们开了一盒不到 10 元的。“谢谢你，今天在你这看让我省钱了。”大爷感激地说。“要定期做检查，别挠痒，吃好消化的。”给大妈开了汤药后，周冬梅又交代一番才让他们离开。

周冬梅对每位患者都看得很认真，以致临近中午仍有数位候诊的患者：“今天看得有点慢。”“是看得仔细。”正在就诊的患者笑着拍了拍她肩膀。“主要是皮肤病有很多注意事项要交代患者，好多人看了很多次病还不清楚。”周冬梅向记者介绍。

还有位李女士，带着 6 岁的女儿从山东过来求诊，据她讲述，女儿身上从 2 年前开始长出白斑，起初大家不在意，但从今年夏天以来却越长越多，当地医院怀疑是白癜风，还没有确诊。当周冬梅给小女孩查体时，记者看到其身上最大的白斑将近 6cm×3cm，似乎不能再忽视。“现在来看还不能排除白癜风，我找人给她做一个皮肤 CT。”说完，周冬梅拿出手机联络相关工作人员，告知事项后叮嘱：“你中午 1：30 给她做 CT，完了给我打电话，到时我让她来找我看。”李女士是最后一位就诊的，下午不出诊的周冬梅却仍为她妥善安排。“即使是白癜风也不用焦虑，不是长在暴露部位，什么也不影响，只要情绪放松，饮食均衡，大部分人是能控制住的，你先带孩子去吃饭。”李女士这才稍微松口气。

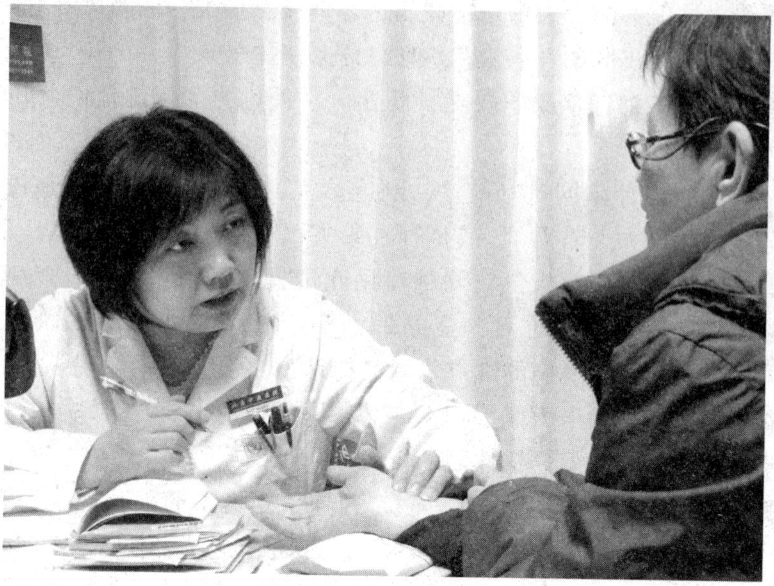

银屑病：基于“血分蕴毒”辨证用药

周冬梅的门诊以银屑病患者居多，银屑病俗称“牛皮癣”，是一种慢性皮肤病，常常反复发作、难以治愈，严重影响患者的生活质量，目前临床上尚无特效的治疗方法。而周冬梅在中医治疗上取得了较好的效果。

30 多岁的王女士不久前扁桃体发炎，期间身体各个部位相继长出了许多红斑，去医院被诊断为寻常型银屑病后，自己上网按“指引”买了激素药膏涂抹，红斑却仍然增多，于是赶紧来周冬梅这就诊。

“我抹了药膏，又做光疗，这些斑还是长。”王女士有点低落。“银屑病有一个自然病程，进行期就算吃药也会发展，它是慢性病，不能求快治疗，而且老抹激素会让病情变得顽固。”“我为什么突然长这个呢？我爷爷曾经有，但我是第一次发病。”“跟你扁桃体发炎有关系，要把嗓子治好。此外，焦虑、饮食都会诱发。”

得知王女士对病情着急，抹药、针灸、光疗等治疗手段都在尝试，周冬梅详细地向她分析个中利弊，劝诫她“不治比乱治强”：“你现在病情处于不稳定期，扎针灸针眼可能变成斑点，外用的也别太刺激，光疗要是想照就坚持照，不然之前都白照了。”最后，根据她的病况给她开了数剂中药：“吃中药调理有一个过程，不能着急。”

70多岁的张大爷也是一位寻常型银屑病患者，3个月前来周冬梅这就诊时，浑身长满红斑，特别是两条小腿，被厚厚的鳞屑覆盖，上面还有凹凸不平的疙瘩，周冬梅就其症状开了中药给他服用，外加温和的药物涂抹。这次来复诊时张大爷身上的红斑已经褪去了，两条小腿的疙瘩也变得平整，只剩白色的干屑。“没想到好得这么快，腿只有轻微痒了。”张大爷笑着说。“现在主要是太干燥的问题，多抹润肤的，给你开个药膏，每天坚持抹。”周冬梅也颇为欣慰，转头对记者说：“老爷子特别坚持，一直在吃中药、涂药，他的病是很顽固的。”“我的是慢性病，周大夫让我正确认识了病情。”张大爷插进话来。

周冬梅介绍，中医认为银屑病与先天禀赋、七情内伤、饮食不节、脏腑失调等有密切的关系，感染、情志不畅等许多诱因可使本病复发或加重，中医根据患者体质，因时因人因型，辨证论治内服中药方药、外用和缓无刺激的药物，配合中药浸浴疗法、穴位贴敷、紫外线照射等特色治疗，进行正确治疗和调护，可以有效控制病情，并达到临床治愈。而最近由北京中医医院皮肤科牵头所做的一项研究提出，银屑病中医辨证论治的核心病机是“血分蕴毒”，其病位在“血”，病性为“热、虚、瘀、毒”，银屑病的基本证型是“血热证”“血燥证”和“血瘀证”，其对应的治法分别为“凉血解毒”“养血解毒”和“活血解毒”，基本方药为凉血解毒汤、养血解毒汤、活血解毒汤，该研究成果提高了银屑病的疗效。

调心态：学会与疾病和平共处

银屑病、白癜风、脂溢性皮炎等皮肤疑难病是慢性病，其中有的还呈病程长、反复发作的特点，给许多患者带来心理负担。中医提出“心主神明”，情志与疾病与密切联系，因此周冬梅经常向患者强调要对病情有正确认识，学会调控和驾驭自己的情绪，保持良好的心态。

有位寻常型银屑病患者，今年才30多岁，却突然全身爆发性长满了红斑，这可把她急坏了，六神无主地尝试各种治疗，希望早点把皮肤恢复至原态。当她来到周冬梅这求诊时，周冬梅认真地教导她：“每个病都有它的特点，今天要有正确认识，这病不能着急、快治，怎么认识病对将来的治疗有重要影响。”“看了身上觉得特别难受。”患者还是很沮丧。“这病对身体伤害不大，要和平共处，门口有个病友还十几年了呢，你现在身上也不是特别红，精神要放轻松。”一番苦心的教导，患者才纠正了“治病观”。

得了脂溢性皮炎的赵女士也是一位病急乱投医的患者，自四年前她烫了一次头发后，头部开始逐渐长出一些表面附有油腻性鳞屑的红色斑块，时而伴随瘙痒感。“我去了私人医院，已经花了几千块，喷的、抹的药都用过，没太多效果。”赵女士吐苦水。“这病与内分泌、免疫有关，你老想着它，焦虑，影响了免疫系统，皮炎是慢性病，你的不是特别重，吃中药慢慢调。”周冬梅劝慰她，开了药方后，又叮嘱“别生气，别焦虑，也别太劳累”。

还有位红皮病型银屑病患者，由于患的是疑难型银屑病，治疗效果不太显著，但她在门诊中却安之若素，感觉已经接受病情。“看你还行，乐呵呵的，就要这样，每天笑一笑，想些开心的事，多去跳跳舞，打打拳，做些有氧运动，保持开心。”周冬梅对患者这样的心态也颇感欣慰。

周冬梅介绍，当人的情绪紧张或者焦虑时，会引起皮肤血管收缩或扩张，汗腺、皮脂腺分泌，还可能产生一些神经递质，引发一系列免疫反应，从而诱发或加重原有的皮肤病。比如，神经性皮炎、荨麻疹、银屑病等，都会因心情影响治疗效果。因此，一旦得了病，应该学会放轻松，不要相信“立竿见影”之类的广告，去医院接受正规的治疗。“患者可以多出外跟人交往，从旅游、书法、跳舞等娱乐中放松身心，也可以多去练练八段锦和太极拳，银屑病患者可以通过这两种锻炼方法对身心的不平衡状态进行有效的调节。”周冬梅说。

治过敏：急则治标，缓则治本

皮肤过敏是常见的过敏形式，导致过敏的原因有很多，有些人会因为春天吸入花粉、尘螨等导致过敏，还有一些物理性的因素，比如日光、风吹，也可能导致皮肤的炎症反应或荨麻疹的发生，这在皮肤科都比较常见。

“病人怎么知道自己就是过敏了呢？皮肤的过敏表现主要是在皮肤上出现红斑，有的人红斑表面上还会有一些鳞屑，有的红斑会有水肿甚至水疱，这些是皮炎的表现；还有的会出现风团，老百姓又叫风疙瘩，或者叫风疹块，这是荨麻疹的表现。一般还会伴有瘙痒。出现这些症状的，可以到医院找医生诊治。”周冬梅说。

在周冬梅的门诊中，荨麻疹、皮炎的患者不在少数，他们中大多是过来复诊的，经过周冬梅的治疗，病情已经逐渐好转，“身上还在起风疙瘩，但好多了。”“腿上比之前长得少了。”这类的话经常从患者口中听到。周冬梅对皮肤过敏的中医治疗主要是根据患者的具体情况，从整体调理。

“有的患者本身是由于气虚，容易导致风邪侵袭，对此我们要用健脾益气的方法；有的人热盛，容易有热的产生，就用清热的方法来治。”周冬梅说。

周冬梅介绍，中医对过敏性皮肤病病因的认识一般是分为两方面，一个是内因，另一个是外因。内因，中医认为主要有素体因素，本身不耐受，还有情志、饮食、劳倦等；外因一般有外来的，风、湿、热、毒、寒、暑、燥、火等。中医不讲过敏这个词，是说他素体不耐，外受了风邪、湿邪、热、毒造成了他肌体脏腑功能的失调、气血失和，导致了皮肤的病理变化。在治疗上，中医讲急则治其标，缓则治其本。如果这个病比较急的话，要治标，也就是表面的表现。“我们要用一些驱邪的方法，判断他到底是哪种邪气，我们来驱邪。在病情比较缓和的情况下要根据他的体质进行整体调整”。

周冬梅建议，如果患者有条件的话，最好到医院查一查过敏的原因，即过敏原。如果能找到过敏原，尽量避开，就可以减少过敏的发生。引起过敏的原因非常多，不一定都能找到，所以我们在生活中要尽量避开各种可能导致过敏的因素。

（跟诊记者：庞书丽）

21. 北京中医药大学东直门医院

“四法合一”改变“癌状态”——李忠

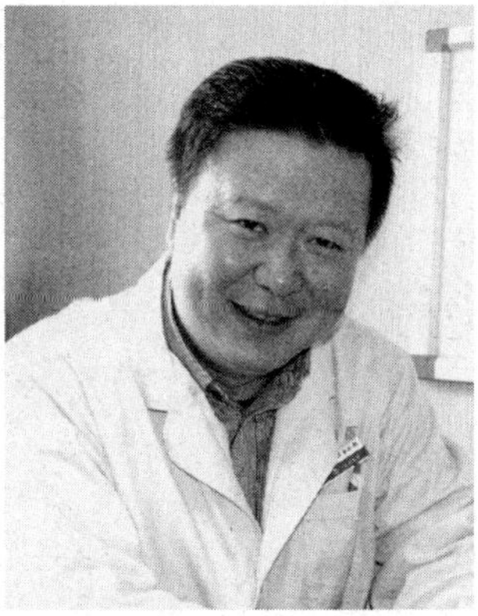

专家简介

李忠，北京中医药大学东直门医院血液肿瘤科主任医师，教授，北京中医药大学首批临床肿瘤学博士，博士研究生导师。中华中医药学会肿瘤分会副主任委员，世界中医药学会联合会肿瘤外治法专业委员会常务副会长兼秘书长，中华中医药学会中青年科技创新专家委员会委员，中国老年学会肿瘤专业委员会执行委员，北京中西医结合学会肿瘤专业委员会委员，北京抗癌学会中西医结合专业委员会委员，北京中医药学会肿瘤专业委员会委员，国家自然科学基金委员会函审专家，北京市药品食品监督管理局新制剂评审专家。先后主编和参编中医肿瘤专著及其他医学专著10余部。

专长：中医及中西医结合治疗肺癌、肝癌、胃癌、肠癌、乳腺癌、淋巴瘤、脑瘤、白血病等多种恶性肿瘤，并在肿瘤术后预防复发、转移和癌性疼痛的治疗及肿瘤放、化疗中药增敏解毒方面有较为深入的研究。

出诊时间：周三上午、下午（国际部）；周四上午、下午（国际部）。

56 岁的老吴在 3 年前被诊断出肺腺癌，经过 1 年的化疗、放疗等治疗，身体每况愈下：困倦乏力、食欲缺乏、夜不能寐……后来经人推荐找到北京中医药大学东直门医院血液肿瘤科主任医师李忠求诊，吃了 4 个月的中药后，身体不适症状基本消失，食欲与睡眠也明显好转。

这只是李忠从医生涯中的一个小缩影，多年来，他抱着“大医精诚”的信念，在中医抗癌之路上艰苦探索，首次提出了癌的状态论，并由此创立改变“癌状态”的“状态疗法”，为许多肿瘤术后患者提高了生活质量。

探索中医抗癌新思路

每当李忠出诊的日子，他的诊室外面都坐满了来自全国各地的肿瘤患者，期望病痛能在这个小房间得到消除，李忠则以渊博的专业知识与普救肿瘤患者之苦的决心撑起了他们的希望。

有位 60 多岁的李大妈，3 年前在别的医院诊断出甲状腺癌，做了 2 次手术后，虽然病灶已经去除，但身体仍时常感觉不适。经人介绍来李忠这接受中药治疗，现在症状已经得到基本控制，记者在门诊中看到她的气色亦与常人无异。“身上的很多结节不知不觉好了，觉得你调得实在好。”李大妈感慨地说。李忠听了颇为欣慰，微笑着为她调整药方。“李大夫医术特别好，我已经推荐了很多人来。”当记者与李大妈聊天时，她禁不住夸赞起来。

门诊中慕名而来的患者不在少数，小梅就是其中一位。小梅今年才三十出头，脸色却惊人的苍白，或是因乳腺癌放化疗的缘故，而今只有短短的头发，但俊俏的她似乎并未因此低落，见到李忠就开心地打起招呼。“最近怎么样?”李忠亲切地问。“关节不疼了，大便也正常。”“把舌头卷起来看看。”李忠观舌象的方式较为特别，每位患者都会要求他们把舌头卷起来。“你的这种病现在不算是难治的，中药系统地吃 2～3 年，整体状态调好了对你以后会好。”把完脉后，李忠认真地分析，又嘱咐小梅不要吃生冷、虾蟹等食物。

“你怎么来了?”看到身后的女患者，小梅突然惊喜起来。“我也是约了今天的号来复诊。”当记者表示疑惑时，小梅解释她们都是乳腺癌患者，当初在医院放疗时被安排在同一个病房，“她说吃了李大夫开的中药挺好的，就介绍我过来，今天太有缘分了。”两个患者之间的距离在这诊室里又拉近了。

肿瘤患者术后吃中药调理的时间较长，李忠的门诊中多是跟随了多年的老患者，为此经常听到这样的言语：“我好朋友的妈妈在你这吃了 8 年药，多好!”“跟了你 5 年，特别棒。”“比上次来好多了，这就是精气神。”还有位老患者本是挂了其他科室的号，却仍推门进来说“我就是特意来看一下你”。

体恤肿瘤患者所受的病痛，李忠全身心地投入抗癌的医学研究中，多少个日日夜夜，他反反复复阅读了《黄帝内经》《伤寒论》等大量的古籍医学经典和《现代肿瘤学》《实用肿瘤内科学》等现代抗癌专著。终于，他结合自己的临床经验，形成了一整套中医抗癌新思路。

养心防癌抗癌很关键

恶性肿瘤往往给患者带来绝望与恐惧，病情对身体的摧残更使许多患者极其焦虑。调治情志是身体康复的重要条件，因而李忠总是温和地抚慰他们，教导其要轻松地面对病情。

有位肺癌患者王大妈，上个月做了肺部手术后，来李忠这接受中药治疗，食欲与睡眠因此有所改善。但今天来复诊说起近况时却皱起了眉头："李大夫，最近这次下雪后我的咽炎又犯了，老是咳嗽、喉咙痒，晚上不怎么睡得着觉，脖子的淋巴也还是肿，加上操心孩子的事，有点郁闷。""你要放开，真正从心里放轻松，你孩子也长大了，别太为他操心。""之前听了你的话，现在也没那么较真了。"王大妈笑了起来，但谈到肩膀与脖子上的淋巴，又烦躁起来。"你的淋巴在医院照了没事，所以你还是要放松，而且现在也不用化疗了，吃中药调整身体会慢慢改善的。"李忠耐心地劝慰她，又为她分析了药物的使用，王大妈才逐渐舒展了眉头。

李忠在门诊中，总是温和地笑对患者，经常教导他们要乐观地面对病情："放松心态，别把这病当一回事。""心情好比什么都重要。"面对症状改善不大的患者又会劝慰："别担心，我帮你调整一下方子，综合地调理。"

李忠介绍，中医学认为心为君主之官，主神明，为血脉之主，在五行属火，配合其他所有脏腑功能活动，起着主宰生命的作用，所以说"心为五脏六腑之大主"，统管人体的生命活动。在日常生活中，要做到养心防癌，首要的一点就是保持心理平衡，《黄帝内经》上说"恬淡虚无，真气从之"，就是说只有保持平淡宁静、乐观豁达、凝神自娱的心境，才能五脏淳厚、气血和调、阴平阳秘，进而达到健康长寿的目的。人们平时可通过学习、娱乐、交谈等方式，来排除内心的悲愤忧愁等不良情绪。此外，均衡摄取各种营养，也是保持健康和防癌抗癌的关键，这对癌症患者尤为重要。为了防癌或癌后保健，人们日常饮食应坚持五谷、五果、五畜、五菜的合理搭配，注意尽可能变换花样，每天吃至少 5 ~ 7 种不同的果蔬，同时要多吃高纤维、低脂食物。避免过咸、烟熏、腌制的食物，少吃油脂、糖及盐，少喝酒。

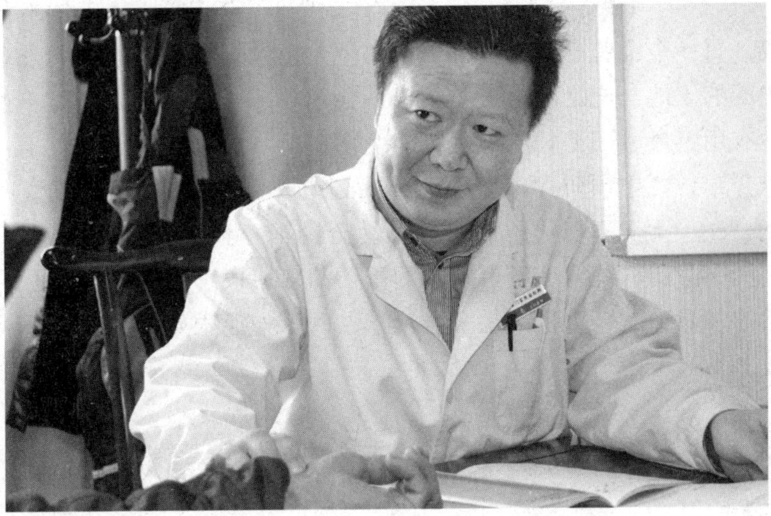

首次提出"癌"的状态论

多年的中医肿瘤研究，一直围绕着气滞、血瘀、痰凝，许多学者认为肿瘤发生的基本病机就在于气滞、血瘀、痰凝，并由此开展了系列研究。李忠在多年的临床实践中，不断汲取现代肿瘤研究成果，根据肿瘤细胞的特性及中医用药特点，首次提出了"癌"的状态论。

"我认为'癌'既不是一种细胞，也不是痰或瘀。'癌'应该是一种状态，我们暂且称它为'癌状态'。这是一种人与自然、人体内部五脏六腑之间失衡的状态。"李忠说，中医一直强调天人相应，认为人的生命活动和自然环境息息相关，人的生命之本在于阴阳。人的九窍、五藏、十二节都和天气相通。要保持健康状态，就必须顺应天气，只有这样，阳气固护，邪气才不能伤害于人；如果不能顺应天地自然的规律，则使正气受损，而出现"疾病状态"。现代许多研究也表明：健康是一种各个方面的平衡状态，比如酸碱平衡、动静平衡、心理平衡等。谈了"健康状态"，也就不难理解何谓"癌"。

李忠向记者举了一个例子，他说，大家都了解种子与土壤的关系，不同的种子适合于不同的土壤，从而形成了不同的植物，同一种子在不同的土壤中生长，也会发生变化。先秦时齐人晏子曾云："橘生淮南则为橘，生于淮北则为枳，叶徒相似，其实味不同。所以然者何？水土异也。"古人这段话更印证了这个道理，淮南香甜的橘子移植到淮北就变成苦涩难吃的枳，原因无他，就是水土变了。

“其实，‘癌’的发生又何尝不是这样的呢？”李忠说，“人体本身就是由细胞构成，每一个细胞就像一粒种子，如果人体处于一种健康的状态下，就好比拥有肥沃的土地、充足的水分，种子就会茁壮成长，否则，土壤不好，品种优良也没有用，最后还是长不好，只能变化产生‘癌’。”

李忠介绍，要想预防和控制癌症，就必须改变“癌状态”，改变产生“癌细胞”的“癌环境”。现代肿瘤治疗是综合的治疗体系，手术、化疗、放疗、靶向治疗和中医药均是癌症不可缺乏的重要治疗手段。但手术等治疗方式只重视局部治疗，而中医药重视的是全身治疗，两者如能很好结合，临床将得到更好的疗效。

“状态疗法”去除体内癌毒

根据“癌状态”理论，李忠从全新的角度解析了癌的病机关键，他认为治疗癌症不仅仅在于杀伤癌细胞，应该注意保护和调整患者脏腑失调的状态。

如何改变“癌状态”？李忠根据大量临床研究提出了“状态疗法”。

状态疗法就是根据中医天人相应的原则，采用天然中草药，调节五脏六腑的功能状态，恢复人体阴阳平衡、脏腑平衡、气血和调，达到人与自然、人体内部环境的协调，杜绝了“癌细胞”生存的土壤，从根本上控制癌细胞转移和扩散。李忠通过10余年的研究发现，注重患者的整体状况，改善患者的机体内环境，临床就能取得很好的效果。

有位恶性淋巴瘤患者刘先生，12年前当他即将退休享受美好的晚年生活时，癌魔却悄然向他走来，被医院确诊为非霍奇金淋巴瘤。在家人的陪同下，他住进了一家医院接受化疗，然而由于化疗的毒副作用，他本来虚弱的身体变得愈加虚弱，眼看死神将要来临。此时家属经人介绍找到李忠救治，李忠根据“状态疗法”原则，给他制订了详细的治疗方案，重点恢复患者的正气，改善五脏的状态。在中药的“保护”下，经过几个周期大剂量的化疗，刘先生不但没有倒下，还逐步走向健康，达到了临床治愈，目前，患者已健康生活了12年。

李忠向记者介绍，中医治癌有四个步骤：改变体内环境，杀灭癌细胞，培育好的细胞，维持稳态，这四个步骤要紧密结合。他根据癌症的临床特点，提出了将中药内服汤方、针法、膏贴法、灸法结合的四法合一的治疗体系，全面改变癌状态，去除体内癌毒，恢复人体正气，经临床研究，疗效显著。

针对中药抗癌重要构成的内服法，李忠提出了中医抗癌内治六大法则，即固摄法、调心法、柔肝法、温阳法、以毒攻毒法、通利二便法。通过固摄正气，振奋阳气，调理心、肝功能，促进体内毒素排除，达到阴阳和、脏腑和、气血和的目的。

临床诊疗中，李忠强调多种方法结合的优势，特别是中药内服与外用的配合。现代研究已经表明中药外用为体表直接给药，经皮肤或黏膜表面吸收后，药力直达病所，迅速有效，晚期肿瘤患者正气衰弱，单靠内服药疗效不佳，中药外敷更具优势。“当然外治疗法也有一定的适应证和禁忌证，应随病症变化，灵活应用。特别在肿瘤治疗中应内外合用，则能相得益彰，提高疗效。”李忠说道。

找李忠看病的患者很多，当最后一名患者走进诊室时，禁不住对他说：“今天病人这么多，您太辛苦了。”然而，李忠说，由于看病时全部身心都投入患者诊疗中，自己不曾觉得累。

（跟诊记者：庞书丽）

妙手推拿祛病痛——刘长信

专家简介

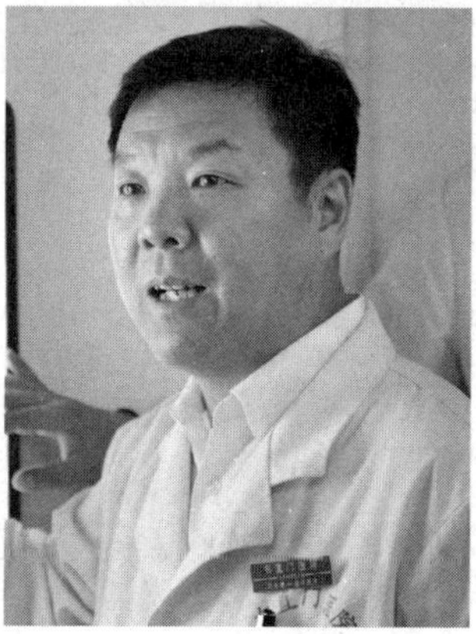

刘长信，北京中医药大学东直门医院推拿疼痛科主任，推拿按摩研究室主任，硕士生导师。主持国家级课题 1 项，部级课题 4 项，局级课题 3 项，校级课题 5 项，获国家级专利 2 项；发明医疗器械 1 项并成功转让。著有《经络腿足疗法》《专科专病中医经验荟萃》《中国推拿》《刘长信按摩育儿书》《五招治疼痛》等著作。

专长：手法软组织损伤的治疗，经络腿足疗法、小针刀、锋钩针。擅长使用腿浴、腿疗治疗多种慢性疾病，如失眠、便秘、高血脂等。擅长使用按摩保健手法治疗、调理、保健各种老年疾病，如颈椎病、骨质增生、腰椎间盘突出、关节炎、腹胀、消化不良等。

出诊时间：周一上午（国际部），周四上午。

推拿，被人称为“元老医术”，是传统中医的绝技之一，经久不衰。医者通过双手作用于患者的体表、受伤或疼痛的部位，运用推、拿、按、摩、揉、捏、点、拍等多种手法，不仅可以减轻、治愈患者的病痛，还具有疏通经络、调和气血、提高免疫力等作用。

成立于 1978 年的北京中医药大学东直门医院推拿疼痛科，是北京市第一家推拿专科科室。作为该科科主任的刘长信，从 2004 年上任后，就带领团队不断创新钻研，在原有的推、揉、按等传统手法上，增添了腿浴、敷贴、小针刀等多种治疗手段，使科室发展为国家重点专科，在国际、国内推拿学领域及中西医结合疼痛学领域享有盛誉，门诊量连续5年居院内首位，经过他的双手治愈的患者更是不计其数。

“三最”行医理念获患者认可

“这个位置疼不疼？这有点儿疼是吧？”当记者走进东直门医院国际部的诊室时，刘长信正在为一位中年患者检查身体。他一边按压患者腿上的各个穴位，一边细心地询问对方是否有疼痛感，以确诊患者的病因。

这名患者之前已经在多家医院进行诊治，医院给出的诊断结果是腰椎间盘突出。但经过多次治疗，患者的病情仍未好转，腰部依然感觉疼痛，白天的工作也很难进行。经过一番细致的检查，刘长信得出了结论：“有90%的可能找到原因了，应该就在肌肉上”。经过一番推拿按摩之后，患者紧皱的眉头明显舒展开来，一旁的妻子看到丈夫的疼痛得到缓解，更是满脸笑意。

针对这位患者的情况，刘长信提出了自己的治疗意见：“我们现在要以保守治疗为主，还要加个牵引。”在刘长信看来，治疗就应该以经济、安全同时又最能让患者接受的方式进行：“我们就是能保守不吃药，能吃药不打针，能打针不微创，能微创不手术。用最安全、最方便、最舒适的方法治疗。”正是本着这一“三最”行医理念，刘长信得到了很多患者的认可。

曾有一位患者，手腕部骨折，经过对位、复合之后，本以为已经痊愈。没想到过了2个月，却出现了肿胀的现象。虽然这样的肿胀并不致命，但疼痛却非常影响她的生活质量。这名患者连续去了几家医院，尝试了多种治疗方法都没能得到治愈，直至找到刘长信。根据患者的病情，刘长信为她开了药方，一副药只需几块钱。“患者回去根据药方熬了药，并将手腕浸泡在药汤内。如此只经过了6次治疗，肿胀就消失了。”这种用最小代价达到理想疗效的病例时有发生，提起时，刘长信都显得很欣慰。

本着一颗医者的仁心，刘长信也时刻为患者考虑。今年64岁，患有颈椎管狭窄的王大妈，从去年开始出现恶心、头晕、失眠等症状，颈肩部也出现疼痛。确认了患者的病因后，刘长信提出了三种治疗方案并详细分析个中利弊：“你可以在国际部或本部的门诊治疗，这边环境比较好，但本部门诊的治疗费用便宜很多，还有一种方法就是住院，在这治疗几次都赶上住院的费用了，而且在病房能使用的疗法比较多，治疗后的保护措施也到位。”“我回家商量一下吧。”王大妈听罢笑眯眯地说。

“既要为你的病考虑，也要为你的经济能力考虑。你回家把我的话传达到位。”感受到刘长信的确是真心为自己着想，王大妈安心地离开了诊室。

还有一位脖子向右转时疼痛的女患者，被刘长信诊断为胸锁乳突肌疼痛，除了热敷、按摩还要贴膏药。“白天贴觉得不好看，你可以晚上回去贴。”刘长信为她想到了美观问题，考虑她对膏药过敏，又叮嘱：“晚上回去贴2～3小时，觉得痒就拿下来。”

精湛的医术和对患者的关怀让刘长信成为很多患者心目中的“救星”。一位膝盖运动损伤，经过刘长信治疗后很快就痊愈的患者曾这样感慨：“中医神奇，感谢刘大夫！”

“经络腿疗法”让腿“吃”药

东直门医院推拿疼痛科的技术传承自中医骨科大师刘寿山开创的“宫廷理筋术”这一学术流派。如今，在以刘长信为带头人的第三代传承人的继承和发扬下，“宫廷理筋术”与时俱进，不断完善。

“宫廷理筋术”源于习武风气盛行的清代。当时的太医院特设上驷院绰班处，而绰班处在蒙古语里是专治跌打损伤、骨歪筋扭的机构。经过了十几代御医的积累，形成了“宫廷理筋术”这样一套按摩手法，被嘉庆皇帝称为“神术”。

“宫廷理筋术”具有轻、柔、透、巧的特点。“过去在皇宫里行医，按摩手重了可能被处死，而没有疗效也会被处死，”作为这一手法的第三代传承人，刘长信解释道：“这就像我们所说的四两拨千斤，轻柔的手法在治疗病人时，会让他们感到很舒适，不像一些手法，按得病人疼得不得了。这样的方式不容易出事故。”对于“透”和“巧”，刘长信说：“按摩治疗与吃药的方式不同，是通过各种动作和技巧，渗到皮下，传递到脏腑。而巧就是运用一些比较巧的方式，达到治愈的效果。”

通过刘长信等人的继承和发扬，“宫廷理筋术”融入了治疗内脏疾病的手法和套路，不仅可以治疗常见的软组织损伤类疾病，对内科、外科、妇科等疾病也有很好的调理效果。

为了达到更好的治疗效果，刘长信根据自己对中医理论的深刻理解和丰富的实践经验，创立了“经络腿疗法”，与科室第二代传承人臧福科的“臧式振腹术”、孙呈祥的“孙氏松筋术”并列为临床科研龙头的三大高端手法技术。“经络腿疗法”用刘长信的话说，叫“用腿也可吃药”。

所谓的“经络腿疗法”，指的是在专业中医按摩师的操作下，采用特制的腿浴治疗器，配合不同的药液，通过各种手法刺激足部和小腿部的穴位和反射区，从而起到调畅气血、平衡阴阳、健身疗病的目的，是一种简单、有效、舒适的纯天然疗法。

据刘长信介绍，相对于足疗来说，腿疗可以覆盖更多的经络和穴位，既包括足部反射区，又涵盖了小腿上的足三阴、足三阳六条大经络和六十多个穴位。其他一些重要穴位，包括足三里、三阴交、承山、照海等也在这一范围内。同时，通过腿疗的方式，既可以加快血液循环，又能让药物通过小腿皮肤直接被吸收到体内并发挥作用。由于小腿皮肤相对较薄，血管数量又较多，因此吸收药物的能力也较强。

俗话说，“是药三分毒”，通过胃肠吸收药物，容易产生毒副作用，造成对身体，尤其是肾脏的伤害。即使是通常被认为副作用较小的中药，也是如此。通过腿疗的方式，可以使药物不经过胃肠而直接被身体吸收，有效减轻了药物对身体的毒副作用。

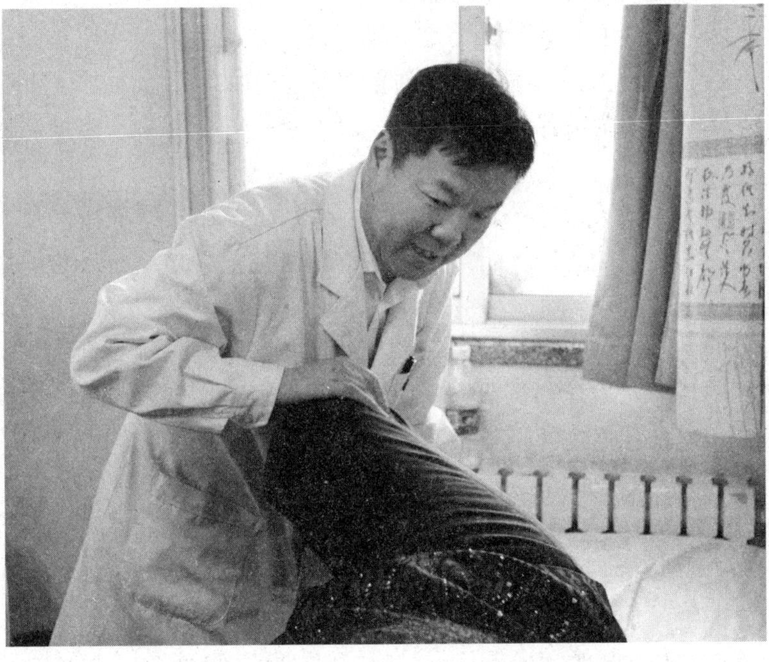

谈到“经络腿疗法”的优势，刘长信说：“第一，比较安全，因为这是我们做医疗的首要要求；第二，治疗范围广泛，用什么药就治什么病，变换不同的处方，就可以治疗不同的疾病，如高血压、糖尿病、代谢紊乱、失眠等，都可以用这个方法辅助治疗或者调理；第三，非常舒适，病人容易接受；第四，有些疗效特别确切，像失眠，可能泡一两次就见效了；第五，方便简单，病人

可以在家里做；第六，可以预防很多疾病，充分体现中医治未病的理念，未病先防。”

刘长信独创的经络腿疗法，已经被广泛地推广实践。而他也因此被称为“京城腿疗第一人”。通过这一疗法得到治愈的患者，更是不计其数。

热衷推广简单实用的推拿技巧

刘长信上任推拿疼痛科主任后，开始积极思索，如何通过转变，引进技术、人才，加强营销、服务等手段，增加推拿疼痛科在国内国外的受众，扩大科室的影响力。目前推拿疼痛科有理疗室、疼痛诊室、熏蒸室、贴敷室、小儿推拿诊室、内脏病调理门诊、腿浴门诊等特色诊疗区，深受患者欢迎。

为了更好地宣传中医推拿，让更多的患者受益，刘长信编写了《经络腿足疗法》《中国推拿》《家庭按摩法》等著作，也在多个健康类电视节目，包括中央电视台的《健康之路》、北京电视台的《养生堂》以及辽宁电视台的《健康一身轻》等多个栏目担任特约专家，进行健康知识的普及和宣传。一位五十多岁的大妈，正是因为看到了刘长信讲解健康知识的节目，才慕名而来：“他在电视上说的话，感觉就像是在直接给自己看病一样，有不了解的东西很快就都明白了。”

这位大妈去年秋天出现了足跟疼痛的症状，自己用按摩器按摩反而使疼痛的症状加剧。在女儿的陪同下，来到了东直门医院推拿疼痛科，希望能得到刘长信的诊治。

“怕凉吗？走路疼不疼？以前有没有受过伤？”刘长信耐心地询问患者。在看了患者拍的片子之后，刘长信一眼便发现了问题的关键所在：“你看，你这双侧足跟骨质增生，但这并不是根源，根源应该是足底筋膜炎。”

找到了病因，刘长信决定采用小针刀疗法对患者进行治疗。小针刀的长度一般在 10～15 厘米，直径则是 0.4～1.2 毫米。操作的特点是在治疗部位刺入深部直到病变处，进行轻松的切割，剥离有害的组织，以达到镇痛祛病的目的。其适应证主要是软组织损伤性病变和骨关节病变。

记者戴上医生帽和口罩，跟随刘长信来到另一间诊室。患者已经准备就绪，一名护士为她的足部进行了消毒。“可能会有些疼，稍微忍一下。”刘长信拿过一针麻醉剂，温和地对患者说道。麻醉足底过后，刘长信取过小针刀，开始操作。让记者没想到的是，前后持续了仅仅五分钟左右，治疗便结束了，切口之小，甚至不需要缝合。

作为中医方面的专家，刘长信希望能通过中医推拿造福更多的人。因此在参加健康类节目时，刘长信就热衷于推广各种简单实用的推拿技巧，让更多的患者受益。当记者询问工作之后如何缓解疲劳时，他热情地向记者介绍了一个简单的方法，在小臂靠近手肘的外侧有一个名叫“落枕穴”的穴位，可以一边按，一边摇晃颈椎部，对于治疗落枕，或者缓解疲劳，有着很好的功效。

对于刘长信来说，中医推拿不只是一门技术，更寄托着他治病救人、造福患者的殷切期望。

（跟诊记者：郭　强）

中医调理带来“孕希望”——王必勤

专家简介

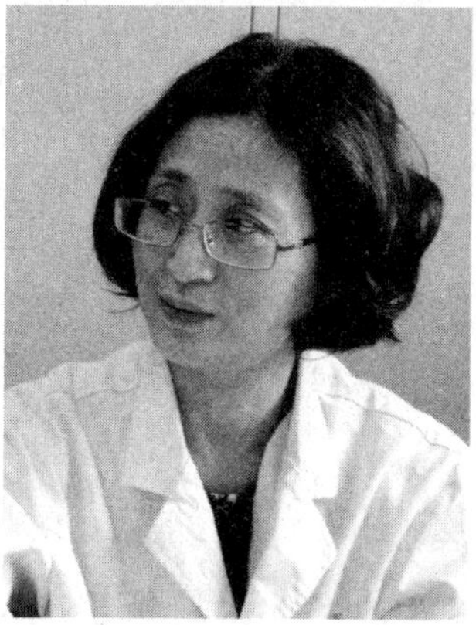

王必勤，北京中医药大学东直门医院妇科主任医师，硕士生导师，美国麻省医学院访问学者。郭志强老师全国传承工作室负责人。主编著作4部《养好卵巢女人不老》《王必勤新妇科圣经》《郭志强不孕不育实验录》《郭志强妇科精华》；副主编2部；参编著作6部；发表论文近20篇。

专长：中西医结合治疗妇科疾病，擅长治疗不孕症、多囊卵巢综合征、月经不调、妇科炎症，妇科手术。

出诊时间：周一上午（国际部），周二上午、下午，周四上午、下午，周五上午（国际部）。

每逢出诊，北京中医药大学东直门医院妇科主任医师王必勤都会迎来高强度加班的日子。来她这就诊的女性患者，多数患有多囊卵巢综合征、盆腔炎、不孕不育等疑难妇科疾病。而师承当代名医郭志强的她，在30年的妇科临床、科研工作中，吸纳了全国名老中医妇科专家之长，一直热忱地为患者解决病症，圆了许多家庭的生育梦。

把患者当“宝贝”

周二上午，当记者来到诊室时，王必勤早已忙碌起来，正轻声细语地为患者张女士分析病情，其神态与言语充溢着女性的温柔。来这就诊的患者大多是为了肚子中的宝宝，她也把患者看作自己的“宝贝”。

张女士今年36岁，先前流产过一次，做试管婴儿也没成功，月前却惊喜发现自己又怀孕了，只是出现了阴道见红的先兆流产迹象，来王必勤这保胎数日后才得以止血。为此她非常焦虑：“王大夫，您说我这一次能保住吗？我真的很害怕。”

王必勤看了她最新的黄体酮与人绒毛膜促性腺激素（HCG）检查报告后，轻轻地摸着她的头说：“当然没事，宝贝，黄体酮与HCG的数值都很正常，血也不流了，你就安心养好身体吧。”“那我还用吃黄体酮吗？”“不吃了。”张女士这才松了口气，王必勤见状又摸着她的头说：“放心哦。”现场让记者也倍感温暖。

张女士离开后，下一位患者笑盈盈地走了进来，也是过来复诊的，不同的是2个月前她已经顺利地生下了孩子，但产后恶露不绝，伴有阴道炎。“觉得您的手法很纯熟。”由于就诊后症状已有所缓解，患者颇为喜悦。“现在还有什么不舒服？”患者一一回答后，指着脸上说：“以前吃你的药这块斑都下去了，好神奇。”王必勤笑了起来，为她调整药方后交代14天后若症状都消失就不需再复诊。末了两人聊起患者孩子的近况，当王必勤看到她分享的照片时，眼睛温柔起来：“好可爱！发育得很好。”“等我生二胎时再来找您调理。”患者乐了。

或是王必勤的性子使然，她的诊室并不因诊治患者而变得严肃生硬，她爱叫患者和助手“宝贝”或“丫头”，像是长辈的宠溺。有位患者初见她时惊奇地说：“您看起来好年轻，怎么保养的？”“我哪有时间保养，心态好，看到你们高兴。”王必勤道出了“保养秘诀”。诚然，她也有严肃的时候，面对着急就诊的患者，她会坚持先看保胎的。当看到实习生把患者的基本病况描述错了，又会严格地指正，但到了中午时分，埋头忙碌的她却抽出空儿交代她们先去吃饭，至于自己，要看完保胎的患者才会结束上午的门诊。有的患者看到如此情景，在她的个人主页上留言：“您的门诊病人非常多，中午经常匆匆吃过午饭，又开始下午紧张的工作。请您保重身体！”医生尽责，患者体恤，这本应是医患关系的常态。

中药调养助“好孕”

生一个健康宝宝是每个准妈妈的心愿，但不少人在妊娠早期由于诸多因素的影响，出现先兆流产迹象。面对这样的患者，王必勤总是急她们所急，尽力为“好孕”保驾护航。

有位29岁的小欣，怀孕6周时阴道出血，出现胎停现象，当时经人介绍找到了王必勤保胎。王必勤查看她的黄体酮等检查报告后，觉得虽然黄体酮数值低，但HCG仍在增长，胎儿还有生长的机会，遂给她开了中药加补充黄体酮保胎。现在小欣怀孕10周多了，最近做超声检查时已显示胎心搏动。

“宝贝发育得挺好的，你还说小。”王必勤看完B超分析道。“可是我现在反应不大。”“为什么一定要有反应呢，不是所有孕妇都会有剧烈的妊娠反应。”王必勤继续分析，听小欣说最近在咳嗽后，叮嘱她别吃药，“如果咳嗽不是很厉害，可以试试食疗的办法，用橙子烧热吃，或者大蒜烧水。”解决了小欣的所有疑问，王必勤告诉小欣不必再来复诊：“可以去建档了，宝贝。”“是你让我安了心，不焦虑了。”小欣感激地说。

37岁的准妈妈李婷（化名），一直在门诊找王必勤大夫治疗，现在怀孕，怀孕后又出现出血先兆流产等症状，于是中药治疗保胎，今天来复诊时已怀孕64天。王必勤看了她的检查报告说：“丫头，你的更没问题，不用找我了。”“可是我最近吐得特别厉害，几天不吃都不会饿。”李婷反而为妊娠反应苦恼起来。“你要吃饭，越不吃越容易吐，少吃多餐，吃清淡易消化的食物，还有生姜有止吐作用，你可以放点在粥里煮。”王必勤为她介绍改善孕吐的方法，又安慰她：“我们怀孕时都是你这样的，放心吧。”最后李婷抛开了这些问题，轻松地聊起不久后的旅程。

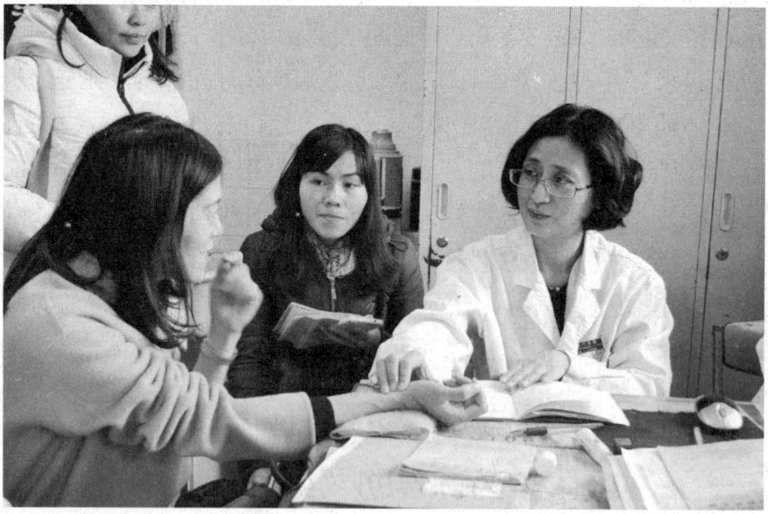

还有位32岁的王女士，备孕多年没结果，在王必勤的中药调养下，月前终于怀上了，由于黄体酮低，最近在打黄体酮针保胎。这次过来她却有打胎的念头，原因在于刚怀孕时吃了抗生素。王必勤根据她提供的时间分析，药应该是在受孕前吃的，但她仍然忧心，说话间不禁哭了起来。王必勤见此情景，眼睛也红了起来："丫头，从不孕症角度来说，我建议你保胎，能怀上不是很好吗？你要换位思考，好好保胎。"一番详细分析后，王女士才放弃了打胎的念头。

记者在门诊中多次听到王必勤对患者说"不用找我了，去建档吧。"一句简单的言语，却是准妈妈们最为盼望的，背后也饱含了她的苦心与专业。王必勤向记者介绍，孕早期不应等到阴道出血才保胎，检查到黄体酮数值低了就应该保，否则可能错过最佳时机，平常也要注意保养。

多囊卵巢中医疗效好

多囊卵巢综合征是目前引起女性月经不调、不孕不育等的常见原因。有多囊卵巢综合征的女性，一般表现为肥胖、月经不调、不孕不育、多毛、痤疮、黑棘皮等。王必勤以渊博的中医学知识，为许多患者改善了病症。

门诊中有位从内蒙古过来求诊的患者小吴，月经错后了10年，先前在其他医院被诊断出多囊卵巢，婚后备孕了半年尚未见动静，来王必勤这吃了数剂中药，这次来复诊时表述月经周期已有所调整，痛经次数也少了。"这么大的囊肿等月经干净后再查一下。"王必勤看了超声报告，又详细询问她身体近况，一番把脉、观舌象后，给她调整了药方，并递给她一张"基础体温测定表"："下个月要小孩时开始测，从体温的峰值可以推断出排卵时间。""这个病会引起早衰吗？"小吴对此颇为担忧。"虽然多囊卵巢会导致多种病症，但不见得会引起早衰，只是流产概率较正常人会大一点。"王必勤说，平时可通过减轻体重、改变生活习惯、加强体育锻炼等方式调理，再配合药物治疗能得以缓解，甚至可能治愈。

还有位同样被诊断为多囊卵巢综合征的患者小张，长年月经错后10多天，甚至2～3个月才来1次月经，在其他医院就医时，医生断言说她没有生育的可能，并建议她做治疗宫颈柱状上皮异位的手术。后来经人推荐来王必勤这求诊，王必勤详细地查看后，认为不需要做手术，给她开了中药调理，期间可以备孕。小张为此深感宽慰，已经灭掉的希望又重新点燃了，后来吃了中药把月经周期调整到了30天，现在也成功地怀上了宝宝。"要是没遇到您，我可能再过三四年都不可能怀孕，遇见您这样态度和蔼的好大夫真是我的幸运。"小张感激之余，也推荐同患此病的小姑子来此就诊。

王必勤介绍，多囊卵巢综合征之所以叫综合征，是指每个患者的症状可能不一样。有50%以上的患者会表现为肥胖，也有人会表现为月经不调。一般正常月经量是30~80毫升/天，低于30毫升/天或高于80毫升/天的月经量都是不正常的，都应引起注意。现在多囊卵巢综合征的病因尚不明确，可能与遗传因素、环境因素、饮食结构不合理、多种维生素的缺乏等有关。目前，治愈这种疾病，依然是个难题。西医对于这种病的治疗效果不好，但是，对于多囊卵巢综合征的青春期女性患者来说，中医的疗效还不错。

补肾暖宫可助孕

作为诊治不孕症的知名专家，王必勤每次出诊，都会有来自全国各地的不孕症患者，她们往往是多次求医无果，把希望寄托在这里。

有位32岁的福建患者，多年来一直痛经，月经量少，排卵不正常，备孕了2年也没成功。听朋友说"王大夫看得好"后，坚决来北京挂她的号。这次来复诊时，见到王必勤就说："喝了您开的药我第8天就排卵了，之前的痘痘也没了，身体感觉挺舒服。"王必勤听了颇为欣慰，询问起她睡眠、大便等方面的情况，患者表示都大有改善。"看看你记录的基础体温测定表。""您看这峰值，好像已经排掉了，没有赶上。""继续备孕，但万一怀上这个药就不能用了。"王必勤指着其中一种药物叮嘱患者，又摸了摸她的后腰，"现在没那么凉了，你要记住不能再吃任何生冷与寒性的食物。"王必勤介绍，腰骶部寒凉对怀孕有影响，腰为肾之腑，肾气足才能有生育的可能，肾气不足就不能温养胞宫。

还有位患者小怡，备孕一年没有怀孕，在医院做的各项检查均正常，输卵管造影亦提示通畅，为此她四处求医，都没有得到明确诊断。后来经人推荐找到了王必勤，王必勤详细了解了她的病史后，又看了输卵管造影，确定是输卵管左边粘在盆腔底，右边粘在子宫壁，建议小怡去做腹腔镜手术。为此小怡非常感动，先前因为各项检查正常，许多医生建议她继续试孕，是王必勤的诊断让她对后续治疗不再迷茫，也不致耽误生育年龄。

王必勤介绍，女性的最佳生育年龄是25~28岁。此时受孕，产后并发症少，胎儿也健康。年龄越大受孕越困难，大龄女性孕期并发症会明显增多。备孕时，排卵期隔天一次同房易受孕，精子生长是有周期的，同房时间隔天一次，三次便足够，夫妻生活平均进行更利于受孕。此外，中医认为肾与女性生殖功能密切相关，女性肾气不足的表现：腰膝酸软、性欲减退、面色晦暗、畏寒怕冷，肾气不足的女性可以通过中医补肾助孕。而宫寒也是导致女性不孕的重要原因，宫寒的女性往往黄体酮水平低，宫寒的表现：月经错后、量少、色暗、有血块、膜样组织、经期便溏、五更泻、怯冷、手足不温、腰骶部冷。而艾灸对暖宫与虚寒证效果非常好。

很多时候，当王必勤看完一天的病号，已是夜晚 7 点，城市的灯光在黑暗中再次亮起。然而，当看到保胎的孕妇已安心回家，其他患者亦多少消除了几分疑虑，这一天对她而言便是值得的。

（跟诊记者：庞书丽）

“三位一体”诊治糖尿病——赵进喜

专家简介

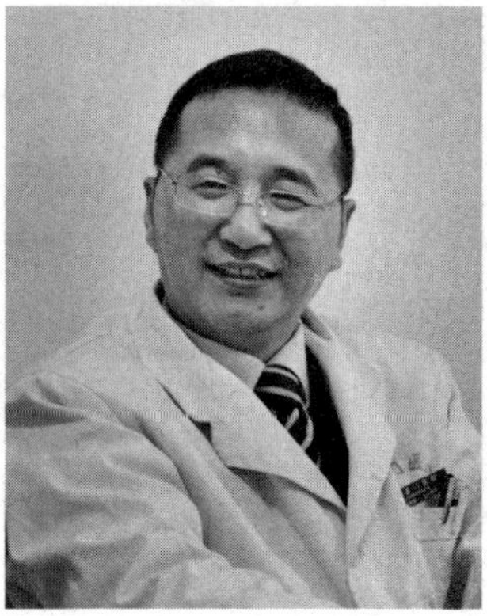

赵进喜，北京中医药大学东直门医院肾病内分泌科主任，主任医师，医学博士，教授，博士研究生导师。国家名老中医药专家吕仁和教授学术继承人。国家中医药管理局中医内科内分泌重点学科带头人，北京中医药大学第一临床医学院中医内科教研室主任。兼任世界中医药学会联合会糖尿病专业委员会秘书长、中华中医药学会糖尿病分会副主委、北京中医药学会糖尿病专业委员会副主委、北京医学会糖尿病专业委员会委员、《中医杂志》特邀编审、《糖尿病天地》杂志副主编、《糖尿病之友》杂志编委、《糖尿病新世界》杂志编委等职。

专长： 糖尿病及其多种并发症、肾病、内科杂病和妇女更年期综合征、盆腔病以及小儿多动症、抽动秽语综合征、遗尿症等疑难杂症。

出诊时间： 周一上午，周二上午、夜晚，周四下午。

这一天，京城雾霾锁城，也是这一天，记者跟北京中医药大学东直门医院肾病内分泌科主任赵进喜出门诊。虽然雾霾让很多人不敢出门，但他的门诊却依然人群簇拥，使肾病内分泌科的诊室和走廊显得有些嘈杂。然而，赵进喜似乎对于外界的喧嚣毫无知觉，切脉、望舌、问病史，有条不紊，一丝不苟。

这一天记者记忆犹新，听到赵进喜面对患者阵阵开心爽朗的笑声，诸多的老年患者在他面前撒娇卖萌的场景。赵进喜热情洋溢的出诊风格，谈笑有度的医患沟通，挥洒自如的医嘱诊断，让记者想起了一句话："究天人之际，通健病之变，循生生之道，成一家之言"。

"不冷淡"的大夫

一上午，赵进喜接诊的病人有六七十号，来看病的不少是复诊的老患者，有的则是专程来看看他，唠嗑的。确实这里有唠嗑的气氛，赵进喜一上午都是精力充沛、喜笑颜开地和病人用最简单的话，告知复杂的病情。记者身处沸沸扬扬的诊室，虽然被患者围了个水泄不通，但是赵进喜富有感染力的声音就是糅合剂和除燥剂，使人没有压抑感，和谐的欢声交谈也抹去了疾病的悲怆感觉。

第一个来到赵进喜面前的患者李某，今年61岁。赵进喜将手指搭在李大爷的手腕上，一边切脉，一边详细问诊。"伸出舌头看看。"认真观察过病人的舌苔和气色之后，才开始胸有成竹地给病人开处方。很显然该用什么方、什么药，他早已烂熟于心了。

这位李大爷已经是第二次从东北到北京来，他罹患糖尿病长达11年之久，以前一直在别的医院治疗，虽说血糖控制得很好，但他却觉得自己的身体越来越虚弱。再后来，就开始出现各种并发症，心、肾、肠胃、眼、足都出现了问题，并发症越来越多，病情越来越复杂。

回忆起第一次来就诊的情形，李大爷说赵进喜给他留下了很特别的印象，"他不像一般大医院里的大夫那样冷淡，很热情，很负责任。"开出的药，也并不像李大爷原先想象中的那样复杂。然而吃了几个月后，他却开始感觉到不一样，"身体越来越觉得有力气，胸闷胃胀好了，手足麻木和水肿减轻了，视力好转了，晚上起夜次数越来越少，睡眠也好了很多。"

赵进喜又嘱咐了李大爷几个应该注意的问题，认真检查了一遍处方，然后递给了对面的助手。

"赵主任出诊次数较多，我们这些外地患者挂号就相对容易，他每次都给我耐心细致地讲解，真是个好大夫。"接受记者采访时，李大爷由衷地说，许多患者对此也表示了认可，其中一位慢性肾衰竭的患者抢着对记者说："他为人和蔼，医术高超，医德高尚。"

今天来的患者多为糖尿病，赵进喜对每一个患者都认真对待，检查的生化指标都逐个细看，并且非常耐心给患者解析。

“三维护肾”治慢性肾病

20多年来，赵进喜主攻内科糖尿病、肾病临床科研，在应用中医和中西医结合方法治疗肾病和糖尿病及其并发症方面逐渐形成了技术特色，提出了“三维护肾”思路和糖尿病及其并发症辨体质、辨病、辨证“三位一体”的诊疗模式，临床疗效确切，受到国内外患者的高度赞誉。

有位笑着进来的老大爷，在这已经是五诊。“老大爷精神状态挺好啊。”赵进喜见到他亲切地说。“多亏您啊，周围邻居都说我是不是吃仙丹了，这是今天的化验单，麻烦您再看看，需不需要加强药物调理。”老大爷乐道。

赵进喜接过化验单，喜笑颜开地逐一念着各项指标说，大爷挺好的，保持得很好，今天不用增减药物，还按照原方服药就行。一起前来的大妈高兴了：“老头子，还是要听赵主任的话。”赵进喜也还是再次叮嘱，一定要坚持控制饮食，不能多吃肥肉啊，每天适当的要运动运动，保持好的心情，特别是没必要拌嘴。听得老大爷乐呵呵地点头，“赵主任，听您的”，可见他们之间已经很熟了，而老大爷平时的一些性格脾气、生活习性，赵进喜都记得非常清楚。接着他交待：“三个月后再来，目前状况很好，一切化验值都在正常范围之内，继续加油保持。”

记者在随后的交谈中了解到，老大爷口渴多饮伴腰酸、疲惫乏力3年了，发现是糖尿病后，长期服用西药磺脲类降糖药，但血糖仍得不到很好的控制，多方周转，经人介绍找到赵进喜。赵进喜根据他的症状和化验血糖数据，结合病史和相关情况，诊断为阳明胃热伤阴耗气，确定了治法：清泄胃热，滋阴补肾为主，并根据其体质开了处方。老大爷服用之后，自述体力逐渐好转，经过二诊、三诊、四诊后病情稳定，今天记者看到他的是五诊，恢复正常。

赵进喜告诉记者：“这是典型的滋肾阴、清胃热治疗2型糖尿病的方法，非常值得推广，目前很多患者已经受益。”

赵进喜介绍，糖尿病特别是2型糖尿病的发生与体质因素和饮食失节、情志失调、劳倦过度等因素有关，胰岛素抵抗是其重要的发病基础。临床观察发现，发病者，阳明体质（胃热）者最多，少阴体质（肾虚）、厥阴体质（肝旺）、少阳体质（肝郁）者次之，另外还有太阴体质（脾虚）者。上述那位老大爷就是阳明体质，长期高热量饮食，烦劳过度，导致糖尿病，即中医“消渴病”。

“所以，其治疗应重视清泄胃热，仅强调阴虚为本，一味滋阴补肾解决不了根本问题。另外，活血化瘀治法近年受到重视，对防治糖尿病并发症确实具有重要意义。中药可通过多靶点作用，减轻2型糖尿病胰岛素抵抗。足见，中医药治疗糖尿病确实具有独特优势。”赵进喜说，他认为“三阴三阳”可以钤百病，因而在临床上重视体质，强调“谨守病机”，辨方证、选效药，提出了糖尿病“热伤气阴”基本病机和清热解毒治法。他还提出了慢性肾脏病“三维护肾”治疗思路，认为治疗肾衰“泄浊毒以保肾元”、“护胃气即所以护肾元”，其经验方已得到许多成功病例印证。

中医强调整体辨治

最后一位进来的复诊病人赵某，气色红润，状态良好。经交谈才知她先前失眠健忘1年多，没有很明显的失眠诱因，曾经服用了多种药物都无效，每日睡眠不足4小时，遇事转瞬即忘，生活不能自理，月经已多月没来，经当地医生推荐找到赵进喜。赵进喜经过检查，初步诊断为妇女盆腔瘀血综合征，采用了逐瘀泻热、活血散结的治法。这次时隔数周来复查，赵某说服用3剂药之后，已经有恶血排出，睡眠也良好。

赵进喜告诉记者，盆腔瘀血综合征是妇女常见病，相当于中医学的下焦瘀血。其临床特点是精神症状突出，或有腹痛、腰痛、月经痛等疼痛症状，而客观检查没事。该患者虽没明显疼痛，但精神症状十分突出，失眠健忘久治不愈。提示本征不能排除。而用了数剂补益心脾、滋阴养血、清心宁神中药都无效，即提示病机非虚。

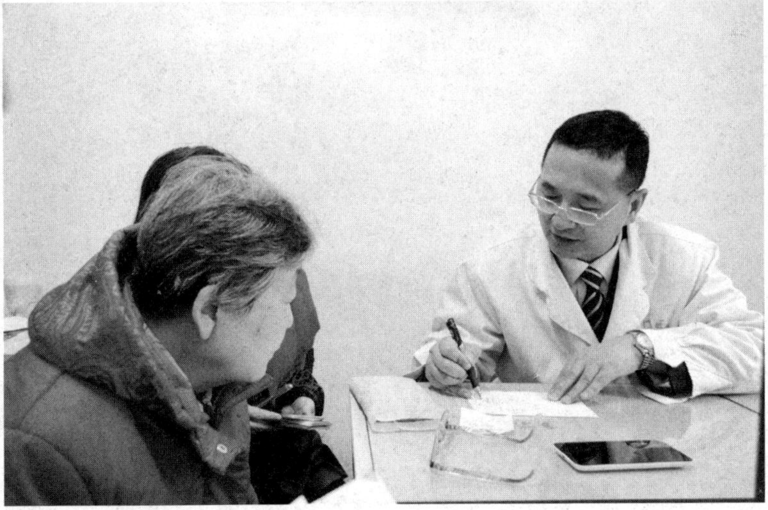

“我给她第一次看时，她舌暗有紫斑，脉弦数，而且月经几个月没来，扪双侧少腹有局限深压痛，这是瘀血内结的明证。瘀血日久化热，必成瘀热互结

之势。治的话应该逐瘀泻热、活血散结，所以药近 3 剂，她的病真的好了。”赵进喜笑着说，患者在门诊中也一再表达感激之情。

赵进喜向记者介绍，中医比较强调辨证论治，其中最典型的特点就是中医是从整体上认识疾病的，“以糖尿病为例，糖尿病不仅仅是因为胰岛、胰腺异常发生的疾病。可以说它是一个全身的疾病，与脾胃、肝、肾，都有密切的关系。所以要综合治疗才能真正有效。”

赵进喜对于中医有着深厚的感情，他认为中医作为中国传统医学，与现代西方医学有很大的区别，既有科学属性，又有十分浓郁的中国人文色彩。记者由此也深刻理解了，赵进喜为什么在给患者讲解病情时，总是不厌其烦、形象生动地谈到能量哲学、天人相应、五行生克、阴阳平衡，这让记者在听得入醉的同时，也着实通过他渊博的知识打开了眼界。

（跟诊记者：温彦芳　庞书丽）

缓解患者疼痛是幸福之源——傅志俭

专家简介

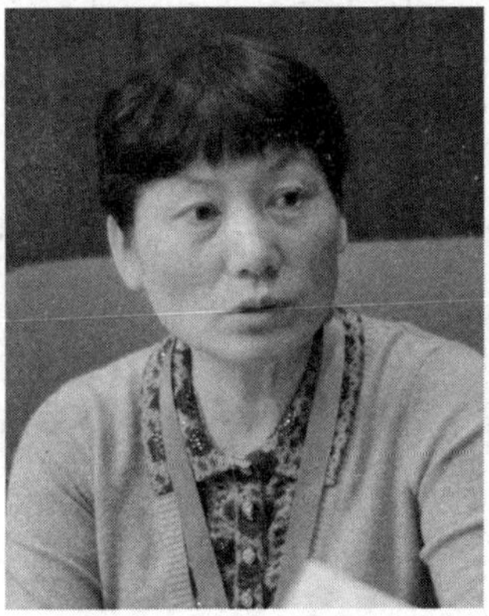

傅志俭，山东省立医院疼痛科主任、麻醉科主任，主任医师、山东大学教授、博士生导师。中华医学会疼痛学分会常委、中国医师协会疼痛医师专业委员会副主任委员、中国医师协会麻醉学医师分会副主任委员、山东省疼痛学会主任委员、山东省医师协会麻醉学医师分会主任委员。目前承担国家自然科学基金项目2项，山东省自然科学基金项目2项。近年获得省科技进步三等奖4项。主编主译疼痛学专著6部，在国内外期刊上发表学术论文60余篇。

专长：擅长以颈、腰椎间盘突出症为主的脊源性疼痛的微创治疗以及神经病理性疼痛和癌痛的综合治疗。

出诊时间：周三上午。

在我国，每年有数千万慢性疼痛患者遭受着不同程度的痛苦煎熬，传统观念认为：疼痛仅仅是疾病的一种症状，疾病治好了疼痛自然就会消失。然而现代医学意识到慢性疼痛本身也是一种疾病。在此背景之下，有这样一批专业知识丰富的麻醉科医师愿意放下钻研多年的专业技术，积极献身于中国的疼痛医学事业，中国医师协会疼痛医师专业委员会副主任委员、山东省立医院疼痛科主任傅志俭便是其中的典型代表。

“能让病人缓解疼痛的那种心情是难以言表的，如释重负、欣慰无悔、快乐幸福等各种情感融合在一起，感觉人生价值得以实现，这种感觉是任何事物和金钱都无法替代的。其实医生真正渴望的是病人痊愈。”傅志俭在接受记者采访时感慨地说。

投身疼痛专业，重新起航从医生涯

迄今为止，疼痛科真正建科的时间仅有短短几年，相关建科文件在 2007 年才由原国家卫生部发布，但数十年前，我国部分医院就已经开始在疼痛领域进行探索。那时还没有疼痛科，不但缺乏独立的学术体系，而且没有专业的医护人员队伍，医生基本都是兼职，且大多具有麻醉科的从业背景，因为他们熟悉在手术中如何让病人不痛的知识和技能。

二十年前，傅志俭在拥有 10 多年麻醉科医生的从业经历后，面临着她人生的一次重要选择。继续在熟悉的工作模式和环境中一帆风顺地前行，还是投身到刚刚起步且充满争议的新兴疼痛专业？最终确立以疼痛医学为专业方向攻读硕士学位，这成为傅志俭从医生涯的重要转折，也使她得以实现人生价值。

“麻醉医生的工作主要是配合手术医生，保证手术病人的安全，间接治疗疾病，工作相对比较被动。而在从医生涯中，我发现有很多患者处在慢性疼痛的折磨中，而我掌握的麻醉技术有可能治疗这种疼痛。我希望为他们解除痛苦。”说起当初的决定，傅志俭表示不曾后悔，而且庆幸自己是伴随着新兴的专业一同成长起来的。

傅志俭的抉择即使在今天看来仍很具有挑战性，一边是工作熟练、专业成熟的麻醉科室；一边是刚刚起步、充满未知的疼痛学科。没有科室、病房，甚至连一支像样的专家队伍都没有，这样的选择意味着她的医学生涯将重新回到起点。

从硕士到博士，傅志俭皆是攻读疼痛专业，开弓没有回头箭。随着专业的深造，她越发觉得自己的责任重大，因为疼痛患者所遭受的痛苦深深地刺激着从医者的神经。疼痛，不单是一个诊断名词，它昼夜折磨着患者，引发失眠、焦虑、抑郁、甚至自杀，严重影响着患者的生活质量与家庭生活。“我们科室的一个副主任读研时做过一个调查，发现慢性疼痛患者抑郁与焦虑的发生率接近 40%。”说起这些，傅志俭一脸凝重。

随着对疼痛的深入了解，傅志俭在疼痛岗位上更加兢兢业业。2002 年，傅志俭接过山东省立医院疼痛科主任一职，同时也挑起了诊治病人、培养梯队、科室行政工作几项重担，付出的心血与努力不言而喻。

接掌疼痛学科，向全国输送专业人才

近年来，山东省立医院疼痛科无疑是该行业领域里的佼佼者，获得多项国家自然科学基金、省部级的科研项目资金支持，并向全国各地输送了大量专业人才，被称为全国疼痛科医生的摇篮，甚至是疼痛科医生的“黄埔军校”。谈起它的发展历程，傅志俭向记者表示，是踏实与坚持造就了今天的山东省立医院疼痛科。

1972年，疼痛科首任主任宋文阁教授在工作之余关注起疼痛治疗，起初只是利用麻醉技术为家人解除疼痛，在取得良好效果后，得出了治疗慢性疼痛病的启示，开始在该专业上深入探索。当时山东省立医院还没有建起疼痛科。

1986年，山东省立医院正式挂牌疼痛门诊，走在了全国医院的前列。对它的特色，傅志俭总结了三点：

成立时间早。从1986年设立门诊，1989年建立病房，到1994年正式建立科室，1997年成立山东省疼痛临床研究中心，一路艰苦创业，从无到有，从小到大，目前是国内为数不多的疼痛学方向硕士和博士培养单位。一系列的举措，可持续的发展，足以证实山东省立医院疼痛科发展的快速步伐。

规范与创新并举。全国最早开展疼痛门诊的医院虽然不限于山东省立医院，但随着时间流逝，在此道路上坚持到如此规模的却所剩无几。“而我们一直在坚持并不断吸收与引进新技术，从1997年开展胶原酶溶盘等微创技术开始起步，到2002年射频、臭氧、等离子消融等核心技术的飞速发展，一直到目前椎间孔镜、硬膜外腔镜等新技术的全面开展，坚持在规范的基础上勇于创新，在创新的基础上进行规范。”说到这里，傅志俭脸上写满自豪的神色。据她介绍，该院疼痛科能规范发展，得益于他们把它定位在与其他传统学科同质、同步发展的高度，以正确诊断为关键环节，选择最佳适应证和最适宜技术，严控治疗质量，在保证安全的基础上追求疗效最大化。

重视学科梯队建设。目前，慢性疼痛按疼痛性质划分为脊柱源性疼痛、神经病理性疼痛、癌性疼痛三大类。山东省立医院疼痛科相应地成立了三个亚专业学组，每个组均由副主任医师带领，严格三级医师负责制，注重学科梯队建设，利用每周科主任大查房、业务学习和每天早交班及交班前英语学习，培养人才，建设梯队，学习先进的诊疗理念，与国内外的前沿诊疗技术保持同步。“我们努力做到：人无我有、人有我全、人全我精。”傅志俭如是说。

正是这些特色吸引了全国各地疼痛科医生前来进修，其中不乏港、澳、台地区甚至国外的医生。“从建科开始，科室就重视专科医生的培养，至今已接收了六百多人，他们来自全国各个省份的各级医院。”傅志俭说，他们在这里学习到的知识很实用，有些医生回去之后顺利地开展了疼痛诊疗工作，并已成为了当地的名医。另外，他们还会定期举办一些学术交流活动，以便同行间相互促进。

立足正确诊断，践行 12 字方针

“疼痛科医生掌握的治疗技术，要在正确诊断的基础上才能准确、规范地运用，才有可能达到预期的治疗目的。我们非常重视诊断，培养年轻医生的诊断思路，切实让他们学到认识疾病的本领。”傅志俭一语道明了他们科室的真正魅力。疼痛的病因错综复杂，诊断成了最关键的环节。“以椎间盘突出症为例，正确诊断的实质并非限于确定一个病名，椎间盘突出症不能作为选择治疗方法的最终依据，我们还要明确椎间盘突出的性质、位置与程度，以及对周围神经、血管的影响，明确病程的长短和病情的轻重，明确已接受过的治疗及治疗反应，明确合并存在的其他疾病以及全身情况，甚至还要了解病人的家庭经济状况等，才能提出比较恰当的治疗方案。”傅志俭用简单的例子诠释了正确诊断的内涵。

山东省立医院疼痛科门诊每天接诊 60 多人，这个数据，在同行中貌似不出彩。“因为我们在诊断上花费了大量时间，多年来，‘正确诊断、综合治疗、安全有效’这 12 字方针是科室一直遵循的原则。”傅志俭说，正是因为对原则的坚持，她的团队在疼痛专业的影响力才日益增大，每年从全国各地，甚至美国、德国、英国、加拿大、日本、韩国等发达国家赶来求诊的患者不计其数，此外，他们还通过远程视频帮助其他医院解决疑难疼痛病人的会诊。

作为全国疼痛领域的先行者，傅志俭自身也是科室 12 字方针的践行者，她不允许上午的专家门诊病患超过 15 个人，以保证诊断的质量与正确性。“我的患者很多是疑难病症，为避免误诊误治，首先要详细问诊，再做系统检查，以确定是否属于疼痛科诊治范围，有时诊断速度反而不及一些年轻医师，因为他们的病患相对简单。”傅志俭说，对于一些辗转多家医院、往返多个科室的疑难杂症，她会先收入病房，再做更细致的排查诊断。

在傅志俭的患者当中，有一位机关干部，因常年受面部阵发性疼痛困扰，睡眠、食欲与情绪等生活质量方面都很低，经常在上台讲话时因病痛发作而中断。患者去过上海、北京等地接受过多次治疗，单是鼻腔手术就做过两次，仍不见好转。后来在山东省立医院疼痛科被诊断为蝶腭神经痛，经她精心治疗，困扰这位患者多年的痛苦终于解除，生活各方面也恢复了正常。患者至今还经常打电话或发短信感谢傅志俭。

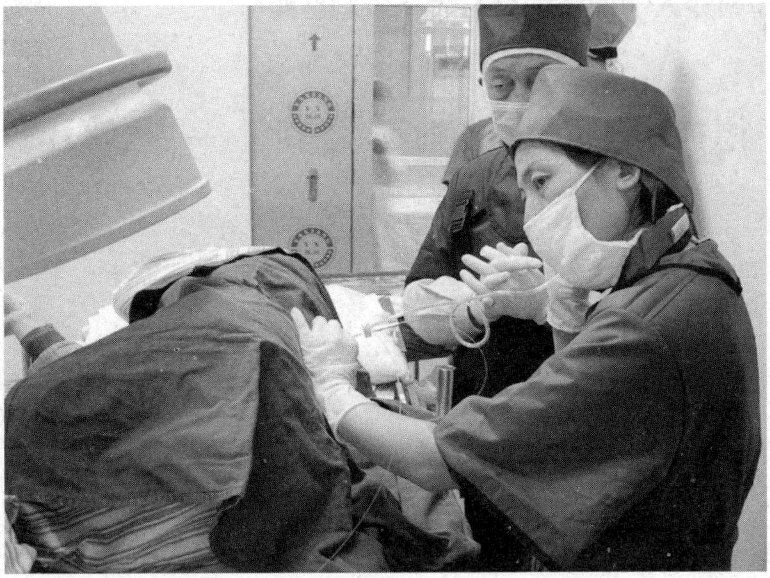

多学科协同发展，完善疼痛科建设

疼痛学科虽是新兴专业，但在傅志俭看来，它能够真正为人类健康服务，尤其在社会高速发展进入老龄化时代，它立足于提高人的生活质量。"像一些没有其他治疗机会或不愿意接受其他治疗的癌痛或顽固性疼痛患者，疼痛科则可以减轻他们的痛苦，使他们有尊严地走完人生之路。"傅志俭说，疼痛科的建立不仅是为了缓解病人的疼痛，还是一门致力于提高人类生活质量的学科，其前景必定无限光明，但发展的同时也面临着艰巨的挑战。中国地域之大，各地的经济发展和医疗水平发展得很不平衡，建立与完善疼痛行业指南与诊疗规范、质量控制体系、合理收费、医疗保险、事故鉴定等各种保障体系，将是疼痛学科未来亟待解决的问题。

作为国内第一批从事疼痛治疗的医生，无疑，傅志俭付出了大量的心血与汗水，在这艰辛历程中也遭受过其他学科的误解。因为疼痛科涉及骨科、神经科等多学科的知识与业务，起初被其他学科不理解，甚至认为是"抢饭碗"的科室。"不过发展到现在，我们的学科之间已经处于相互理解、良性竞争、共同促进的和谐状态，很多医院开展疑难病例的多学科会诊时，都会想到疼痛科医生，尤其是保健科会诊。"说到疼痛科地位的奠定，傅志俭脸上露出了欣慰的笑容。

（跟诊记者：庞书丽　吴正友）

23. 华中科技大学同济医学院附属协和医院

德技书写医患“血脉之情”——李毅清

专家简介

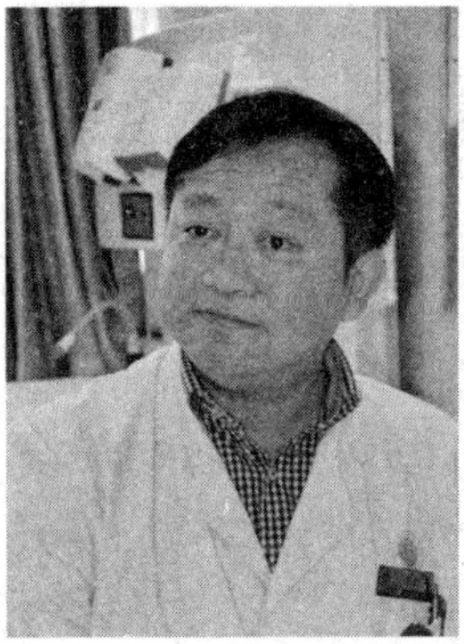

李毅清，华中科技大学同济医学院附属协和医院血管外科主任，学科带头人，主任医师，教授，医学博士，博士生导师。中华医学会外科学分会血管外科学组委员，湖北省卫计委血管外科质量控制中心主任，中国微循环学会周围血管分会糖尿病足学组组长，中国医师学会腔内血管学专业委员会主髂动脉学组副主任委员，中国研究型医院学会血管医学专业委员会常务委员，中国医疗保健国际交流促进会血管外科分会常务委员，中华医学会医学工程学分会血管外科与腔内血管外科专业委员会委员，湖北省医学会血管外科分会常务委员。同时担任《中华血管外科杂志》《血管与腔内血管外科杂志》等多家核心杂志编委。先后发表SCI论文、国家权威和核心期刊论文数十篇，科研成果获国家卫计委及湖北省科技进步奖。

专长：腹主动脉瘤、胸主动脉瘤、主动脉夹层、内脏动脉瘤、颈动脉瘤、四肢动脉瘤、颈动脉狭窄、下肢动脉硬化闭塞症、血栓闭塞性脉管炎的手术和腔内治疗，静脉曲张及各种血管瘤的手术和微创治疗，在颈动脉体瘤，各种动脉、静脉血栓栓塞性疾病的外科治疗及血管外科疑难病诊治方面经验丰富。

出诊时间：周二全天。

“不为良相，便为良医”，医者救死扶伤，是令人万般敬仰的职业。但不知几何时，伤医、杀医却甚嚣尘上，让人心寒。但不管执业环境多艰难，依然有人对医学充满期许，对患者怀以责任。武汉协和医院血管外科主任李毅清就是其中一位。

“亲历了缺医少药的伤痛，带着对医学的渴望和期许进了这个大门，我庆幸自己的选择，经历越多越感任重道远。”为家人解除痛苦，这是李毅清最初对医生的价值认同；随着年资的不断增长，救治的患者越来越多，看到一双双期许的目光，健康所系，性命相托，李毅清誓以更大的责任心书写医学路。就在武汉洪水围城、武汉人民风雨同舟抗天灾之际，记者走进李毅清带领的血管外科，在这里，见证了医患众志成城、共战病魔的血脉之情。

静脉曲张手术很考验医生功力

李毅清是著名的血管外科专家，1992 年研究生毕业后一直工作在武汉协和医院外科第一线，有丰富的血管外科手术经历和临床工作经验，他所带领的武汉协和医院血管外科是全国最大规模的血管外科，共有三个病区，定编床位 93 张，开放床位近 130 张，每年收治病人近 4000 人次，门诊病人约 20000 人次。记者跟随他出门诊当天，一上午就看了近 60 名患者，病种涵盖了绝大多数血管外科的常见病和疑难疾病。

虽然静脉曲张是血管外科的常见病症，但还是有不少患者对该病误解颇多。门诊时就有一位患者问李毅清：“是不是血管堵了？”“要不要放支架？”

“不是堵了，是血液反流造成的。”李毅清解释道，“您的静脉曲张是静脉瓣膜功能不全引起，瓣膜相当于静脉血管里的一个单向阀门，静脉血往上流的时候门打开，有血液反流的时候就关上，不让静脉血往回流。但人长期站立的压力增加后，静脉会扩张，扩张后门就相对小了，所以这个阀门当中会有缝隙，那么人站起来静脉血就会倒流，久而久之就会造成静脉迂曲扩张。”

下肢静脉曲张在后期会导致皮肤溃疡，经久不愈，所以民间也称“老烂腿”，在早期不痛不痒，部分人对其重视程度不够，往往在疾病发病时无法第一时间得到治疗。随着病程的进展，后期会出现小腿皮肤变黑，甚至溃烂。在少数情况下还会危及生命，比如破裂出血，夜间出血尤其危险；或是血栓形成，若蔓延到深静脉，则可能导致肺栓塞。

对于静脉曲张的治疗，常规采用传统剥离手术、射频、激光等方法去掉病变血管，看似简单的术式，却很考验临床医生的功力，如果遗漏病变，或是治标没治本，例如病因是静脉功能不全，但临床只处理了曲张的静脉，却没有去做功能的改善和恢复等，这些因素容易引起复发。李毅清就碰到不少这类病例。

今年55岁的李先生，有两次静脉曲张手术史，18岁时在北京某大医院做了一次，后来复发，40岁时又在山东某医院做了第二次。然而手术效果并不显著，病情随时间推移在持续进展，记者见其腿部血管向外鼓出来，就像蚯蚓附体一般。

李毅清通过检查发现，其病变的静脉血管主干还在，之前的手术应该只做了局部切除，交通支病变也没有干预，二次手术时还伤到了神经，造成术后腿部麻木。两次手术的伤口留下了永久的瘢痕，但似乎是白挨刀了，这让李先生很是郁闷。

"保守的方法已经不能逆转病情了，最好还是再次开刀。"李毅清建议。但李先生显然对手术产生了排斥，坚持药物治疗。李毅清多次劝说无果，只得尊重患者意愿。

李先生主观回避手术，但有的患者奔着手术根治目的而去，却终是不能。60多岁的张阿姨两年前出现静脉曲张，如今腿部皮肤已经出现颜色改变，有黑褐色斑块形成。李毅清先给她诊脉，了解血流畅通程度，后又蹲下身去检查腿部病变范围及情况，"是交通支病变引起的，这里颜色深的位置是交通支，估计已有血栓形成。"李毅清一边给患者说明，一边还带教学生。

"药物治疗吧，得长期吃药了。"鉴于张阿姨比较高大而且比较胖，李毅清说手术去掉病变交通支的办法不适合，因为如果体重减不下来，腿部负重过大，会影响术后效果。他还建议张阿姨尽量避免长期站立和重体力的工作，这会造成血液反流更厉害。

对于治疗方式的选择，李毅清说一定要根据病人的实际情况，但临床上存在一种怪象：有些医生以自己的擅长为主，而非以病人的需要为准，比如不会开刀，就只推荐激光、药物等，如此可能滋生出一些不合理的留病人的行为。因此，李毅清一直强调医生要练好基本功，他要求科室医生把静脉曲张所有的治疗方式都烂熟于心，这样才不会局限于自己的"拿手菜"，而是根据病人真正的需求来制定诊疗方案。

别看在专业诊治上表现出精益求精、一针见血的精干模样，李毅清实际上是个爱操心的"絮叨大夫"。在门诊总是对患者千叮咛万嘱咐，"饮食清淡，不能泡脚，泡脚对静脉曲张有害无益……"他强调患者的综合管理，这是每一位静脉曲张患者都要遵守的，叮嘱完，李毅清甚至要求一些老人背一遍给他听，确定真的是记住了。

李毅清脾气温和，说话总是慢条斯理的，患者在他面前有些"放肆"，小孩也喜欢亲近他。当天门诊有一个七八岁的小男孩，后颈长了一个皮脂腺肿瘤，李毅清说手术切除就行，10 分钟就完成了，没想到孩子对他撒娇："两分钟行不行啊，就两分钟吧！"李毅清拢了拢他的后脑勺，故意板着脸说："不行！"小男孩也不怕，呵呵地笑着。

"业务上放得下心、服务上弯得下腰"的李毅清，不仅要管好自己科室的"一亩三分地"，作为湖北省卫计委血管外科疾病质量控制中心主任，他还肩负着地区规范化诊疗推广的使命，要牵头组织诊治规范和指南的学习与实施，制定结合地区实际的工作建议，时常到各地讲课培训医生，严把临床诊疗质量关。为患者，可谓是鞠躬尽瘁了！

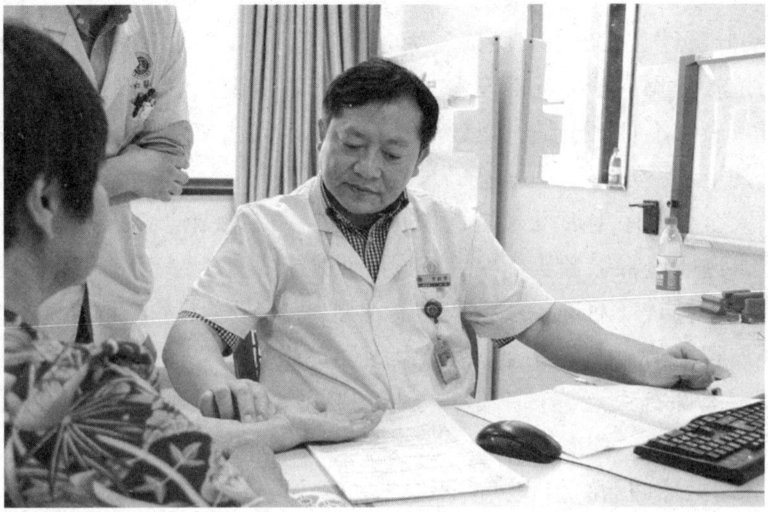

打响"不定时炸弹"攻坚战

对于静脉曲张，很多患者可能觉得不那么着急要命，就诊前还会一拖再拖。但血管外科有一种非常凶险要命的疾病，被称为人体内的"不定时炸弹"——腹主动脉瘤，一旦主动脉裂开，血液很快就会流光，若不能得到有效治疗，24 小时生存率小于 50%，总死亡率高达 85%~95%，属于外科的急危重症。

就是这个破裂就几乎意味着死亡的疾病，李毅清却跟它有过多次殊死较量。

一次，李毅清应邀去上海参加一个学术研讨会，在机场候机时接到医院电话，急诊科收治了一名破裂腹主动脉瘤患者。当李毅清听说已经破裂了，也很着急，急忙赶回去，发现病人出现了张口呼吸，张口呼吸又被称为临终呼吸，情况非常危急。鉴于病人腹腔内已大出血，开腹手术耗时长，术中出血量非常大，对患者的打击极大，成功率低。李毅清果断决定行腔内介入治疗，破裂腹主动脉瘤腔内介入治疗术（EVAR）为业内公认的高精尖手术，需要果断的决断力和娴熟的手术技巧，才能以最快的速度控制出血，幸而及时处置，病人得以转危为安。

这样心惊肉跳的抢救场面，李毅清可不止经历过一次。另有一位患者，去年10月份查出直径约5厘米的腹主动脉瘤，李毅清建议他立马手术，但因一些家庭因素多次联系病人未果。两个多月前的一天早上，患者突发腹痛难忍，再次赶来时却给李毅清出了难题。

“主动脉已经破裂出血，腹部压力很高，肚子鼓出来很大，腹壁出现了很多花斑，抢救前我自己都觉得没希望了。”李毅清说。然而他没有退路，不能眼睁睁看着患者不管，于是，李毅清冒着医疗风险，来不及给家属做深入的术前沟通，甚至来不及收进手术室，只告诉家属还有“一线希望”，就立马投入抢救。当天全科室医生都投入了这场“战斗”，或许是他们的不放弃精神感动上天，竟奇迹般地将患者从死神手里抢了回来。

惊险的抢救时刻翻过去了，我们有必要来谈谈这个病，以期患者能尽早、科学就医。腹主动脉瘤是指腹主动脉呈瘤样扩张，通常直径增大50%以上定义为动脉瘤。或许有人疑惑：不是瘤子吗？应该去肿瘤科啊！为啥在血管外科抢救？

“动脉瘤虽然叫瘤，但它其实不是肿瘤，而是一段扩张了的动脉。血管中的某一段，像个气球一样膨胀开来，看着像瘤，所以叫动脉瘤。”李毅清告诉记者，我们正常的腹主动脉血管粗细在2厘米左右，膨胀得越大，管壁就越薄，最后承受不住血流的压力，就会裂开，就像气球爆裂一样。

腹主动脉瘤早期症状不明显，检查腹部会摸到包块，包块增大后，可能会压迫周围脏器出现症状，比如肠梗阻等，症状不典型，非常容易被误诊。一旦突然出现明显的腹痛，往往是破裂的先兆，此时抢救成功率就大大减低。伟大的科学家阿尔伯特·爱因斯坦就遭此不幸，已知他有腹主动脉瘤病史，但医生仍然误诊为急性胆囊炎，最终他因腹主动脉瘤破裂导致失血性休克辞世。

“腹部搏动性包块”是腹主动脉瘤的重要腹部体征。有人发现，有经验的专科医生对腹部搏动性包块阳性体征的检出率是普通医生的2～3倍。“很多时候就是没想到，其实一个B超就能确诊，专业人干专业事，这就是合理的专业设置的重要性。”李毅清说。

随着老年人口的增多，腹主动脉瘤的检出率也越来越高，尤其老年男性，一旦腹部有搏动性包块，或者体检发现腹主动脉明显增宽等情况，要引起足够的重视，应立即到血管外科请专科医生检查是否需要治疗。

“不是所有的血管外科疾病，都能让您获得满意的治疗！但我必将尽全力让您以最小的投入，获得尽可能最好的诊治效果！”这是李毅清为患者不变的责任坚守。

殚精竭虑尽心书写医学路

跟随李毅清出门诊，记者感受最深的是他对医学的虔诚和对患者的尽心，在他看来，为医者，要么做好，要么就干脆别做，否则就是草菅人命。“当医生和开车一样，肩负着自己或者别人的安全，你不走心就会把人害了，自己也不会好过。”

李毅清告诉记者，自己从医的初衷是因亲人而起，立志要让更多人的“亲人”免遭同样的痛苦。他说，自己很小的时候母亲得病，眼睛肿得发亮，当地农村的土医生告诉他们，用黄牛粪可治病。这个无助又清贫的家庭，只得硬着头皮买了一头小黄牛，李毅清每天去放牛就为了收集牛粪，拿回去晒干当药引。但母亲的病始终不见好转，直到他稍微懂事一些，带着母亲去了大医院，被诊断出肾病综合征，才得到正确治疗。

“缺医少药”带给李毅清的伤痛是深重的。“在农村，一个重感冒发烧，家里就开始准备后事了，生存几乎就是凭自然选择，或者就是各种荒唐愚昧的治病方法，不治病反害命。”这段经历也在他身上留下了永久的印记，他年轻时左手大拇指甲被打谷机打掉了，他把断的指甲捡起来直接拼回去，用泥巴糊上就完事了，根本没有预防破伤风感染的概念，后来新长出来的指甲都是不平的。

基于母亲的病痛、看到农村缺乏医生的悲哀，小小的李毅清下定决心将来要当医生，不让后代的人再经受这种无助。抱着这份对医学的渴望和期许，他以优异成绩考进了当时的武汉医学院（现在的华中科技大学同济医学院），毕业后顺利成了一名临床医生。

走上医生岗位，李毅清怀着满腔热情，像一块海绵一样吸收各种医学知识，往医术的顶尖殿堂不断攀爬。但不久后他的医学路遇到了试炼。

2000 年，李毅清在向“教授”进军的过程中，太太查出再生障碍性贫血，这对他家庭的打击无异于五雷轰顶。当时他孩子才 6 岁，家里本来就有两个病人，父母都疾病缠身。在他带着妻子四处求医的过程中，他深刻体会到作为患者及患者家属的艰辛！

医生、患者家属这些角色李毅清都亲历了，因而他更理解患者无助的心理，医患相处时更懂得将心比心。“医生的一举一动、一言一行，对患者的影响往往是自己想象不到的，当你成为他们所有的希望和寄托时，一个冷漠的表情就是火药桶，医患之间本无仇恨，这种对抗只是无助的心理宣泄。”李毅清说，要弥合这个裂痕，打铁还需自身硬，尽心做好医者本职就好。

然而，医生不是神，医学还有很多局限，有时不管医生怎么竭心尽力，也有回天乏术之时，无法达到病人及家属甚至自己所期望的治疗结局。李毅清亲历过病人的死亡，病人临终时拉着他的手不放，期许的眼神，手心慢慢流失的温度灼烧着他的内心。也让他再次铭记自己肩负的责任以及更远的前路探索。

“结局难以完美，关键是不放弃任何一丝可能。做一个好医生，从医德来讲，很负责任；从医术来讲，尽全力了，做到这两方面，那么就算是救治达不到理想的结果，起码问心无愧。”李毅清说，这么多年的从医经历，不敢说自己很成功，但是尽全力了。

这种殚精竭虑，患者看在眼里也记在心上，所以李毅清的口碑是极佳的，包括新疆、河南、山东等全国各地患者都慕名而来。因此，他领导的科室虽号称全国最大规模的血管外科，但床位依然周转不过来，当天就有外地患者拿着有效期为 3 天的转诊单过来，希望尽快安排住院，但病房短期根本住不进去。

当天上午的门诊一直持续到下午一点半，终于能够伸伸懒腰稍微缓解一下疲乏的李毅清，被记者狠心地拦下，结果没说几句又有患者回来找他。当看到李毅清一边吃着已经冷掉的饭菜，一边看着同事拿来的需要他批的材料时，患者心疼地说：“您太辛苦了！我还是下次再来吧。”李毅清笑说没关系，搁下筷子起身又去看病了。

记者结束此次跟诊采访，为自己工作告一段落而松了一口气时，李毅清却匆忙赶往病房，他下午还有两台手术要做，不知道结束又待何时。

（跟诊记者：罗德芳）

深耕循证血管外科路——杨超

专家简介

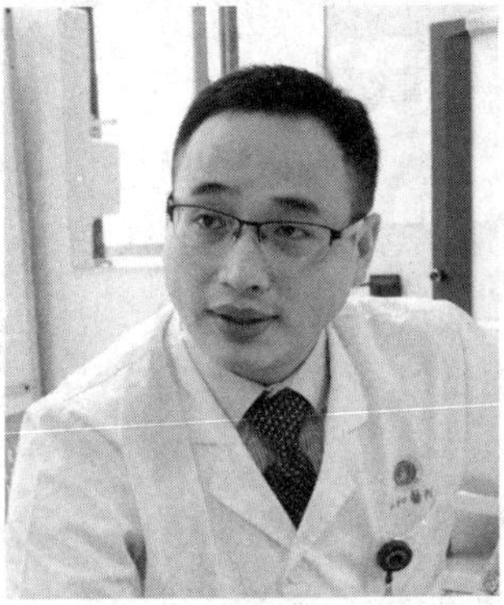

杨超，华中科技大学同济医学院附属协和医院血管外科主治医师，医学博士。兼任湖北省医学会血管外科分会委员兼秘书，湖北省血管外科医疗质量控制中心办公室副主任，国际血管联盟中国分会青年委员，中国微循环学会血管外科专业委员会中青年委员，中国医疗保健国际交流促进会血管外科委员会透析通路学组委员。作为主要执行者参与多项国际多中心临床研究项目，参译国际权威书籍《卢瑟福血管外科学（第七版）》，发表SCI及核心期刊论文十余篇。

专长：主动脉夹层、腹主动脉瘤、内脏动脉瘤、下肢动脉硬化闭塞症、颈动脉狭窄、透析通路、深静脉血栓形成、下肢静脉曲张、腔静脉肿瘤等疾病的诊治，在血管疾病的微创治疗方面具备丰富经验。

出诊时间：以医院实际出诊为准。

一个多月前的某天夜晚，华中科技大学同济医学院附属协和医院血管外科主治医师杨超过得似乎不省心。这天凌晨，院内急诊科转来了一位患者，患者右下肢剧烈疼痛、小腿冰凉并青紫，就诊前由于不明病情先在其他医院转了一圈，最后经人推荐才来到这里。杨超接诊后，马上进行相关检查，发现患者下肢肌肉已有坏死表现且缺血时间很长，诊断为：腘动脉瘤合并下肢动脉栓塞、急性下肢缺血Ⅲ级，按照常规治疗方案得考虑截肢。

“不行，我们坚决不要截肢，希望能保住这条腿。”对于这个方案，患者与家属都不愿接受。医患之间能达成共识吗？

医患同心走上保肢“长征”

“现在关节能伸直吗？”“不疼的时候可以了。”周二上午，记者跟随杨超查病房时，见到了这位患者，他弓起右腿躺在床上，一条引流管穿进了右小腿。腿似乎如他所愿保了下来。

“40多天了，做了5次手术，我们都说出现了奇迹。当时去其他医院都不肯帮我保肢，李毅清教授这个团队太厉害了，尤其是杨大夫，在医学方面非常严谨认真，讲究科学，对病人也友善。现在我的恢复超过了自己与他们的预期，还有一个星期就能出院了，杨大夫让我回当地医院做康复，这样比较省钱。”记者趁着杨超走开的间隙，采访了患者，没想到他一开口就滔滔不绝地夸赞起来，“你帮我多宣传宣传，我也打算写个感谢信来。”

杨超告诉记者，急性下肢动脉缺血的黄金救治时间是6～8个小时，患者来到医院时发病了将近24小时，而且是在腘动脉瘤基础上并发的，右下肢动脉长满了栓子，缺血程度与肌肉坏死程度按治疗指南，必须要截肢。但患者与家属坚决要保肢，并表示出了高度的信任，医患之间充分沟通后，在科主任李毅清的指导下，他顶着巨大的压力与风险，迅速开展手术，“当时他右下肢很多肌肉已经坏死了，但只要稍微有点形态的我们都尽力保留下来，从第一次手术后，每个星期都做一次清创手术，接下来如果引流液逐渐减少，能顺利把引流管拔掉，没什么问题的话腿就保住了，目前观察应该可以。虽然功能不能恢复，但患者的心理至少获得了安慰。”杨超描述期间的艰辛，表示这也是医患同心的结果，“我告诉他，咱们这是要走长征，过程可能很辛苦，也可能不成功，但我们会陪你一起走。当时我的心理压力很大，万一花费几十万腿还是保不住，对医生和患者都是一个考验。”

来到一位30多岁的女士面前，杨超爽朗地问：“心理压力大不大？”“有点大。”女士苦着脸回答。“你听说过大动脉炎没有，蛮害怕的是不是，不要害怕。”杨超解释，大动脉炎是一种慢性病，因好发于年轻女性，又被称为“东方美女病”，需要长期规律地治疗。看到女士那么担忧，他查看血管造影后，安慰她：“你目前血管还可以，你很幸运，属于早期病变而且没有发生在关键部位。这种情况只要长期规范地治疗，多数人可以控制得很好。”一番分析，女士放松了些，他最后还交代：“要重视，不要乱投医”。

杨超查房时，脸上总挂满笑容，豁达的笑声不时回响在病房里，家属见到他都热情地打起招呼，可见平时的融洽相处。武汉协和血管外科设有100多张病床，在行业里是湖北省实力最强、全国规模最大的，记者在病房里见到“床无虚席”。虽然患者多，但杨超查房时对每位患者都仔细询问、细心叮咛，认真聆听他们的心声，关怀还体现在一些细节中：搭着老大爷的肩膀抚慰，帮患者盖好被子，等等。下午出门诊时，他也认真为患者问诊答疑，甚至其他学科的患者误打误撞找上门来都帮着解决问题。

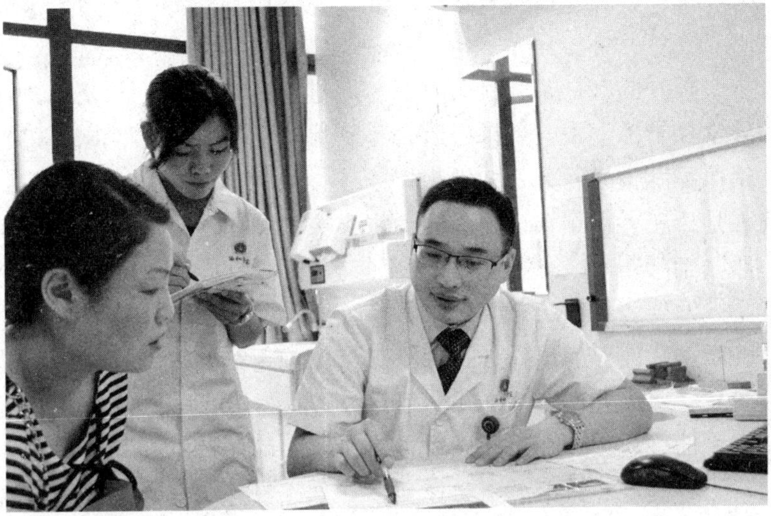

简单一个动作挽救下肢

急性下肢动脉缺血的原因主要有动脉硬化闭塞症、动脉血栓栓塞、动脉血栓形成等，通常发病6～8小时后肌肉组织会产生不可逆性变化。记者在病房里，见到了许多下肢缺血的患者，不免唏嘘。

“这种病的治疗真的就是与时间赛跑，但早期发现其实只需一个简单的触摸足背动脉（位置表浅，在踝关节前方，经拇长伸肌腱与趾长伸肌腱之间前行，在足背可摸到其搏动）的动作，就可以挽救很多患者，避免很多悲剧，当然并非所有足背动脉搏动异常或下肢痛都是缺血，但应该首先考虑血管病，确诊做个彩超就行了，又便宜又快。”杨超说，曾有两位患者，彼此是邻居，在这里的病房碰面了。同是急性下肢动脉缺血，一个保住了腿痊愈出院，因为他发病时及时来这确诊后手术，另一个却误以为腰椎间盘突出，给予对症处理，回家躺了一天，第二天下肢就发黑了，再来到医院肢体已经坏死只能截肢。产生这种结果的区别就在于一天。“当时他如果马上摸摸自己的足背动脉，悲剧就不会发生。还有人脚趾红肿，以为是甲沟炎，一拔脚趾甲，疼痛反而加重，脚趾发黑，这才发现其实是局部缺血导致的。如果能在拔甲前触摸一下足背动脉，就不会出现这种结果。”

“不同类型的急性下肢缺血症状几乎一样，但处理方式不同。像下肢动脉硬化闭塞症，与颈动脉硬化、冠心病属于同一种病，也叫‘腿中风’，如果是在此基础上的原位血栓形成，打个比方，就好比锈迹斑斑的水管掉进了菜叶，不但要把菜叶拿掉，还要把水管修好，意思是先把血栓取掉，再放支架扩张血管，称之‘杂交’手术。但如果是动脉血栓栓塞，只要取掉血栓效果就很好，因为水管本来是好的，把菜叶掏掉就行。不过急性动脉血栓栓塞绝大部分来源于心脏的异常栓子掉下去，如果心脏找不到原因就要注意其他来源的栓子。还有，假若缺血程度重时间太长，组织坏死了，只能无奈截肢。”杨超对记者说，弄清楚病因是让患者得到合适治疗的最根本方法，他曾遇到过一位患者反复血栓栓塞，通过细致分析，逐一排查，后来发现原来是主动脉内有一个飘浮血栓，非常难以发现，在国际范围内都属少见病例。

急性下肢动脉缺血的治疗方式种类繁多，面对病发的患者，取栓、直接溶栓还是放支架？手术开刀还是介入？血管外科医生似乎受到考验。“可能性格原因，我讲事情喜欢列点，像遇到这种病，我一般先按治疗指南判断缺血到了什么程度，①有没有导致下肢组织坏死；②如果已经产生坏死，那坏死到了什么程度，还有没有救，如果坏死面积不大，患者血管条件怎么样，能否做血流重建保护下来。病人的下肢应不应该保，用什么方法保，保的过程可能面临哪些问题，如何去避免和应对，这需要有足够的知识技术储备及临床经验。”杨超说，血管外科最紧迫的病除了主动脉瘤就是急性下肢动脉缺血，需要争分夺秒挽救患者。

针对下肢动脉硬化发病率高却容易被忽视的现象，杨超建议，60 岁以上的老人应该定期做血管体检，重视下肢的情况，尤其是行走不适，脚乏力、发麻甚至出现疼痛时，可以自己触诊足背动脉，假如搏动有异常或感受不到跳动，应该立即到医院确诊。

抓住蛛丝马迹“去伪存真”

作为一名年纪尚轻却已独当一面的年轻医师，杨超的成长写满了机遇与奋斗。2005 年，处于硕士研究生阶段的他来到武汉协和血管外科学习，凭出色的表现成为科里第一个培养并留下来的硕士。当时适逢全国血管外科蓬勃发展，他在湖北省医学会血管外科分会主任委员金毕与李毅清的亲自教导下，得到了前辈的“真传”与许多实践机会。

为了进一步丰满羽翼，杨超主动联系短期培训班，几乎走遍了全国的血管外科，数不清的周末在武汉与外地间奔波，也在此期间在职取得了博士学位。学成归来后，他成为行业内的一枝新秀，也是李毅清教授的得力助手，参与了科里的行政事务管理，完成各类血管手术千余例，在临床上积累了丰富的经验。

在病房内，有位50多岁的大妈，有脑梗病史，昨天因右下肢突发疼痛被家人送来急诊。初时彩超报告提示下肢动脉缺血，髂动脉闭塞可能，一线医生汇报需要准备“杂交手术”。然而，当杨超查看彩超图时，高度怀疑是下肢动脉栓塞，立即为她安排了更有助确诊的动脉血管造影（CTA），结果果然如此，于是在李主任的指导下，及时手术为大妈保住了腿。

“当时我拿到病人的彩超，除了右髂动脉以外，其他血管壁没有一点动脉硬化迹象，病变段血管、近远端血管管腔均正常，这不符合动脉硬化闭塞的特点。”杨超告诉记者，下肢动脉硬化基础上的急性下肢缺血不但要取栓，还要放支架，就是前面提到的‘杂交’手术，科里只有一间手术室能做这种手术，当时手术间正在占用，大家都心急如焚，因为这样患者就增加了截肢的风险，而且由于费用过高，对方还会放弃治疗。如果是单纯栓塞就采用传统的取栓手术，可以尽快在普通手术间里进行，费用也低得多。

“能把复杂的东西简单化，我觉得挺有成就感。”记者在他的笑容里，读到了一名年轻人的意气风发。

杨超的丰富经验同样挽救过其他患者。有一年春节，他在院里值班时，科室准备安排一台急性下肢动脉栓塞手术。当时值二线班的杨超留了个心眼，向一线班医生了解了一番，得知患者是一位中年壮男，无相关病史，他感觉对方不是单纯的动脉栓塞，赶紧找到患者，发现他非常烦躁、体形肥胖，状态与病情很不相符，更偏向主动脉夹层的迹象，一摸股动脉，两侧搏动不同，看着无异，但一压就瘪了。最重要的是心脏彩超，虽然初次报告没有提示夹层，但截图中主动脉腔内一条不明显的异常回声影像引起了他的注意，与彩超医生反复查看仍不能确认，腹主动脉段也只有一个“真腔”。但是杨超凭着自己的临床经验与感觉，认为不会那么简单，于是连夜协调，坚持安排患者做血管造影，结果印证了他的猜想，患者是Ⅰ型主动脉夹层。

“血管有几层，当内层有个裂口，把真腔撕开了，血流进入血管壁就形成主动脉夹层，这时就像长江大坝出现了管涌随时可能决堤一样，主动脉壁随时有破裂导致患者死亡风险，常规情况下彩超能看到真假两个腔，但他的假腔撕得太大，把真腔压没了，真腔里又长着血栓，堵住了血流信号，使得以假乱真。太危险了，万一当作动脉栓塞来治，他就会死在台上。”杨超现在说起来还有点后怕，“总会有一些蛛丝马迹帮助你去判断，但这需要建立在丰富的经验上，这也得益于我以前阅读过大量的彩超图。”

颈动脉狭窄手术“治未病”

杨超有个习惯，做过的手术，比较典型病例的都会拍下来存在手机里，可以随时查看，随时向年轻医师讲解。浏览他的手机图库，几乎都是清一色的病例照片，其中一例颈动脉外翻式内膜剥脱手术引起了记者的注意。

颈动脉狭窄是引起脑卒中的常见原因之一，这名老年患者被送到医院时，已经出现对侧肢体肌力弱、感觉异常、头晕等症状，做了颈动脉造影，发现狭窄程度达到99%。根据他的实际情况，杨超为他制订了治疗方案，采用颈动脉外翻剥脱术去除增生内膜，使大脑供血通道重新畅通。术后，老人恢复良好。

杨超向记者介绍，颈动脉狭窄动手术可以有效预防脑卒中，但要有适应证：已出现症状，狭窄度超过50%的；以及没有症状，狭窄度超过70%的。这两种患者才需要接受手术。

“目前颈动脉手术主要有两大类：颈动脉内膜剥脱术（CEA）及颈动脉支架成形术（CAS），颈动脉内膜剥脱又包括直接颈动脉内膜剥脱术（CEA）、补片式颈动脉内膜剥脱术（pCEA）和外翻式颈动脉内膜剥脱术（eCEA），每种手术都有利弊。给老人做的就是最后一种，先阻断这一带的动脉，然后横行切断颈内动脉，往外剥，像剥香蕉皮一样，血管有3层，把外边的一扒，增生的内膜就鼓出来了，然后去掉，再缝回去。这样的好处是，因为横着缝，不会管腔狭窄，而且不存在人工材料，最大限度降低了感染和出血的风险。这种术式很适合他。”杨超画图分析道，因为老人的动脉将近闭塞，手术中15分钟的大脑供血阻断对他不会造成太大影响。

“外翻术式难度比较高，非常讲究速度，要把补片式练得足够熟练了才能独立开展。颈动脉的手术种类比较多，而我们血管外科医生既能开刀又会做支架，能够平等地衡量，给病人选择最合适的。”杨超说，他们是湖北省最早开展剥脱术的，目前正打算在省内推广，这也是践行“治未病”的理念，“很多有适合症的病人不愿意做这个手术，觉得还没有脑梗苗头，不想白挨一刀。这个手术的效果是无形的，病人避免了脑梗，但他并不会归功于手术”。正因这种现象普遍存在，杨超希望能够多向人们科普，引起大家的重视。

杨超接受记者采访时，列举病例生动形象，谈起专业知识口若悬河，其言语的表达能力可窥一斑。因为他经常在大会上做专业报告，同时是华中科技大学“十佳青年教工”，获得过湖北省“青年教学能手”、全国血管外科青年医师病例演讲比赛最佳学术表达奖等荣誉。

当记者问起杨超，从医的最初梦想是否有过改变时，他告诉记者，起初总希望能在医学之路上做一些轰轰烈烈的大事，成为一名大家，但现在更追求踏踏实实地把看病的本分工作做好，解决一个个患者的实际问题，逐步前行，成为患者认同的好医生。“我觉得循证医学是一个非常伟大的理念，就是做所有事情都要有依据，并且知道这样做的原因和预期结果，如果一个医生能时刻遵循这个理念，不断掌握、实践、更新自己领域的循证内容，指导自己的临床工作，为患者提供信得过的医疗服务，即使没有惊天动地的成果，也足以是一名了不起的医生。”

（跟诊记者：庞书丽）

24. 江苏省昆山市中医医院

聆听“心”生命，传承“心”力量——刘庆军

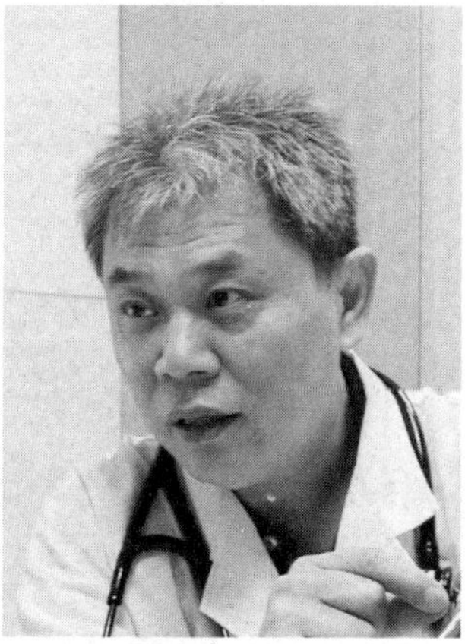

专家简介

刘庆军，江苏省昆山市中医医院心血管内科主任，主任医师，昆山市首席医师，学科带头人，南京中医药大学硕士生导师，副教授。中华中医药学会介入心脏病学分会委员，中国医师协会中西医结合分会心脏介入专家委员会委员，江苏省中西医结合学会心血管专业委员会委员，昆山市特殊人才津贴获得者。2015 年建立昆山市中医医院“胸痛中心”，极大的提高昆山市急性胸痛患者的救治水平，大大缩短急性心肌梗死的首次医疗接触至球囊扩张时间。

2009 年荣获了昆山市科技进步二等奖，2013 年荣获昆山科技进步三等奖，2008 年把科室建成昆山市级重点学科，2014 年荣获苏州市中医重点专科。

专长：心脏介入手术，心内科急危重病的治疗。

出诊时间：周一上午。

“主任常说：作为心内科的医生，光会听心音没什么稀奇，还要听懂患者的心声。”

“刘主任啊，老好的，每天查房都问得很仔细，从不敷衍病人。”“那一天我就觉得胸口有点痛，以为不是什么大问题，刘主任非要拉着我去做个心电

图，后来才发现是心梗，我这命就是刘主任救的。”

这是同事们，尤其是老病人们对江苏省昆山市中医医院心血管内科主任刘庆军的一致评价。作为昆山市首席医师、医学学科带头人，刘庆军带领的昆山市中医医院心血管内科在冠心病、心律失常、起搏器、急性心肌梗死等多方面都取得了跨越式的发展。每年完成心脏介入手术约1500台，挽救了无数生命。前不久他被评选为苏州市优秀党员，并当选为中华中医药学会介入心脏病学分会委员。

“作为一名心血管内科医生，除了建立一个优秀的团队以外，还得有一颗仁心。”刘庆军对记者如是说。

仁心方可救人心

医术不该是冰冷的，而应该是温暖的。

今年7月的一个凌晨，89岁高龄的陆老太太突觉胸痛难忍，在被送至昆山市中医医院急诊室后被诊断为急性心肌梗死，由于老太太年事已高基础疾病也不少，家属在面临手术抉择时产生了犹豫。然后时间在一分一秒地流逝，时间越久病人就越危险。刘庆军一方面迅速指挥团队启动急诊导管室，一方面努力与家属沟通意见。“我当时走到老太太床边，在她耳边询问她的身体情况，老太太紧紧地握着我的左手说：她要活下去！我把手举在家属面前告诉他们老太太的意愿并请他们相信我的团队。”就这样，手术顺利进行并成功打通了闭塞的血管，老太太转危为安，家属也连声道谢、喜极而泣。

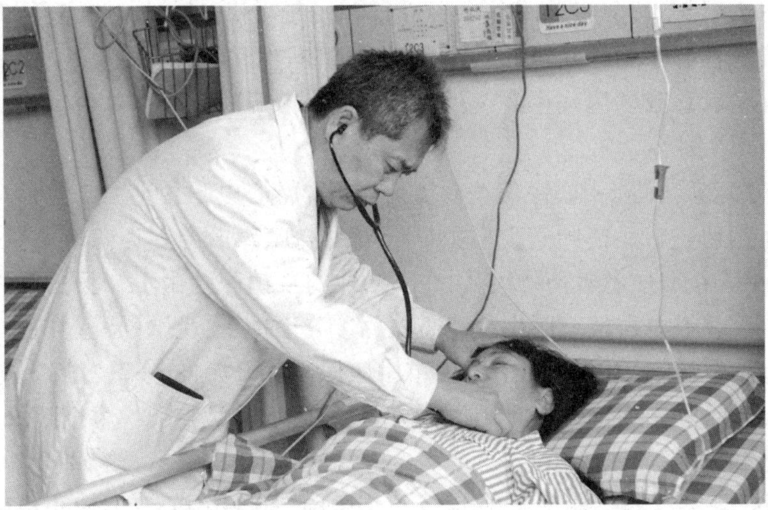

“技术和原则是死的，但是医者的心应该是温暖的”。PCI 是微创局麻手术，整个过程中患者都是清醒的。大多数患者在进入导管室后都会出现紧张、心率加快等情况。为了使得患者保持最佳的手术状态，刘庆军在助手做术前准备时总会和他的病人聊聊天，平时工作严肃的他甚至专门购买了笑话书籍给病人讲上一段来缓解他们的心理恐惧。如果病人因为紧张而口干舌燥，他还会倒上一杯温水用吸管喂给病人喝。

“治疗不只是身体层面的疾病，还有心灵上的安慰。我们常常急切的让家属作抉择，不妨先听听家属和病人的心声。良好的沟通，才能建立起信任感，这样医生和患者都有了最好的手术状态，才能保障手术的成功。”刘庆军说。

搭建绿色“心”网络

县级市胸痛中心，他走在了全国最前沿。

“早一分钟开通闭塞血管，患者的生命就能得到及早的保障。”许多胸痛病人常常捂着胸口来找刘庆军，“刘主任我胸痛得厉害。”胸痛的原因有很多，除了胸腔和腹腔的一些疾病外甚至连脸部的神经牵涉也会引起不同的胸痛。然而经过挂号、排队、会诊，再到确诊，病人往往会错过最佳的救治时间。“病人的生命等不起！必须打开一条胸痛病人的绿色生命通道！”刘庆军意识到，建立一个完整规范的“胸痛中心”是解决昆山市民心脏病威胁迫在眉睫的问题。去年 9 月，在刘庆军的发起下，昆山市中医医院联合急诊、肺病等多科组建成立“胸痛中心”。“胸痛患者经过分诊后无需挂号付费，直接进入急诊室进行心电图检查，对 ST 段异常等高危患者进行心梗三联快速检测。20 分钟内即可确诊是否为急性心肌梗死并送入急诊 DSA 导管室进行手术救治。”

就在记者感叹“胸痛中心”的高效之时，亲眼见证了一位乡镇病人的抢救过程。

9 点 10 分，胸痛中心微信平台接到一张异常心电图，9 点 13 分值班医生和乡镇医生沟通了解病情和病史后根据心电图高度确诊患者为急性心肌梗死。9 点 15 分患者在服用急救药物后从 30 千米外的乡镇医院由 120 救护车护送至昆山市中医院，心内科值班医生随即通知急诊分诊护士，做好绕行准备，直接启动导管室。9 点 25 分患者到达昆山市中医医院，9 点 28 分患者进入急诊导管室，10 点 10 分患者手术成功，前降支两根梗死血管被打通，整个救治过程在 1 小时内全部完成。

2016 年 7 月，昆山市中医医院通过了中国“胸痛中心”专家小组的严格认证，成为全国第一家拥有“国家级胸痛中心”的县级市中医院。

“胸痛中心不能只是一个绿色通道，要把生命的通道织成一张网，要让全市人民都能享受到最好、最迅速的救治。光有一个胸痛中心是不够的，只有与基层医院密切配合才能更好地服务老百姓。”于是在胸痛中心的基础上，刘庆军与全市各区镇十余家医院组成了胸痛中心网络医院微信群，将院前、内、外无缝衔接，形成了一个快速、高效的胸痛急救体系。同时在服务急诊病人的同时，对于其他需要介入手术的患者他建立了“双向转诊模式”。通常一个非急性梗死的患者在基层医院被确诊后如需转院继续接受治疗，需要办理出院、新入院手续，由于床位紧张，大多数情况下患者还需要等待床位。在等待的过程中患者除了不便以外，生命也遭受着巨大的威胁。面对上述情况，通过“双向转诊模式”患者只需与昆山市中医医院心内科联系后预定手术时间并由基层医院医生护送，手术后观察一日便可返回原有医院继续接受康复治疗直至出院。这样一来患者既节省了时间又得到了最好的医疗，医院也缓解了床位压力，可以救治更多的病人。

医人先需“心”技术

健康不用远行，他把最好的技术带回家。

“想要更好更多的服务患者，就得有更好更多的技术。”2006 年 3 月，刘庆军作为昆山市特殊人才引进到了昆山市中医医院心血管内科。10 年的时间，该科室先后引进和开展了急诊 PCI 手术、IABP 应用、冠脉内超声和储量测量、冠脉内旋磨术、右室流出道间隔部电极起搏术、腋静脉起搏电极置入术、复杂心律失常三维下电消融术等先进医疗手段。其中多项均为昆山市首列，甚至苏州市首列。弥补了昆山市民在某些疾病医疗上的空白，真正把优秀的技术带到了家门口，为患者送去了健康。

全面培养“心”传承

严师出高徒，放手不放眼。传承不只是技术，还有精神。

“要有扎实的技术、要有团队的协作精神、更要有和患者感同身受的想法。”这是刘庆军对科室内青年人的三点要求。昆山市中医医院作为全国县级市排名首位的中医医院，传承是科室乃至医院发展必不可少的核心。毕业于第四军医大学研究室学院的刘庆军，在带教青年医师时相当严格。“一名医生，他的临床行为必须按照严格的规范，他们的每一个行为都可能影响到他的病人的生命和健康。”本着放手不放眼的原则，10 年来他把一个医生少、技术落后的科室发展成了一个拥有三名主任医师、四名副主任医师，研究生占78.6%的成熟队伍，去年被确立为苏州市重点专科。

“手上光有技术不行，还得明白患者需求。”在刘庆军的带领下，他的队伍走遍了昆山市的每一个角落，义诊、讲座或是通过微信公众平台向全市人民推广心梗自救等科普知识。数年时间与周边基层医院紧密相连。“只有到患者中去，到市民中去和他们聊一聊，你才知道他们需要什么样的帮助，需要什么样的医疗。”

做医生很忙，做主任更忙。刘庆军一天工作10小时后，晚上紧急到院，做夜间急诊介入手术已经成了家常便饭，双休日和假期也不例外。他为数不多的爱好就是下象棋。记者问他：“您这么忙，为什么会喜欢下象棋?”他回答道：“救心就像下棋，医术就像这枚小小的棋子，虽为小术但可救世间疾苦，本为仁术却可掌生死之命。每一位医生都当谨慎负责，才能不辜负患者对你的生死交托。”

（跟诊记者：齐金石）

让"孤单的舞者"不再颤抖——万志荣

专家简介

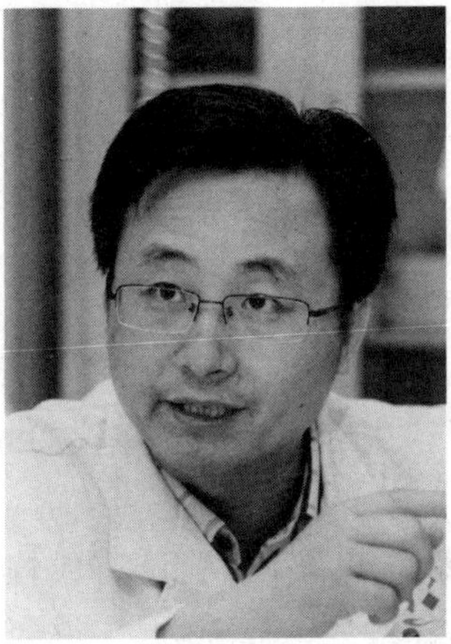

万志荣，北京大学航天临床医学院（航天中心医院）神经内科副主任医师，医学硕士。中国老年保健医学研究会抗衰老研究分会委员、中国老年学和老年医学学会睡眠科学分会委员、全国慢性病防治专家委员会委员、中国医师协会神经修复学专业委员会青年委员、中国微循环学会神经变性病专业委员会青年委员。

专长：帕金森病的早期诊断及鉴别，对早期帕金森病药物选择及中晚期患者的药物调整和并发症处理有较丰富经验。对痴呆的早期识别、用药及头痛、头晕也有一定的临床研究。

出诊时间：周一、周四全天，周二、周三、周五上午。

"我发现颤抖的手，触摸不到自己的脸；我是上帝手中舞动的木偶，他恶作剧，任意牵扯着线……"这是全国第一首关于帕金森病主题的公益歌曲——《孤单的舞者》，它向人们讲述了帕金森病患者的辛酸与无奈。帕金森病，是一种常见的神经系统变性疾病，临床表现包括静止性震颤、行动迟缓等等。作为一些人口中"不死的癌症"，帕金森病给患者带来了极大的困扰。

在为治疗帕金森病患者而付出艰辛努力的医师队伍中，有这样一位医生，他满怀热情投身于这个专业，对待患者讲究"全程管理"，提倡"患者一家属一医生”的治疗模式，善于使用医生的“互联网＋”，把帮助患者从轮椅上站起来，可以自行行走，重新回归社会，视为自己最大的骄傲。他就是北京大学航天临床医学院（航天中心医院）神经内科副主任医师万志荣。

帮助患者回归正常生活

2016年5月21日，万志荣参加了在唐山市滦南县医院举办的义诊活动。当记者走进万志荣的诊室时，他正在为一名86岁的患者进行检查。这名患者已经患病一年多，双手一直在颤抖，据家属说，患者现在晚上睡觉连翻身都十分困难。由于当地的医疗条件有限，加上患者的年龄较大，一直没有得到有效治疗。“等了好几天，专门等您给治疗。”家属急切而充满期望地对万志荣说道。

“这是典型的静止性震颤，运动障碍明显，帕金森病可能性很大。”万志荣一边检查，一边对记者说。“来，老人家，把双手伸平，跟我做这个动作。”初步询问了患者的情况后，万志荣让他坐在检查床上，按照自己的示范，双手做出不同的动作，以进一步判断患者病情。

几个动作做完，万志荣接着又让患者在诊室里走动了一段距离，并不断提醒对方“慢点儿，注意安全”。整个检查的过程，万志荣还用手机拍摄下来。“这是为了留下患者的资料，万一以后复诊，或者这边的医生需要建议的时候，能及时想起来病人的情况。”万志荣解释说。

经过一番检查，万志荣对患者的情况有了更加全面的了解，胸有成竹，笑着对患者和家属说：“按照我开的药吃，肯定会好起来的，放心吧。”得到万志荣如此肯定的回答，患者显然十分高兴，从进入诊室就一直紧皱的眉头也舒展开来。

万志荣还会及时纠正一些患者对疾病产生的认识误区。一位67岁的大爷走进门诊室时，无论是走路还是说话，几乎与常人没有什么区别，但安静时身体抖动明显。据他说，自己的腿部除了颤抖之外，已经有多年没力气了。尽管经过一番治疗后，身体状况得到了很大的改善，但患者并不满意，希望能有更好的效果。

“来，把手伸平，我看看抖不抖。”说着话，万志荣却一直在观察对方的腿。因为他发现对方似乎有些紧张，也在无意间控制着不让自己的双腿颤抖。“我说的是他的手，但实际上是看他的腿，这叫转移注意力。”万志荣笑称，做医生也得“斗智斗勇”。

经过一番检查后，万志荣得出了结论：“是这样的，老人家，您不是帕金森综合征，是原发性帕金森病，药物治疗效果会比较好，只要规律服药，您可以同正常人一样生活。您还要学会与帕金森这种慢性疾病共存，不要想着一点儿都不抖，那需要更大剂量的药物，会影响以后的调药空间。”

“之前感觉治疗的效果不是很好，挺犯愁，就怕他倒下了，现在放心了。”面对万志荣善意的提醒，患者的妻子松了一口气。两人心满意足地离开了诊室。

除了认识误区外，还有一些患者之前的用药也存在不小的问题。一位50多岁，手抖了3年多的大妈，之前一直在服用美多巴，这是一种治疗帕金森病的药物。但她的用量仅仅是每天早上吃半片，中午和晚上并未服药，每天下午，病情就加重，这提示药量未达到要求。

“这个药您应该一天吃2～3次，才能有更好的效果”，万志荣耐心地提醒：“这就好比吃饭一样，您应该每天三餐，但目前您只吃了一餐，这就明显不够。所以您一定要遵照医嘱用药。”

像这位大妈一样用药方式不正确的患者有不少。仅仅一上午的义诊，就有五六位患者服用美多巴时，由于自己的错误常识，选择饭后用药，而正确的方式应该是饭前1小时用药，且期间避免服用牛奶和鸡蛋。所以这几名患者的治疗效果一直不佳。遇到这样的患者，万志荣往往反复提醒对方，并叮嘱一旁的当地医生，把这些用药方法详细写下来，“服药方式不正确，药效就会大打折扣。”

授之以鱼不如授之以渔。在义诊过程中，万志荣毫无保留地把自己的治疗经验倾囊相授给与他一起坐诊的基层医生，不断地提醒她，什么情况该给患者用什么药物。

对于如何预防帕金森病，万志荣建议：“最主要的是吃一些抗氧化的东西，比如喝绿茶，里面含有茶多酚，茶多酚具有抗氧化的性质和保护‘宝贵’的多巴胺神经元的作用，而帕金森病发生的主要原因就是多巴胺脑细胞的异常损失引起的。吃西红柿、枸杞也同样有抗氧化的作用。还有就是避免一些诱发的因素，如农药等毒物；心情也会有影响，各种疾病的预防都应该保持心情的舒畅，这很重要。”

治病讲究“全程管理”

万志荣十分推崇“全程管理”，在他看来，设身处地为患者着想，经常叮嘱患者按时吃药，注重后续情况的跟进，对于患者的康复，会有更好的效果。

“您左手抖多久了？动作僵硬吗？”面对一位60多岁的女患者，万志荣耐心地询问。随后又让她坐在诊室里的查体床上："阿姨，您先坐，双手伸平，跟我做这个动作。"万志荣一边示范，一边纠正患者的动作。待患者熟悉之后，万志荣又用手机给患者拍下了视频，用来为以后复诊作参考。

一番细致的检查后，万志荣温和地对患者说："您的症状有可能是良性震颤，回去先喝一点红酒，看有没有效果。下次来复诊时，把您吃过的药也带过来。"由于这次是义诊活动，出于对患者后续治疗的担心，万志荣又建议患者去北京做一个详细的检查，帮助患者获得更好的治疗效果。"谢谢大夫，您真是细心，回去一定按照您的叮嘱做。"患者感激地说。

曾有一位内蒙古的患者，用她自己的话来说，治疗过程"走过了一条艰辛曲折的道路"。这名患者在38岁时，患上了帕金森病。疾病初期较长时间被误诊为肩周炎、颈椎病。被确诊为帕金森病后，她几乎看遍了呼和浩特所有出名的中医和西医，之后又到北京各大医院就诊，但都没有很好的效果。一个偶然的机会，这名患者找到了万志荣医生，通过合理的调整药物和定期随访，患者的病情逐渐好转，再经过1个多月的规范治疗，病情明显改善，目前可以完成擀饺子皮、跳绳、抖空竹等技能。

"我自己的体会就是对于帕金森病这样的慢性疾病，真的需要讲究'全程管理'。这个病人很不容易，很多知名的专家都看过，对我来说也是一种压力。"第一次为这名患者诊治时，万志荣用了一个多小时的时间，把她所有的资料从头到尾都整理出来，然后给她做了针对性的检查，并进行药物的评测。

一直到现在，万志荣还与这名患者保持着联系。就在不久前，万志荣整理了自己的手里关于帕金森病人的素材，加入了这些年对帕金森病的认识和对帕友这个特殊群体的理解和体会，制作了一段8分钟的视频，并在航天中心医院第四届全国帕金森病友会上播放，感动了现场来自全国各地的患者和家属，不少帕友还落泪了。

不仅如此，万志荣还建立了一个微信群，把全国各地经过他诊治的帕金森病患者都拉了进去，经常为他们解答疑惑以及一些用药的注意事项，及时发布帕金森病科普知识。"这也算是我们医生的'互联网+'吧。"万志荣半开玩笑地说。

万志荣对"全程管理"的运用，还体现在他提出的"患者－家属－医生"的治疗模式上。"像帕金森这样的慢性疾病，诊治不能一蹴而就。把家属带进来，让家属也了解这个疾病，为的就是让他们理解并关心患者，避免对疾病的过度恐惧；而且治疗帕金森病是一个长期管理的过程，患者在家里还要注意一些事情。因为医生最多一次诊治半个小时左右，更多的时间是亲人陪在身边。所以家属的角色很重要，要让患者觉得有家人理解他关心他，病人同时也需要换位思考，体谅照料者长年累月的不易。”万志荣解释说。

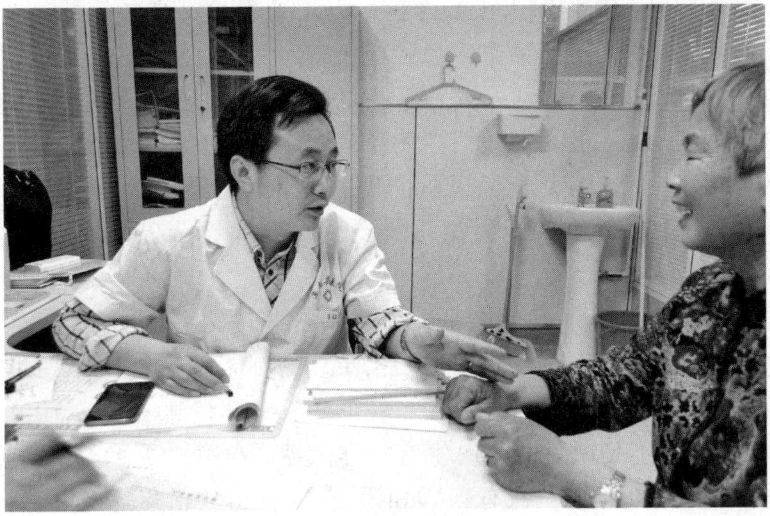

给医生和患者一个希望

拿着一杯水走路对正常人来说，是再普通不过的事，但对于帕金森病患者来说，却是一个莫大的挑战。长此以往，很可能会导致内心的自卑与焦虑。尤其是患有帕金森综合征的患者，治愈的难度相对更大，往往选择放弃治疗。

“我经常跟学生说，哪怕这个人是帕金森综合征（大部分患者没有原发帕金森病药效好），你也要稍微给他一些希望，其实，这也是给大夫一个希望。”万志荣相信，作为一名医生，只要有可能，就应该给患者留下希望，不能放弃。

在义诊现场，记者亲身体会到了万志荣“给患者希望”的良苦用心。一位68岁的大爷，出现动作缓慢的症状已经六七年，前年被诊断患上了帕金森病，现在已经全身颤抖，晚上睡觉连翻身都很困难。患者走进诊室时，一脸愁容：“大夫，您觉得我这有希望治吗？”

万志荣让患者坐下来，写下自己的名字，并要对方跟着一起画特定的图，以检查患者的颤抖情况。经过一番细致的检查，万志荣给患者吃下了一颗定心丸：“您看您出现症状六七年了，还能自己走进诊室，说明您的情况并没有多坏。按照医嘱，坚持服药，肯定会有效果的，放心吧。”

曾有一位北京患者，十年前诊断出了帕金森病。初时吃药还有些效果，维持了两三年的时间。但后来他在网上查询，得到的结论是帕金森没有治愈的希望，药物吃多了还会有副作用，因此就硬扛着病不吃药，导致卧床长达两年。后来因为肺部感染，来到航天中心医院。万志荣表示要给这名患者进行治疗，最后的治疗效果非常好，患者如今已经像正常人一样生活。

同样的病例不止这一个。一位内蒙古的患者，对帕金森病缺乏了解，不愿治疗。之后病情加重，也是一度卧床两年。直到一位朋友介绍他来到北京寻求万志荣的诊治。一番治疗之后，现在也几乎与常人无异。邻居惊讶地说："两年都没见过他下楼，现在都能去幼儿园接孙子了。"患者特别高兴，认为是万医生给了他第二次生命。

万志荣说，患者是最好的老师，如果用一些特殊手段能治愈一位患者的话，其实对自己也是一种学习，可以积攒更多的临床经验。更重要的是，患者不会因为医生说自己没有治疗的希望，就彻底放弃。

"希波克拉底不是说过吗，医生有三样武器，语言、手术刀、药物。作为内科大夫，我没有手术刀，只有药物和语言。"正是凭借着这两种武器，他成功地帮助了无数患者。

万志荣希望帕金森病能被人们更广泛深入地了解："全国有 260 万帕金森病患者，估计有 10% 左右是青年型的，而真正得到治疗的患者是少之又少。帕金森病其实和渐冻人是一类的病，就好像燃烧的蜡烛似的，僵在那里。他们思维特别好，却不能说话，也不能动，这很痛苦。"对于治疗，万志荣建议说："很多患者和家属，甚至一些基层医院的医生还是停留在以前的观念，认为得了这个病也没什么特效药可以治疗的，就这样维持着吧。这种观念是错误的，打消了患者的积极性，其次，大部分原发帕金森病，只要通过规范的药物调整，患者是可以恢复到接近正常人状态的。"

一位患者家属在母亲病情得到很大改善后说："遇到这样的好大夫是我们的荣幸。"而对于万志荣来说，让这些"孤单的舞者"不再颤抖，是他最大的追求。

（跟诊记者：郭　强）

“曲直”之间神奇扭转——秦泗河

专家简介

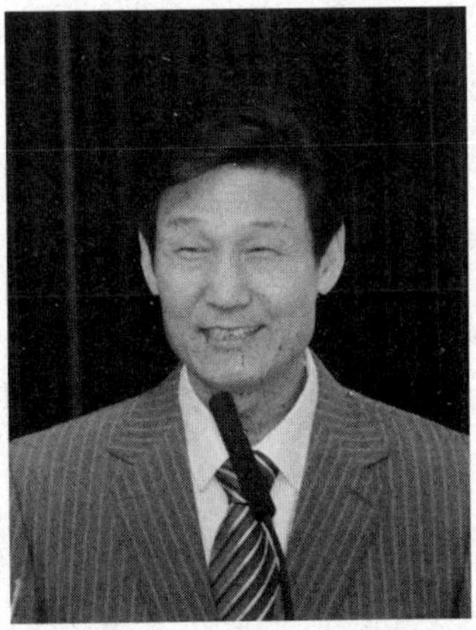

秦泗河，国家康复辅具研究中心附属康复医院名誉院长、矫形外科主任，主任医师，教授。享受国务院颁发的政府特殊津贴。从事矫形外科工作38年，主持矫形骨科手术33160例（1978年5月25日至2015年12月31日），其中脊髓灰质炎后遗症22617例，脑性瘫痪下肢矫形手术4332例。使用骨外固定器矫正各种残缺疾患6883例。发表论文200余篇，出版著作8部，参编10余部。

兼任国际肢体延长与重建协会（ILLRS）中国部主席，国际Ilizarov技术应用研究协会中国组委会（ASAMI China）主席，中国骨科医师分会外固定与肢体重建工作委员会（CEFS）主任委员。

专长：运用骨外固定技术治疗脊髓灰质炎、脑性瘫痪、脊椎裂、创伤、遗传性感觉运动神经元病等各种原因引起的复杂足踝畸形、膝内/外翻、下肢短缩、上肢和手畸形等骨关节畸形和功能障碍，及先天性马蹄内翻足、胫骨假关节、胫腓骨缺如等各种骨科疑难杂症。

出诊时间：周四上午、下午。

“我希望我能在阳光下奔跑，在这里，我看到了希望……”

“是您让我从爬着走路到站起来做人。”

“秦教授是我生命里的一缕阳光，给了我勇气和希望。”

“活了半辈子，从未想过自己的梦想能在今生实现，希望秦教授长命百岁。”

“现在这个社会，遇到一位这么温暖的医生，觉得很荣幸。”

……

在民政部国康医院矫形外科病区的“医患交流文化墙”上，贴满了洋溢着喜悦与感激的留言。写下这些感言的患者来自不同年龄、不同地区，甚至不同种族，但他们都爱戴着一位医生——国康医院名誉院长、矫形外科主任秦泗河。秦泗河把大半辈子的光阴全都奉献给了肢体畸形、残障的矫治，他通过医者的灵性与哲学的感悟，妙用组织牵拉再生技术（Ilizarov 技术），提出“骨科自然重建”理念，创造了矫形外科的巅峰，为患者完成畸形肢体的神奇蜕变，从而给予他们全新的人生。

“医生只有从整体上去理解生命、健康与医学，懂得综合考虑病情、风险以及长期的生命质量，才能在行医过程中建立起科学与人文的平衡。”秦泗河如此对记者说。

一面“墙”记录矫形生涯

周四上午，记者走进秦泗河的诊室，赫然入目的是一个蓝色背景的简易摄影棚，宣示了这里的与众不同。几位年轻医师分工协作，为就诊患者前后忙碌着。而瘦削的秦泗河正在给一位患者讲解病情，身后安放着几个装满档案的大文件柜，整齐地排列着，覆盖了一面墙。

这里特殊的不只是室内的摆设，还有就诊的患者。他们的肢体失去了正常的形态，走路摇摇摆摆，或借助拐杖，或坐着轮椅，甚至蹲移、爬行。脊髓灰质炎（小儿麻痹）后遗症、脑源性瘫痪、先天性马蹄内翻足等疾病造成的肢体畸形或残缺，无疑给他们的生活带来了意想不到的困难和痛苦。看到这种场景，记者内心有些沉重。然而，出乎意料的是，他们来到这里并没有想象中的低沉或哭诉，从患者到家属，大都面带笑容。“他们这样生活多年已经习惯了，以前四处就医也治不好，但没想到在秦院长这儿找到了希望，所以我们的患者都很开心。”一位年轻医师告诉记者。

28 岁的患者小张，由于脊柱裂（神经管发育畸形）后遗下肢畸形，上身肥胖，双脚却短小且粗细不一，左足马蹄内翻高弓，走起路来一瘸一拐。他 10 多岁时在别的医院接受过矫形手术，但效果不大，昨天来这里住了院。“我们是听别人介绍后慕名而来的，有的医院说要截肢，我们不想，秦主任说不用截肢也能治，我们就放心了。”小张的妈妈高兴地跟记者说。对许多患者而言，截肢就意味着永远的缺失，这种治疗方式太过残酷，他们难以接受。

“他这是神经管发育不全引起的下肢畸形，有可能是母亲怀孕时缺乏叶酸导致的。你看，这里有撮毛发，是因为毛细胞未发育到人的阶段。”秦泗河一边给小张查体一边分析。期间记者看到小张的腰中间凹下去了一块，边上长着一撮黑色毛发。“你不能再胖了，我的生活条件比你好都没这么胖。”秦泗河像严父般嘱咐小张，“他就是太懒了。”一旁的妈妈禁不住帮口，小张笑着点点头，诊室内气氛乐融融的。秦泗河查完体后，在小张的左右腿分别写上病名代号与姓名，让他到摄影棚留影存档。看到助手医师像专业摄影师般拍照、摄像，记者终于明白了摄影棚的意义。

“这个通过手术牵伸能纠正 80%～90%，效果是显而易见的，一般用 3～4 周时间慢慢恢复。”秦泗河对家属说。一番术前分析和手术策划之后，小张与妈妈满意地回到了病房。

接着走进一位年轻的女孩，左腿重度弯曲，只能手扶右腿半蹲着走路。记者在他们的交谈中得知，她是一位小儿麻痹患者，5 岁时感染了脊髓灰质炎病毒，发烧后遗留了下肢畸形。“中国在 1995 年向世界卫生组织宣布消灭了脊灰野病毒，但这些年因为服用活疫苗，导致疫苗相关性脊髓灰质炎肢体瘫痪者有所增多。”秦泗河沉重地向记者解释。

“手术的目标是把弯的腿伸直，尽量使两腿能平行走路，做手术前我们会根据你的情况做个计划。”秦泗河详细地问诊、看片与查体后，给出结论。“不用截肢吧？”女孩小心翼翼地问。“肯定会保存肢体，你还没结婚，更要注意恢复度。”秦泗河的话让女孩与家属都看到了希望。

出诊中的秦泗河貌似不苟言笑，却把患者的需求装进了心里，用患者的话说就是“透过你冷静的外表看到你热诚的内心”。有时他会严厉地责怪患者“怎么不早点来看，早治两条腿都可以走路了”，有时又会耐心地劝慰患者“放心吧，肯定可以治得比现在好”。他身后摆放的那些文件柜里，其实是他从开始做矫形外科手术起就保存的每个患者的病例资料。“秦院长刚到我们医院时，首先就要求找个地方放置这些资料。”院内办公室主任孟令娆笑着告诉记者。记者在翻阅病例时，惊讶地发现年份甚至可以追溯到 20 世纪 70 年代，里面所留下的影像有四肢爬行的小孩、双手拄拐杖的少年等，在他的手术下都得到了良好的纠正。

当记者了解到秦泗河每天凌晨三点就开始工作，节假日也总是把患者放在首位时，不禁问他："您这样累不累？""习惯了。"他还是那样，波澜不惊的表情。

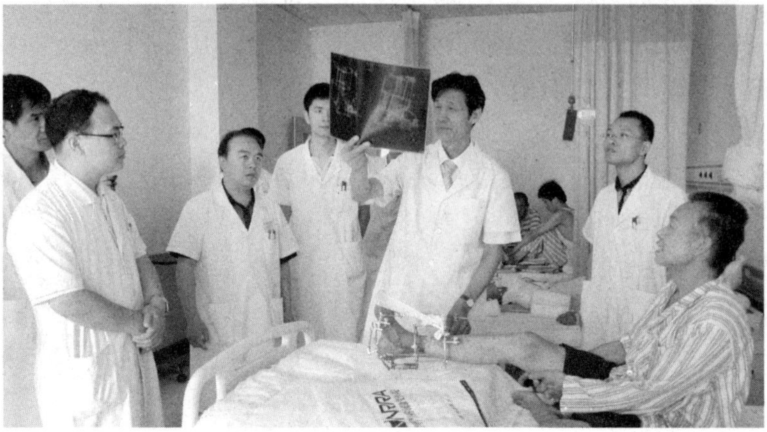

改变数万名患者的人生

数十年前，我国医学对于下肢畸形残缺的患者，传统的办法是截掉下肢，安装假肢，但患者往往很抗拒。对此，青年的秦泗河苦苦思索新的办法，在国外引入 Ilizarov 技术后，他从脊椎动物演化成人的过程受到启发，将"下肢重建外科"与人类的起源、进化，个体的发育、成熟、衰老规律与"万有引力定律"整合思考，融入"道法自然、顺势而为、医患同位"的哲学观，提出了骨关节修复重建的一种全新模式——肢体自然重建，也即是秦泗河医术风格的矫形外科学派，引起了学界的广泛共鸣。

记者在秦泗河出完门诊后，跟随他到手术室，目睹了他为一名小儿麻痹患者做矫形手术的过程。在助手的配合下，他飞快地截骨，缝线，安装外固定器，十多种手术器具交替使用，手术全程只有短短十几分钟时间，快、精、准的程度让记者大为吃惊，难怪我国残联名誉主席邓朴方夸赞他"刀上长眼睛"。"我的手术从来没发生过感染，因为做得快，来不及感染。其实手术就是科学与艺术的结合。"秦泗河微笑着说。

从医 38 年，秦泗河主持肢体畸形、残疾矫治手术 3 万余例，创造了学术上的许多个第一，改变了数万名患者的人生。

因为脊椎裂后遗双足马蹄内翻畸形的小王，用脚背走了 20 多年路，每次只能走极短的时间，但并不希望用截肢来治疗。当他坐在轮椅上，第一次看到秦泗河时，却被“劈头痛骂”：“怎么现在才来，早干嘛去了！”他呆呆地听完后，紧张地问：“能治吗？”“能，就是麻烦点。”小王听了心里的石头总算落了地，原本绝望的心情又燃起了希望：“这可能是人生当中最愉快的一次挨骂经历。”

小王住院后，秦泗河给他先安排了左脚的手术，手术中穿上钢针，安装外固定器。在接下来的日子里每天都慢慢地调整外固定器，小王的脚也逐渐直了、正了、平了。三个月后，当拆除外固定器时，奇迹发生了，小王的左脚恢复了正常的形态。“从手术到拆架子，中间发生的事情都是让人高兴的，每天都是新的样子，那些日子现在闭上眼都历历在目。”小王回忆起来，眼中放出喜悦的光芒。完成左脚的矫正后，小王仿佛看到世界为他敞开了一扇门，随后又接受了右脚的治疗，前后将近一年，终于可以用脚掌着地，正常走路，原本瘦短的脚在锻炼中也健壮起来。“站在地上的感觉很神奇，从此开始了新的生活。”小王兴奋之余，对秦泗河也充满了感激与崇敬之情，于是选择了留在医院，用自己的电脑与写作特长义务为秦泗河工作，现在在秦泗河的争取之下，他已经正式入职康复医院。

16 岁的小女孩晴晴与小王是同样的畸形，但双脚长短不一，以前穿鞋子都是后调着穿，自己觉得特别难看。在秦泗河的治疗下，弯曲的脚慢慢地扭转了过来。“现在可以穿漂亮一点的鞋子了，秦大夫当时说你放心，来到我这就有希望，真的特别感谢秦大夫，让孩子能拥有健康的未来。”她的妈妈说着说着，转过身悄悄抹去了泪。“以前妈妈买的鞋子我都不喜欢，现在可以自己买靴子了。”晴晴羞涩的脸上透着欣喜。

数不清的成功病例在秦泗河手里诞生，他用自己创立的技术与对患者的责任心完成了曲直之间的神奇扭转，给无数家庭带来了新的希望。

“手术当中要把畸形的骨头截开，根据需要，截一个不同的角度与弧度，之后再安装器械牵拉，这样在牵拉过程当中，骨头会按照我们设定的方向去生长，最后达到我们矫形外科的要求。这些矫正的技术是根据患者肢体的形态进行量身定做的，通过调整器械，让他恢复到正常的形态。”秦泗河向记者介绍。患者在后期的治疗过程中，可以在医生的指导下，自己动手调节外固定器。它的机理是在牵拉的过程中，产生一种模仿自然的力——秦泗河把它叫机械力，这种力会转化为生物力，使组织细胞发生分裂，组织得以再生，由此矫正畸形，修复残缺。

“这个手术蕴含着人体组织再生理论，以及辅助器具的巧妙运用。之所以看起来简单，手术创伤比传统手术小得多，完全是模仿了自然的原理，特别是秉承了达尔文进化论。”秦泗河说，这种手术并不需要昂贵的器材，遗憾的是近年来我国在该领域却出现了“医生荒”，使许多患者不能够得到及时有效的治疗。然而，秦泗河选择了坚守，他认为“总得有人去做这些事情”，他也教导学生要做一个“有良心、有同情心、有责任感”的医生。因为技术只是工具，良知才是医生的生命。

践行“快乐骨科”精神

临近中午，做完手术的秦泗河来不及歇息，匆匆走到示教室开始了病例研讨会，为学生与外地进修医师讲解诊断方法、手术方案、器械构型等。中午一点，记者又跟随这位不知疲倦的老人奔向病房。他就像风中的帆船，总在疾速前行。

矫形骨科病房收治的患者大都面临着来自家庭、经济、社会等多方面的压力，长期的社会歧视与坎坷的求医经历多少影响着他们的心理。秦泗河为此苦苦思索医护人员如何走进他们的内心，使医生与护士这两个词不再冰冷。2011年初，他提出了“人文病房，快乐骨科”的理念，使医患关系回归医患同位、相互理解的医学本源。他把“携手共建医患和谐”的“快乐骨科”真正含义应用到实际工作中，并指导护理组实施“护患交友护理模式”，获得了满意结果。

病房中的患者见到秦泗河进来都热情地打起招呼，“爷爷好”、“秦教授”地叫着。这时的秦泗河，神情柔和了起来，与患者亲切地聊天、问候病况。“秦教授就是活菩萨，以前我去别的地方，医生都说无能为力，当时真是眼泪簌簌下，来这儿听说能治真是太开心了。”一位面色红润的中年女患者高兴地对记者说。她萎缩、畸形的双脚3个月后就能站起来了。

秦泗河来到一位6岁的小女孩面前，慈爱地摸了摸她的头，笑着问记者：“看小家伙的眼睛亮不亮？她生活在高原，看得远。”记者看向小女孩，她的大眼睛清澈明亮，虽然在接受治疗，但在病房里似乎没有什么不安的感觉。“她是特殊的腿畸形，在西方国家就要截肢了，来这儿会根据她生长发育过程中的变化来治疗，做2~3次矫形手术就能逐渐纠正。”秦泗河告诉记者。

记者在病房里转了一圈，许多患者在手术后已见到疗效，其中一位兴奋地说：“那天秦大夫让我下床走走，我真不敢相信，我真的可以走路了。”更为神奇的是一位缺失了半截脚掌的患者，近日脚掌居然又长了一点，印证了组织再生的原理。还有位母亲在20多岁的孩子重新站起来后，乐得跑去把白发染成了黑发。因为这里的科室文化，病房也总是流淌着希望与快乐。为促进医患交流，秦泗河做了一块“医患交流文化墙”，上面贴满了不同地区、不同国家的患者们的祝福、感谢和鼓励。

“我们这不只是病房，扭转的心态也纠正好了，没有医患纠纷的问题。”秦泗河骄傲地说。

在病房区的一面墙上，挂着矫形外科的28字工作方针：医患同位，时空一体，有无相生，难易相成，因势利导，再生修复，自然重建。这是秦泗河在多年的学习与临床实践中，用中国文化做出的哲理总结，也体现了他对医学的哲学领悟。“外科医生到了一定程度必须是哲学家。”秦泗河说。他对医学与人文、科学与哲学、文学艺术与临床医学的关系，进行了深刻的学习与探索，力求使每个患者的手术与医疗过程做到效果最大、损伤最小、花费最少。在秦泗河的灵魂深处，有两个信念，如同飞机的双翼，撑起了他整个医学生涯：一个是技术创新与探索，另一个是关爱生命的仁心。

下午三点，矫形外科的病房大厅热闹起来，挤满了患者与医护人员。为了丰富患者的住院生活，践行“快乐骨科”的精神，秦泗河每个月都会在这里举行一次医患联欢会，选拔患者做组长，由医生做主持，医患共同表演节目。这个活动深受患者欢迎，他们在交流活动中也交上了好朋友，有的甚至结成了美好姻缘。活动开始后，多才多艺的秦泗河首先表演了独唱、吹笛、弹奏电子琴等节目，带动了气氛，使得众人跃跃欲试。护士还给看节目的患者们派发零食，快乐与感动在室内四处流淌，这也是记者第一次看到如此快乐的住院生活。

许多患者在表演节目前都借机表达了对秦泗河的感激，一位年轻小伙说到动情处甚至哽咽起来，其中一位美丽的女患者尤其让记者印象深刻，“我从来不敢出入高大上的地方，因为觉得自卑，我的情敌甚至嘲笑我是残疾人，是秦主任不断给我耐心指导、做手术纠正，遇到秦主任让我成为更好的自己。今天我给大家唱一首《给未来的自己》，希望咱们的未来从现在开始。”

“阳光覆满这一刻宁静的我，隔绝了喧嚣和冷漠……”美妙的歌声在大厅中回荡，联欢在继续。热闹过后，在这里留下的不会是落寞，因为秦泗河给了他们向前走的信心，用刚直的身躯一直走到光明的未来。

（跟诊记者：庞书丽）

27. 张强医生集团

医生集团“先行者”——张强

专家简介

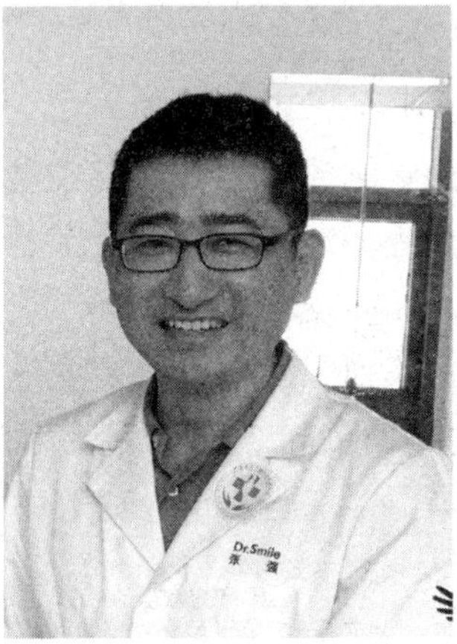

张强（Smile 医生），中国首家医生集团（Dr. Smile Medical Group）创始人，中国血管外科医生集团创始人，主任医师，教授，硕士生导师。我国血管外科领域的知名专家，中国医生自由执业的代表性人物，中国医生集团联盟首任主席，五四青年奖章获得者，《健康中国》年度风尚人物。国内顶尖外科医生俱乐部（Surgeon Club）联合发起人。中国首批医疗健康管理 EMBA 学位项目、中荷国际工商管理学院客座教授。

专长：周围血管疾病的微创治疗。

说到张强，不管是医疗圈还是创业圈，几乎无人不晓。张强的身份太多：多个专业技能的创新与发明者、多家医院血管外科组建者、医生自由执业先行者、中国大陆首家专科医生集团创始人……如今“张医生”的名号享誉圈内外，但不论多么高大上的头衔加之于身，张强始终初心不改，坚持做一名纯粹的医生。

作为国内享有盛誉的血管外科专家，张强擅长周围血管疾病的微创治疗，为成千上万的血管疾病患者解除了痛苦，由他设计的医疗器械曾获两项国家专利、多项血管微创技术填补亚洲和国内血管外科的空白。记者在唐山滦南县一次公益义诊中跟随张强出门诊，走近这位大众“男神”，见证了他将优质医疗资源惠及老百姓的大爱之举，更为他一心为医的坚守所折服。

倾囊相授，把优质医疗留在基层

人类直立而行，大脑越来越发达了，但为此却引起静脉压力增高，日积月累会造成静脉曲张问题。尤其是 60 岁以上的老人，10 人中有 2 人就有静脉曲张。张强是这方面的专家，义诊当天，大多数患者都带着这样的困扰而来，他当时所在医院的血管外科当天门诊量增加了一倍。

"您好！我是张医生，有什么能帮到您的吗？"穿上自己随身带着的、印有自己名字的白大褂，张强式微笑诊疗服务开始了。

"张医生，我一直在关注您的微信公号，看到您说要来我家乡义诊，我太激动了，赶紧带我妈妈来找您瞧瞧！"开始坐诊就遇到了女粉丝，张强显然已经驾轻就熟了，不急不缓温和以对。三言两语就把粉丝拉回看病的正题。

今天来看病的是这位女士 67 岁的母亲，静脉曲张多年，张强蹲下身去查看患者的腿部，记者见其整个左下肢的静脉向外凸起形成花斑，好似蚯蚓附身一般，有些可怖。患者反映腿疼，每晚只能抬高腿睡觉。

"您这是典型的静脉曲张，是静脉瓣膜功能不全造成的。"张强说。为让患者更好地理解病情，张强还拿 A4 纸画出下肢血管解剖图予以形象解释，"静脉瓣膜就像一个单向阀门，静脉血往上流的时候门打开，血重的时候就关上，不让静脉血往回流。但人长期站立的压力增加后，静脉会扩张，扩张后门就相对小了，所以这个门当中会有缝隙，那么人站起来静脉血就会倒流，久而久之就会造成静脉扭曲。"

下肢静脉曲张也称"老烂腿"，在早期不痛不痒，部分人对其重视程度不够，往往在疾病发病时无法第一时间得到治疗。随着病程的进展，后期会出现小腿皮肤变黑，甚至溃烂。有少数情况下还会危及生命，比如破裂出血，夜间出血尤其危险；或是血栓形成，若蔓延到深静脉，则可能导致肺栓塞。

张强表示，最好的治疗办法就是把坏的静脉去掉，他建议采用射频疗法。当时跟着张强一起出门诊的当地医院血管外科的科主任，不了解这一术式，张强就一边给患者说明，一边给医生"上课"。从传统剥离手术、硬化剂注射等的优缺点，到国际前沿理念、疗法，张强毫无保留地娓娓道来。

"传统手术创伤较大，不小心还会伤到神经，患者术后易出现乌青、疼痛，导致走路跛脚；打泡沫硬化剂会很痛，打不好会引起周围皮肤组织坏死。而我们所采用的射频疗法，简单、创伤小，借助我自己发明的一个特定工具，只需要开一个很小的口子，像挑面条一样就把坏死静脉挑出来了。"面对当地医生的"勤学好问、穷追猛打"，张强开启了"有问必答、一教一带"模式，而且还把各种小发明都贡献出来了。

“已经形成血栓了呢，你们团队的手术怎么做?”张强深厚的专业技能和前沿理念，已经完全征服了当地医生。张强继续把压箱底的创新发明都拿出来，“我们可以做‘经大隐静脉行下腔静脉滤器植入术’，避免了股静脉穿刺所带来的血肿、血栓等并发症，而且不会遗漏病变，术后复发率低。”张强依然是一边画解剖图，一边详解术式，丝毫不见敷衍。

据悉，该术式为深静脉取栓免损伤术式，做完后患者立马就能下地走路，无需住院。且做法非常简单，十分钟就能完成，只要医生有外科基础加上介入知识的训练，很快都能掌握，张强甚至希望通过推广，以后乡镇卫生院都能开展这一术式，让更多老百姓受益。

由于当天患者众多，门诊教学把患者晾着肯定不行，张强不得不打断这个热情好学、兴致高昂的“学生”，这也怪不得那个科主任了，毕竟这位“大神”的手把手指导可遇不可求。最后还是张强答应把中午休息时间腾出来，专门给他们科室讲课才让他欢喜罢手。

果然，上午看诊结束后，张强就去了血管外科授课，把张强医生集团优质的技术和理念展示给大家，一间小小的会议室挤满了人，都纷纷拿着手机录课件视频。看着张强随意勾勒的解剖图那么精细，年轻医生感慨：大咖连基本功都这般用心，吾辈怎能不上进。现场学习氛围异常高涨。

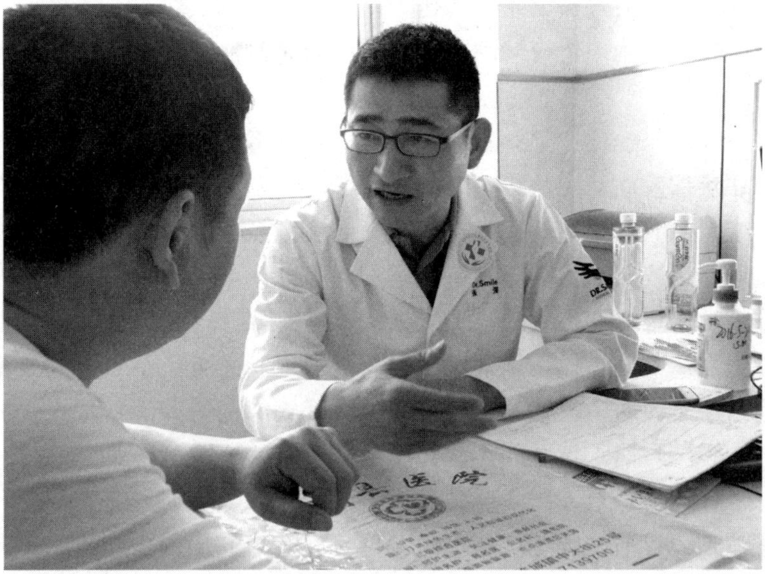

亲自示范，临床医生应参与超声检查

听张强讲了如此简单的静脉曲张术式，是不是觉得治疗静脉曲张就很简单？其实不然，手术方式可以不断创新和简化，但治病不仅是技术问题，还有医生的理念问题。临床上，静脉曲张患者术后复发的情况不少见，甚者复发率高达20%~30%，张强表示："很多时候就是医生'没想到'引起的"。

张强介绍，部分临床医生把静脉曲张归结为就是大隐静脉曲张，以致遗漏病变。尽管大多数的下肢静脉曲张是和大隐静脉病变有关，但是仍然有超过10%的静脉曲张和其他病变相关，是小隐静脉或者交通支病变引起。其中最典型的是大量的术后复发病例中，几乎90%的病人是因为遗漏了交通支、小隐静脉病变。

当天就遇到一个静脉曲张术后"二进宫"的患者。李先生前不久刚做的手术，术后疼痛至今都不能下地活动，手术伤口也在出血，用厚厚的纱布裹着。此次来本是想找医生想办法止疼的，但张强的诊断结果却让李先生既震惊又感幸运。原来，李先生的静脉曲张本是小隐静脉病变所致，但之前的手术去除的却是大隐静脉，也就是说手术把好的静脉做掉了，坏死的静脉依然还在。

"小隐静脉因为位置深，病变不易发现，加上常规手术体位难以够及，如果不做术前的超声定位检查，很容易被忽视。"张强表示。凭借丰富的临床经验，张强在门诊一眼就看出了李先生的症结所在，然后用笔在患者小腿画线标记出病变范围，以明确超声检查的重点和准确性。他还传递一个理念：临床医生应亲自参与超声检查。

原因在于，一是，超声结果是静态的，而超声的过程却是动态的，临床医生亲自参与超声检查更能准备地把握病变情况；二是，超声医师没有参与前期门诊检查，不了解病变范围，不知道临床医生想要的，是以漏诊病变的概率较高。

另外，做超声非常有技巧。"静脉曲张做超声检查时，患者必须采用站立位；早期深静脉血栓超声听不到回声，可采用超声探头压迫来判断，静脉被压变形就表示没有血栓形成，但压迫的力度要有讲究。对于动脉血管而言，则不能只看斑块，还要注意横断面狭窄率，70%以上狭窄率才是手术指征。"张强一一指出。

不仅是讲知识理念，张强应当地医生的热烈邀请，还亲自到超声室给他们手把手指导，包括在超声检查过程中教患者怎么用气、屏气以提升检查的准确度等，超声医师屏气凝神地听着，牢记张强反复强调的"静脉曲张应把大隐静脉、小隐静脉、交通支都关注到”的叮嘱。

张强的一次超声检查下来，当地超声医生感叹不仅比他们平时少花了一半时间，检查范围还更宽，敢情以前都有点“费力不讨好”。张强说超声检查不应省略，他的团队都要求术前、术中、术后3次超声检查，是以静脉曲张的复发率非常低。

李先生是当天张强亲自示范超声检查的幸运患者，事后坚持要找张强做手术，但由于当地医院的条件限制，李先生约好到北京张强医生集团签约医院找他手术，他说：“就算贵点，我也宁愿找张医生，保险！”

医路“折腾”，为做“未来普通医疗”

张强在专业上的造诣是有口皆碑的，在国内率先开展多项新技术，一手组建了多家医院的血管外科，应该说他，“种了不少树让后来者乘凉”。“勇于第一个吃螃蟹”，张强的大胆不仅表现在技术创新上，创业举动更让人惊叹，虽然自由执业路依然争论不休，张强医生集团却在大浪中扬帆前进。

不少人疑惑：张强在体制内已经很吃得开，为啥还这么“不安分”，喜欢折腾呢？张强却看得更远，他认为自己先天就是一个不错的外科医生，但再好的外科医生，一年能做几百台手术？个人所起的作用始终是很有限的。而一定时期作为医生集团的创始人，却能够带动一大批人，这个社会身份对社会所做的贡献远超过医生的价值。

因此，即便这件事比开刀累得多，他依然喜欢并坚守这份“折腾”，努力让自己保持28岁的激情去拥抱这份社会责任。对于靠技术吃饭的医生创业做管理，这个小小的跨界张强并没有不适应之感，他说一个好医生本就是一个管理者，从管病人到当主任后要管麻醉师、护士等，不算是管理的门外汉。

当然，为帮助团队更好地成长，现在张强医生集团也引进专业管理团队。这个茁壮成长的团队也很快吸引了一批批志同道合者，目前除了血管外科医生集团，张强医生集团还成立了其他优质的品牌专科医生集团（按成立先后）：疝外科医生集团、男士整形医生集团、口腔颌面外科医生集团、肛肠外科医生集团。新鲜血液的注入，也带来更多新的思想碰撞，必将结出更丰硕的果实。

张强团队优质的诊疗服务受到了患者的一致好评。以血管外科医生集团的成绩为例，目前下肢静脉曲张已成为他们的日间手术，患者以中老年居多，平均住院停留时间2.5个小时，术后深静脉血栓形成率为零，去年的满意度达99.5%。

随着医生集团服务规模扩大、管理模式创新、更微创技术的应用以及商业保险的推进，张强表示，虽然目前他们在做的是国际化、优质医疗，被外界定义为“高端”，但实际上，未来的普通医疗就应该是这个样子，所以严格来说，张强医生集团是在做“未来普通医疗”，而且他预计很可能10年后就会成为大多数人都能享受的普通医疗。

除了用技术和服务造福患者，张强医生集团也积极承担社会责任。张强每年都将门诊收入的一部分捐给儿童基金会，去年就捐了8万元，这些善款已经负担了好几个孩子的手术费用，让他们得以重获新生，也让深陷绝望的家庭走出了阴霾。

一天的义诊结束，张强跟当地医生约好下次去唐山做公益手术，帮助一些家庭困难的患者，并答应给他们开展一些新技术，最后张强小心翼翼地收起自己的白大褂，准备赶往忙碌的下一站。刚走出诊室门口，又遭遇了粉丝的围堵，他没想到这边居然有这么多“强粉”。其中一位30多岁的男士，是张强的同乡，在滦南县做生意，得知张强来此义诊，专程带了家里老母亲亲手包的粽子带给张强。

张强带走了“暖心粽”，却把张强医生集团先进的理念留在了基层。这也是此次张强下基层义诊的目的，要以更好的医疗服务，造福更多的老百姓。“DR smile”，诚以品牌为信，是为病家谋福祉。

（跟诊记者：罗德芳）

28. 山西省大同市第三人民医院

“话”疗驱散肿瘤阴霾——刘海林

专家简介

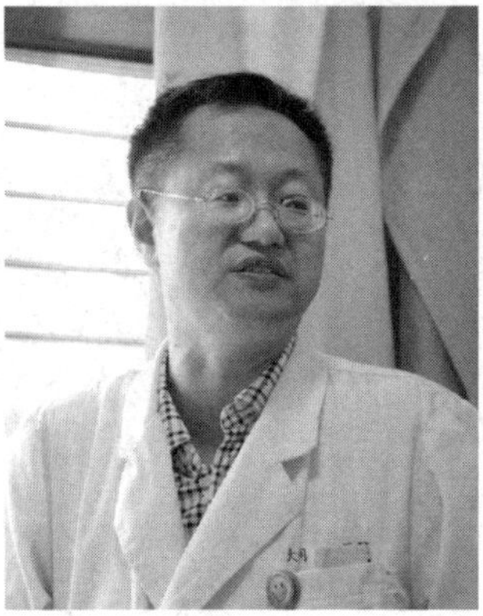

刘海林，山西省大同市第三人民医院肿瘤内科主任，主任医师，教授。中国抗癌协会临床肿瘤协会临床肿瘤协作中心会员。2007年被大同市总工会评为大同市职业道德“十佳标兵”；2015年被中共大同市直机关工委评为社会主义道德建设敬业奉献模范。

专长：恶性淋巴瘤、乳腺癌、肺癌、食管癌、胃癌、大肠癌、睾丸肿瘤、前列腺癌、卵巢癌、绒毛膜癌、子宫颈癌、子宫内膜癌、膀胱癌的化疗、内分泌治疗、生物治疗、靶向治疗；恶性心包积液、胸腔积液、腹腔积液的诊治；大剂量顺铂疗法；“三阶梯”止痛治疗；“三阶梯”止吐。

出诊时间：以医院实际出诊为准。

一间简朴整洁的办公室，在炎热的午后，不时有患者来访。春去秋来，山西大同市第三人民医院肿瘤内科主任刘海林就经常在这间小屋里，义务为无数患者解决问题。肿瘤患者是一个特殊的群体，刘海林不止是在疾病上，更在精神上给予人文关怀，抚平他们内心的焦虑与恐慌。

从学医的第一天起，刘海林就把解除患者痛苦作为自己人生最大的追求。28年前，他踏上大同三院这片土地，就再没离开过，为当地人民努力实践着这一理想和追求，把患者的利益看得高于一切。

手机里有个“患者之家”

大同三院肿瘤内科的病房位于院内安静的一隅，由于年代较久远，已经有些残旧，但只要刘海林在里面办公，就会吸引许多患者习惯性来访。每天上午是刘海林接诊新患者的时间，下午就为老病友敞开了。他们来这里或是咨询病情，或是聊聊心结，反正“就是想来找刘主任”。

下午三点半，进来两位约摸70岁的老大爷。见到其中一位，刘海林笑着向记者介绍：“他是我2年前化疗的病人，今天带了老朋友过来，让我帮帮忙。”“我在刘主任这看过病，很信任他的为人。”一位老大爷开口说，他的朋友走路不太稳妥，希望找一位值得信赖的大夫诊治，他在这住过院，“爱屋及乌”，觉得刘海林介绍的医生肯定也德技兼备。

“你在医院吗？我有个老病号的朋友，走路定不了方向，做了核磁，麻烦你给看一眼。”刘海林了解情况后，给神经内科的同事打电话，得到明确答复后，向两位老大爷指明地点与方向，乐得对方笑呵呵地直道谢。

他们离开后，记者正想插空采访几句，又有一位癌痛的老人在家属的陪伴下前来，简单几句问候后，刘海林从柜子里拿出了一个镇痛泵，对家属说：“之前说过了，你们赶上了好时机，麻醉中心给了我一个新出的镇痛泵，可以给你们免费使用，用这个打吗啡止痛比较有效。”接着解释了镇痛泵的使用方法，但老人对此比较抗拒，想通过吃药或打针解决痛苦。“他是食道疼，吃药吸收多少掌握不了，而且像这种慢性疼痛是不允许打针的。”刘海林耐心地向家属讲解止痛的方法，直到他们满意了才结束对话。

“刘主任，这些病人好像没有挂号呢？”记者旁听了大半天后，忍不住问。“下午来这儿的病人都是不挂号的，大家父老乡亲，又是老病人，来咨询点事情让人挂号不合适。”刘海林回答说，他的很多患者都是终身的，来这化疗相处过后都十分信赖他，还口口相传带来了一些新患者。

“刘主任的手机里有个患者之家，存了1000多个病人与家属的电话。”院里宣传科科长段少春向记者介绍，刘海林听了有点难为情地接话：“因为有3年甚至7、8年的老病友，他们有好多事情要过来，我干的都是平平常常的工作，没什么惊天动地的。”

刘海林的这种“平凡”来源于医生高度的责任感和事业心，他懂得肿瘤患者身患重症、急切就医的心理状态，时刻想患者所想，急患者所急。在医院平凡的日常工作中，做好每项与患者的生命和健康息息相关的工作。

有的治疗药物偶可导致患者休克，有鉴于此，每当用到这类药物时他都要在心电监护下守在患者床旁观察。无论是休息时间还是吃饭时间，四季如此，风雨无阻。有一年的大年三十，一位75岁高龄的老人身患肿瘤急症，为了挽救垂危的生命，七天长假他都是在医院度过的，直到对方病情稳定，才感觉是尽了做医生的天职。

新患者要上心理疏导课

肿瘤患者面临着生死选择，常常刚诊断就万念俱灰，尤其是长期以来人们谈化疗“色变”，悲观情绪在做化疗之前更为突出。对此，刘海林给自己定了一个要求：先给每位新患者上一节不少于40分钟的心理疏导课，再根据实际情况收进病房治疗。

“对于肿瘤内科来说，治疗相对是比较轻松的事，方案都是国际固定的，最重要的是调整他们的心态，尽量让他们看事情阳光一些。”刘海林说，患者的情绪稳定了，医患之间也建立了信任与沟通，这样有助于患者的整体治疗。

“主任天天都是这样，形成惯例了，我在旁边听着也很受益，最长的一次他跟一位病人开导了大半天。”科里的年轻医师小杜告诉记者。

谈话间，一位气色良好、穿着鲜艳的大姐笑着走了进来，大家喊她“马姐”。马姐半年前被查出乳腺癌，做完手术后经人介绍找到刘海林做化疗，“我这刚半年，恢复得这么好，很感恩了。”甭看马姐现在豁达开朗的样子，当初也是拧紧了神经，甚至焦虑到了有点神经质的地步。因为在患病之前，她身体状况一直很好，大半生没跟医院打过交道，对医院环境非常排斥与恐惧。

“来了这里之后，刘主任主动找我谈话，帮我打开心结，我记得我们第一次谈话谈了2个小时，哪有这么随和的大夫，就是那一次，我的压力放开了很多，试着轻松去面对治疗。”马姐对记者说，化疗期间她的情绪也有过反复，但每次都会被刘海林及时化解，包括治疗过程中身体的不良反应，“刘主任太有趣了，让我轻轻松松度过化疗，通过这次我也对医院与医生有了全新的认识，他们对所有的病人都很体贴关心，这也是刘主任管理出来的，像他这样的医生太少了。我的朋友曾叫我到北京化疗，我坚持要留在这，北京医院那么多病人，医生能跟我说上几句话？以前老不想住院，现在我是没事也想来，就是赖上刘主任了。”马姐说完自己先乐起来，本来她是抱着随时放弃的念头，是刘海林给了她生存的希望，现在她不仅走出来了，还主动去鼓励病友。

“刘主任，我觉得您应该改行做讲师，您说的那些话让人太舒服了，有时比药还管用。”马姐走到门口，又回头说了一句才安心离开。

记者采访期间，有几位患者都想找刘海林谈心，甚至有的说“有福报的人才会找到刘主任看病”。一句肺腑之言，融洽的医患之情，诠释了刘海林20多年的坚持。

还有位31岁的女士，年纪轻轻却患上了乳腺癌，她感觉自己似乎过不去人生这个坎了。也是刘海林，挡在黑暗的前方，用一次次的深谈将她拉往阳光地带，“我给你十年时间，你要是能改半点，后半生都会很快乐。”甚至帮她协调过夫妻关系。她以前对跑长途车养家的丈夫有诸多不满，经常挑刺、吵架，是刘海林的话让她惊醒过来，现在两口子过得挺美满。

刘海林介绍，开导患者要顺着他的思维走，知道对方的想法与心结，找到切入点，才能用他接受的方法和理念一点点转变。譬如一位农村大妈，文化水平比较低，患了淋巴癌来化疗，他会劝慰她：“你得了这个病，你丈夫还对你不离不弃，就已经很幸福了。”而遇到一位退休党员，又会从党的角度打开话题。

刘海林把这种心理疏导称之为“话疗”，并叮嘱科里的年轻医师将其践行下去，让更多的患者受益，“负面情绪对身体的危害性非常大，国外做过实验，人在密封环境里生气，一天呼出的气体，压缩后能毒死一个小白鼠，应该重视。”而在这接受过“话疗”的患者，有的出院后活得比以前更快乐。

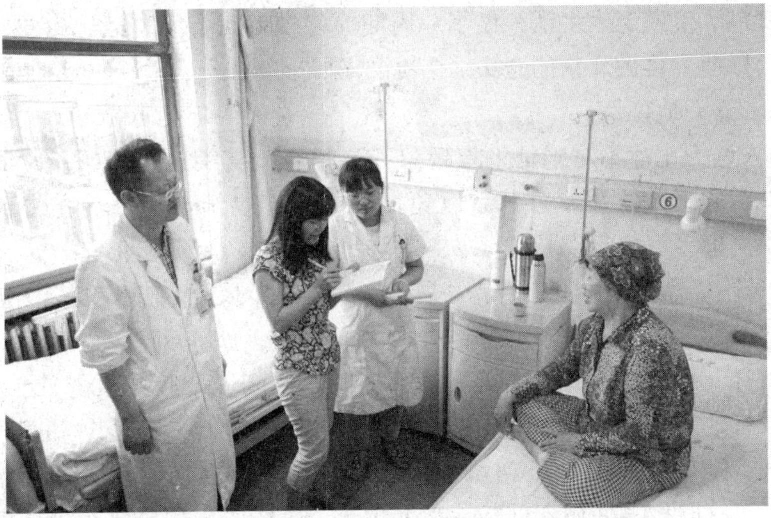

记者在与刘海林的谈话中，也感受到了他的渊博知识与平和心态，运用专业知识驾轻就熟，多年的修身养性又使他有不一样的人生感悟，甚至深含禅意。

制订“止吐三阶梯疗法”

为了不断提高业务能力，刘海林始终坚持学习行业的最新理念，积极稳妥地解决医疗中的实际问题，形成了一套符合临床实际情况的诊疗流程，在大同市率先开展了“乳腺癌的密集化疗”的新技术。此外，癌症患者做化疗时往往消化道反应剧烈，有的患者形容为“生不如死”，为解决这种痛苦，他还制订了一套“止吐三阶梯疗法”。

一位60多岁的乳腺癌患者，行了切除术后来这做化疗，起初听人说化疗期间会产生强烈的不适反应，因而十分担心，刘海林安慰她：“你有什么不舒服就告诉我，我开药给你调一下。”患者做完第一次疗程后，并没出现预想中的症状，只是回家后肚子有点胀，也就没放在心上。刘海林听说后，却有点着急：“你快过来吧，可能是化疗反应。”自那开始到做完4个疗程，期间患者都十分依赖刘海林，在他的及时调理下，从未出现任何强烈反应，与预想的大相径庭。

“我真没想到，做化疗可以这样轻松愉快。刘主任的医术、贴心服务让我顺利度过了治疗，而且在病房里也没见到特别难受的。”这位患者由衷地对记者说。“每个患者的体质不一样，反应程度也有差异。”刘海林解释道。

记者在病房中还见到一位淋巴癌患者，在北京的医院已经花了五、六万元，也没跟医生说上太多话，做了一周期的化疗就回了家。经老病友介绍来这化疗后，打消了再去北京的念头。“刘主任照顾得太好了，完全是他把我救活了。”患者开心地说。

“病人认为化疗不舒服是正常现象，不吭声，其实这是误区，应该及时跟医生说，我们想办法缓解症状，以免他们的营养供给与免疫功能遭到破坏。”刘海林说，世界卫生组织提出了“三阶梯止疼”，“三阶梯止吐”是在此基础上命名的，“恶心呕吐在化疗中是一个综合性问题，止吐在其中有重要的作用。”

刘海林介绍，“三阶梯止吐”的第一阶段，刚做化疗的人多数会有反应，这时用强有效的止吐药当天就能把呕吐现象控制到最低，只有5%的患者无效。第二阶段，随着化疗时间的递增，化疗药物对肝有损伤，造成患者恶心、呕吐、厌食，这时应该使用保肝药，当下止吐了，还要服用到该疗程结束，把肝的损伤降到最低。第三阶段，要注重补充营养。化疗药打进体内，癌细胞与正常细胞都大量死亡，对消化道黏膜还有剥脱性的损伤，这时如果蛋白质营养跟不上，溃疡修复速度就会减缓，患者可能出现腹泻、胃炎甚至出血的症状，感染概率也大大增高，可怕的是感染源可能找不到。而且营养不良会影响免疫细胞的制造，免疫功能下降了，细菌长驱直入，再加上化疗药的作用，后果不堪设想。因此刘海林会经常了解患者的营养吸收情况，跟上了才能安心。

“这些事情看起来简单，但真出现问题绝对不是一个药、打一针就能解决的。”刘海林认真地说，患者止吐了紧接着还要调整心功能，所以他们不只是做化疗，还要照顾全身各个脏器，算得上是全科医生，其他学科的常规知识都要了解，以防出现突发情况，“治我们这科的病要仔细地做很多事情，有时病人不明白，但这样可使他们心情好、身体好，还省钱。”

送走几个患者，刘海林抓紧时间组织科室开学习研讨会，这也是每周一的惯例，外出学习的医生都会把行业最新的知识与理念带回来分享、交流，促进彼此进步。“院里领导很支持我们这样做，这个行业的更新非常快，一般三个月就会有新的知识，开会我去不了也派别人去，这样临床上遇到类似情况能知道怎么应付。”刘海林对记者说。

出诊、“话疗”、学习、治疗……刘海林的日程表似乎少有空隙，“医生哪有休息的时候，只要医院有事，都会赶去。”他平和地说，这对他而言只是一名医生的日常，疏导患者更是他乐此不疲的事情：“这对患者自身可以提高疗效，让他感觉到政府很温暖，觉得党的阳光照射进来，对缓解医患矛盾来说也很重要。时代需要这样去做。”

（跟诊记者：庞书丽）

消化内科的“知心大夫”——王雅丽

专家简介

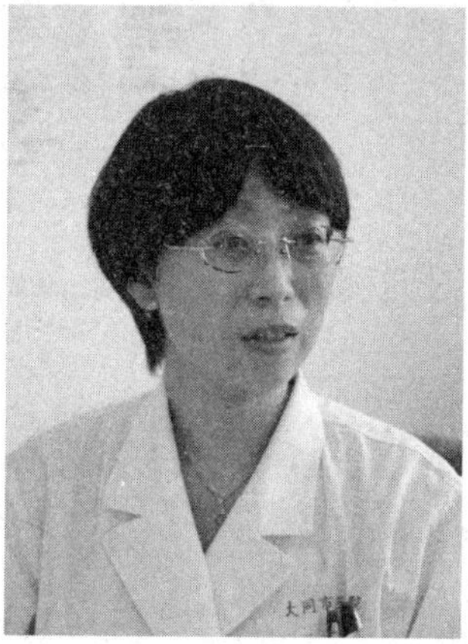

王雅丽，山西省大同市第三人民医院消化内科主任，主任医师，副教授，医学硕士，硕士研究生导师。兼任山西省医师协会消化医师分会常委，山西省消化内镜学会委员，山西省消化学会委员，山西省心身疾病学会委员。2012年光荣当选为大同市人大代表，2014年荣获山西省劳动模范、大同市十佳医生，2016年被大同市卫计委列为百千万卫生人才培养对象。

专长：胃肠镜早癌筛查、超声胃镜、食道支架植入术、内镜下经皮胃造瘘、肉毒素注射治疗贲门失弛缓症及氩气刀、EMR治疗术、钛夹在内镜治疗中的应用等前沿技术。

出诊时间：周一、周三、周四全天。

周一上午，山西省大同市第三人民医院消化内科的诊室门口熙熙攘攘，记者在这儿仿佛看到了北京市各大三甲医院的就诊场景。这些候诊的患者大多来自大同市区、县区及周边内蒙古地区，为了尽量解答他们的疑问、方便他们早点看完病当日返回家中，科主任王雅丽7点15分就来到了诊室。

“病人比较多，我预料到会看得比较久，就早来或晚走一点，因为我首先要跟病人把话说清楚了，让他们能够明白病情与治疗方案。”王雅丽对记者说。

“尽量跟每位患者多说几句”

每次出诊，王雅丽的门诊量都将近100名。面对如此巨大的工作量，瘦弱、文气的她总是尽可能地压缩自己的休息时间，认真耐心地对待每一位患者，没有交代不清楚或态度不友好的情况出现。

一位60多岁的大妈，在女儿的陪伴下来到诊室，两人都愁眉不展的样子。因为大妈最新的B超结果显示右肾囊肿、肝实性占位（考虑血管瘤）。

“B超不能确定是血管瘤，要做CT确诊，以前有过血管瘤吗?”王雅丽查看病历资料后，柔声问道，得知大妈有血管瘤病史，而且大小没有进展，做出了判断：“如果以前有血管瘤，现在不长，可以不做CT，但假如你经济条件允许，想进一步确诊的话，也可以做；右肾的囊肿0.9cm很小，每年复查一次腹部B超就行了。”

疑问消除后，考虑还有胃痛、恶心的症状，大妈提出做胃镜，希望王雅丽能亲自帮她检查。“我的胃镜要等10天，您现在这么不舒服，没必要等我的，其他的内镜医师都有15年以上经验，做胃镜的水平没问题。”“还是主任您给我做吧，不然结果出来了怎么办?”“胃镜结果出来了，一样可以找我治疗，放心去做吧，很简单的事，不用担心，好吗?”最后，大妈与女儿终于放下心来，王雅丽又叮嘱她“不要盲目用药”。

10点左右，诊室进来一位70多岁的老人，神色凄楚，两腿走路不太灵活。“您怎么了？哪里不舒服?”王雅丽关切地问。旁边的家属见状赶紧代话，急切地描述病情。“别着急，我问你啥你说啥，顺着我的思路。”王雅丽安抚道，接着详细地询问了一番，得知老人从去年开始出现心慌、胸闷、胃难受等症状，而且在查体时，按压到胃的部位她就“嗷嗷”地喊疼。

“她其实有3个问题：①胃的病我来看；②心慌要去心内科，做心电图；③老人还有憋不住尿的问题，我这可以先开膀胱的B超，拿了结果找泌尿外科看，他们专业。老人胃有压疼，应该查胃镜，但要先做心电图，她年纪大了，看能否承受得了做胃镜，不然的话就做胃造影，但造影没胃镜清楚。”王雅丽认真讲解，让家属明白了治疗方向。

王雅丽对每位患者都详细地询问、查体，结合实际情况分析，使许多患者从焦虑中解脱出来。一位右腹疼2周的年轻患者，担心胃部问题严重但又畏惧做胃镜，王雅丽告诉他：“我检查了一下，是肌肉软组织在疼，不是胃，你以前没有任何胃病症状，没必要一上来就做胃镜。”另外一位也是年轻的患者，最近肚子不适、腹泻，考虑父亲有直肠癌，赶紧前来就诊，最后被王雅丽确诊为肠易激综合征，“直肠癌虽然有遗传倾向，但主要见于中年以后，肠易激综合征是功能紊乱了，你的情况暂时不需要做肠镜。”

为了错开门诊高峰，王雅丽把初诊与复诊的患者分别安排在上、下午。“这样我可以跟每个病人多说几句，他们清楚了为什么要做那些检查和治疗，配合起来会好一些。”王雅丽向记者介绍。也正是这种自我要求，只要医院和患者需要，她随时都会出现在工作岗位上。

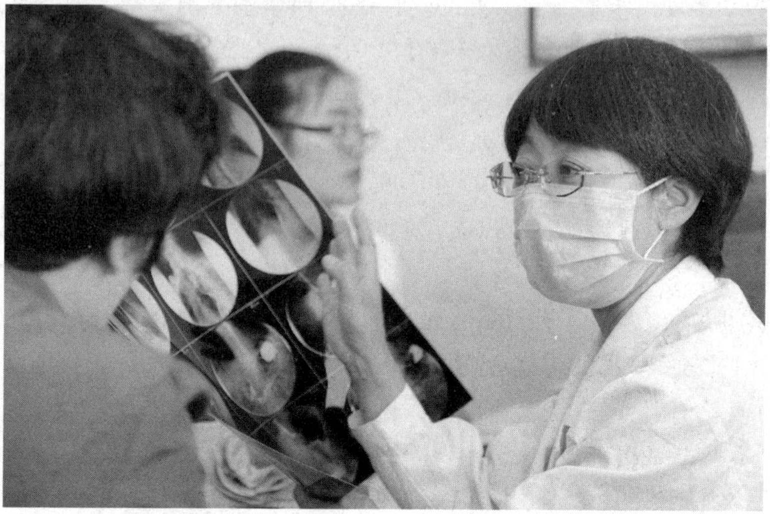

重视健康宣教，预防疾病复发

王雅丽这天的门诊中，不少是感染了幽门螺旋杆菌的患者。幽门螺旋杆菌是目前医学所知能够在人胃中生存的一种细菌，它的感染能引起慢性胃炎、胃十二指肠溃疡、胃癌等疾病。因此，面对这些患者，王雅丽总是认真督促治疗。

56岁的李大妈，之前因胃疼、口臭来这就诊，胃镜显示胃有糜烂与出血斑，这次带了C13呼气试验的结果过来。“检查结果是阳性，确定了螺旋杆菌的感染，这个菌首先会引起胃炎，长期感染还与十二指肠溃疡、胃癌、胃溃疡发病有关，所以要积极杀菌，它会通过唾液传染，回去养成分餐的习惯。建议让家人也来做吹气试验，以免交叉感染。”王雅丽向大妈分析。“他们过来需要做胃镜吗？”李大妈有点担心家人。“要是没有明显的胃疼可以先检查有无传染，不用做胃镜那么痛苦。”

李大妈听了松口气，又询问治疗方案。“本病的治疗疗程是2周，但我现在只能开一周的药，观察有没有出现不良反应，再决定第二周的治疗。”王雅丽说，然后在纸上详细写明注意事项：服药期间远离抽烟、喝酒，严禁奶制品。“我这给你写上了，一定要注意这些，吃药前要先消毒餐具，两周后就可以吃奶制品了。”

36 岁的周先生则是已经在其他医院接受过幽门螺旋杆菌杀菌治疗的患者，这次复查 C13 呼气试验的结果是弱阳性，所以情绪比较低落。“你的治疗方案是对的，但剂量有问题，剂量不够。”王雅丽了解情况后指出了根源。

“那我还要重新加量吗，菌没杀死吧？”“现在弱阳性还不能确定就是杀菌失败了，你等 1 ~ 2 个月后再来复查，没事皆大欢喜，要是数值升高了才说明失败，再换三线方案的药，那个副作用大，轻易不用。”王雅丽这番回答让周先生又燃起了希望。末了，她交代：“回去注意分餐，太凉的、辣的都别吃。等待时间吧，再预约个检查。”周先生连连点头后笑着离开了诊室。

门诊中也有不少前来报喜的幽门螺杆菌患者，“在您的治疗下，这次复查是阴性了，以前口气重，胃难受，现在舒服了。真是非常感激。”对于这些患者，王雅丽欣慰之余仍多番叮嘱：“这个病有复发的可能，还得注意分餐与卫生，胃病一半在注意，一半在保养，什么时候犯了及时来找我。”

“我觉得对于一个成功的医院或医务人员来说，不仅是要治好病，还要预防它的复发。所以健康宣教是很重要的。我向医院申请了电视，挂在外面的候诊厅墙上，里面录了慢性胃炎等病的讲座，比如现在中国胃癌、胃炎、胃溃疡的病人很多，一个重要的原因就是幽门螺杆菌的感染，我们录了讲座专门是讲这个的。让病人候诊的同时也能学到防治知识。”王雅丽说，他们还会定期在医院或大同市里举办健康教育讲座。

消化学科发展领衔大同最前沿

回望科研成果，从医多年的王雅丽在大同市甚至山西省交了一张漂亮的成绩单，也正是在她的努力推动下，使科室水平站到了全市的最前端，部分消化疾病的诊治更是占据山西省的重要地位。桃香自有寻香客，王雅丽每次出诊都有许多外地患者慕名前来，而她也总会给出满意的诊治方案。

有位带着老父亲从山西朔州赶过来的女士，见到王雅丽就期待地说：“王主任，我父亲最近 2 个月胃难受得很，经常吃饭就吐，您帮着看看吧。”王雅丽通过详细的问诊，了解病史、症状后，帮老人仔细地按压腹部，发现他的胃的确有异常。

“老人家需要做一个胃镜。”“我就担心做胃镜时，插不进管，来这也一定要做吗？”“我们每年查上万例，还没有插不进管的，不做胃镜我们无法判断病因。你父亲没有高血压、心脏病，我看他的状态应该耐受得了胃镜。不过最近老吐，精神差可以先住院补点液。”女士听了决定带父亲留下治病。

还有位来自内蒙古丰镇的张大妈，带了厚厚的病历资料前来就诊。她之前做肠镜发现了结肠息肉，病理结果是管状腺瘤2级。“结肠腺瘤虽然属于良性肿瘤，但是如果不切除的话，将来会转成结肠癌。”“把息肉切掉就没事了吧？”一旁的女儿插问。“长出的息肉要切除，但这是多发的，将来还有可能再发，定期复查是最有效的方法，不吃红肉、腌制品也能预防。”张大妈明白利害后，王雅丽为她预约了住院与手术时间。

随之家属又说起父亲的病情，咨询胃息肉是否要做手术。王雅丽解释胃息肉与肠息肉性质不一样，前者主要与炎症有关，伴随肠化生的才属癌前病变，但离癌还很远，建议可切可不切，只需定期复查，但肠的息肉是明确要切的。

“大同是三线城市，有些医疗技术不能走在全国前面。但对于一些常见病，我们应该做到诊断清楚。比如胃镜与肠镜下早期癌的识别，医生培训2年左右就能发现进展期的癌，但早期癌不行，它的诊断跟医生的学术水平有很大关系，是衡量一个内镜医生水平的重要方面。我们追求早发现，及时治疗，肿瘤剥离了，病人就痊愈了。所以从这点说明诊断的重要性。”王雅丽说。也正是如此，许多患者都愿意等待她做内镜检查。

为了掌握学科最前沿的知识，王雅丽每年都会到全国各地或国外参加学术会议，并把学到的知识传授给市里同行。力争做到即使无法开展新疗法，也要在理念上跟上步伐，这让医生在指导患者上受益匪浅。“现在有些治疗我们是做得比较成熟的，比如扁平息肉的切除、扩张治疗食管贲门良恶性狭窄、肉毒素治疗贲门失弛缓症，在原发性胆汁性肝硬化、溃疡性结肠炎这些疾病的诊断上也没有问题，所以在全市甚至全省我们走得比较前沿。”王雅丽自豪地说。

为患者真情付出，诠释医生大爱

“您怎么了，有什么不舒服跟我说。”将近中午时，进来一位坐着轮椅的老人，或是病痛的折磨，托着腮不愿开口。见此情景，王雅丽温柔地哄着老人。

向家属了解病史后，王雅丽还是希望能与老人交流，继续和声问她：“您自己能说话吗？”“胃酸反流吗？”等。耐心终于感染了老人，摸着肚子委屈道：“肚子疼。”“那我给您看看肚子，我摸的时候哪疼您就告诉我。”通过查体，王雅丽发现问题可能出在胆囊，得知老人已经呕吐了一周，责怪家属不早点带她就诊，并安慰起老人：“您没精神也要告诉我哦。”让她的愁色得以缓和。

在谈到住院病床紧张时，王雅丽为老人作了考虑：“我们医院对重病患者有照顾，她的病情比较重，你做检查可以跟负责的医务人员说一下。”做了周详的安排，王雅丽才放心让患者离开，她就是如此习惯性的操心。

遇到贫困的患者，她还常常伸出援助之手。有一位患者被诊断为克罗恩病，长期严重的腹痛腹泻使这个30多岁的青年人丧失了劳动力，更失去了治病的经济能力，但医生的天职使王雅丽不愿放弃。经过和“艾迪莎红十字工程”积极联系、多方奔走努力，终于为他获得了一年的药物资助，使患者的病情得到控制并奇迹般活了下来，一年后还获得了工作。在王雅丽的医生生涯中，这种帮助属于生活的平常。每每听到患者真诚地说声“谢谢”时，患者绽放的笑容让她倍感欣慰。

为了让患者缩短胃镜、肠镜检查的预约时间，王雅丽更是无私地加班工作。有一次，她做完乳腺腺瘤手术的第二天就投入工作，在别的医生做肠镜遇到复杂肠型正准备放弃时，她全然不顾自己的手术切口，毅然接过肠镜开始操作。当患者的肠镜做成功了，她的伤口却由于用力而出现剧烈疼痛，但看着比她更虚弱的患者，硬是咬着牙坚持。工作结束后，一位70多岁的老人得知实情，拉着王雅丽的手鞠了一躬。当她扶着老人起身时，两个人的眼里都蓄满了泪花。医患之情在那一刻得到了美好的诠释。

王雅丽为了工作倾心付出的同时，也意味着对家人亏欠太多。但她在陪伴家人与穿梭病房、门诊、胃肠镜室之间，选择了后者，错过的家庭时光都用在了诊治患者上。

工作20多年来，王雅丽多次获得医院的先进个人奖和医德医风先进工作者称号。她热爱自己的工作，真诚地对待每一位患者，患者回报她的也是深深的信赖和爱戴，她用自己的热忱尽职和真情付出解读了医生的神圣称号。

（跟诊记者：庞书丽）

29. 河北省唐山市滦南县医院

大爱守护“生命的战场”——耿丽君

专家简介

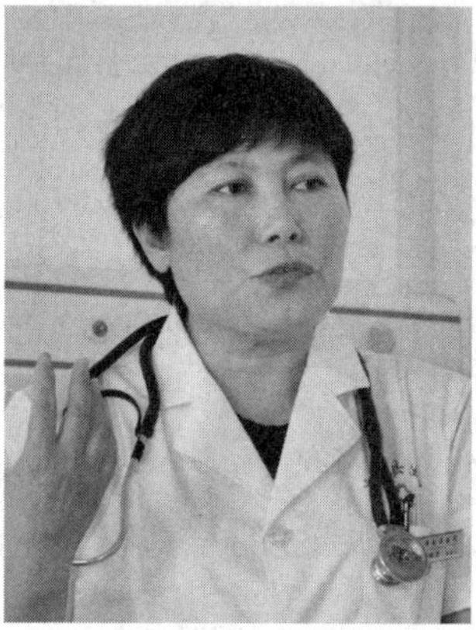

耿丽君，河北省唐山市滦南县医院副院长兼内六科主任，唐山市医学会重症医学分会常务委员，唐山市医学会内科学分会委员，唐山市医学会肿瘤心理专业委员会委员，唐山市医疗事故鉴定专家库成员。

专长：脑血管病、帕金森病、脊髓亚联合变性、癫痫、脑炎等神经内科疾病的诊治，尤其是在重症脑血管及各种急危重症的抢救处理方面有着扎实的理论功底及丰富的临床经验。

出诊时间：以医院实际出诊为准。

早上 7 点，阳光还没把地面晒暖，唐山市滦南县医院副院长、内六科主任耿丽君的身影就出现在了医院，开始准备一天的工作。自 1986 年从河北医学院（现河北医科大学）毕业后，她已在这方土地坚定地走了 30 年，步伐从未减缓，带领团队响应医院与患者的需要，先后在院内创建神经内科、重症医学科和内六科。她为滦南县医院的发展及急危重症抢救水平的提高做出了贡献，连续获得唐山市与县里授予的多项荣誉，成为滦南县医院的骄傲。

为了患者：对自己高标准严要求

记者来到医院，正好赶上交完班的耿丽君给内六科同事培训。针对临床可能遇到的情况，她把外出学习记录的笔记制作成详细明了的 PPT，在学习研讨会上传授给医护人员，这也成了工作日的惯例。

"把这个药加进去，也可以减轻病人经济的负担。希望大家逐渐的摸索，得心应手，让药物更好地为病人服务。"记者在旁听时，注意到耿丽君讲解的内容非常具体，除了正规用药，还会为患者多方面考虑。

8∶40，例会结束，耿丽君拿起听诊器赶往病房，查房也是她每天常规的工作。对于刚收进来与病重的患者，她都会亲自检查。

有一位33岁的女病人，因为突发头晕、站立不稳的症状，昨天夜里被家人紧急送到医院。耿丽君来到病床前，先亲切地问候了一声，向病人住院时的值班医生了解基本情况后，再详细询问病人，如是否睡觉晕，有无出汗、感冒等问题。查体时，她让病人伸舌头、张开嘴呲牙，还让病人抬腿、伸胳膊、指鼻子等，以判断病人有无运动障碍及共济失调。

她给医生们分析病情，认为有两种可能性：一是前庭功能问题，这属于周围性眩晕；二是椎动脉供血不足引起的问题，这可能因为玩手机，姿势不正，导致颈椎病，引起脑供血不足，出现头晕。最后指示管床医师，对病人做正侧斜三个位置的X线摄片等进一步检查后再确诊。

另外一位躺在病床上的70岁的老大爷，走路不稳，双下肢不自主运动，也是刚住进院里，病情还没确诊。耿丽君让他起身查体时，细心嘱咐："慢点，别摔着了，家属要扶着。"经过将近20分钟的询问与查体，耿丽君确定为深感觉性共济失调，考虑脊髓亚联合变性，但是她没有过早下结论，而是要对病人进行磁共振检查、查血常规及维生素B_{12}后，再做最后的诊断。为免病人不理解检查项目，她还做了一番讲解："您这磁共振是前年拍的，拍得不太好，而且2年多了病情会有变化，再给您查个磁共振，这个费用比较高，但能报销，放心吧。"

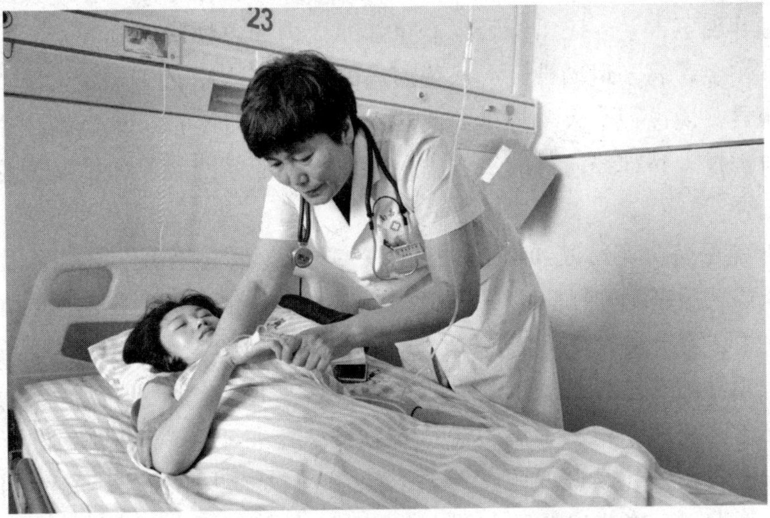

耿丽君查房时，对每位病人都给予10多分钟的检查，同时向年轻医师认真地讲解。记者看得出，为了病人，耿丽君对自己一直是高标准严要求，对病人倾注了满腔爱心。

服从安排："病人的需要就是我的选择"

无私奉献，敬岗爱业，用心钻研，执着追求，是同事们对耿丽君的突出印象。她无论是当普通医生还是担任科室领导，无论医疗任务多么繁重，时间多么紧张，都坚持每天阅读学术专著和医学杂志，密切关注本专业的国内外动向，了解神经内科专业的最新理论、最新技术，在国内医学核心期刊上多次发表了研究成果，并即时运用于医疗实践之中。

其实耿丽君最初侧重于心血管专业，工作后，她对心血管疾病的诊治抢救具有了一定的理论基础及临床经验，表现突出，在1996年被任命为内科副主任。1997年，医院决定让她改为进修神经内科。因为神经内科疾病尤其是脑血管病发病率很高，滦南县医院在这方面当时还处于空白。而且神经内科专业性很强，非常复杂，医院选派耿丽君去学习正是基于对她业务能力的肯定和信任。

面对医院的安排，她没有半句怨言："病人的需要就是我的选择，组织的安排我无条件服从。"于是忍痛割舍了深爱的心血管专业，一切从零开始，在北京医科大学第三临床医院神经内科刻苦地学习工作了一年，并取得了优异成绩。学成归来后，耿丽君全身心地投入到神经内科的临床实践和对科室医护人员的专业培训中，进一步规范了脑血管病、脑炎等疾病的诊治抢救及预防措施，相继开展了吉兰－巴雷综合征、重症肌无力、急性脑脊髓膜炎、脊髓亚联合变性、帕金森病、运动神经元病等疾病的诊治，填补了医院的空白。

耿丽君曾说过一个人要想事业成功必须干一行爱一行。正当她把全部的精力与心血都投入到神经内科的工作中，并取得了成绩的时候，她又面临着一个重大的选择。

2003年医院决定筹建重症监护病房——ICU。毋庸置疑，ICU工作技术含量高、风险大、工作强度大，可以说是与死神抢夺生命、没有硝烟的战场。ICU的主任必须出类拔萃，院领导经过反复慎重的考虑，决定由耿丽君担任主任。面对领导的安排，她也有过为难情绪，但后来考虑到："医院的抢救水平确实和兄弟医院相差很多，许多急危重症病人不得不转院，或者留下了遗憾。病人需要，我还有什么说的呢？"她无条件地服从了医院的安排，为ICU，为医院的长远发展，奉献出自己全部心血。

创建ICU：救治数以千计危重病人

耿丽君出生于一个医生世家，父亲在卫生战线工作数十载，深受广大群众的爱戴，因而从小就热爱医生这个职业，希望长大后从医。"我父亲当医生为病人不辞辛劳、默默付出的精神感染了我，我从他身上看到了老一代医生为病人无私奉献的纯粹精神。"

大学毕业时她有很多更好的选择，可是她毅然选择回到家乡滦南县医院工作。自走上医生岗位那天起，对接诊的每一名病人，她都用父亲的工作标准要求自己，倾注满腔的爱心和真情。她在认真搞好院内服务的同时，积极主动地参加县政府及医院组织的各种义诊、下乡送医送药活动及各项政治任务。2003年"非典"肆虐，耿丽君临危受命，被县委、县政府任命为滦南县抗击"非典"援唐救护队副队长，带队奔赴唐山市一线发热医院工作，作为滦南县抗击"非典"专家组成员，她不辞辛劳，日夜战斗在抗击"非典"第一线。由于在抗击"非典"战役中成绩突出，耿丽君被唐山市委市政府授予唐山市抗击"非典"优秀共产党员及先进个人，成为县医院和滦南县的骄傲。

近十多年，耿丽君最重要的工作成绩无疑是主持创建了滦南县医院的ICU，自2003年担任ICU主任以来，她带领科室承担起全县所有急危重症的救治任务，形成了一整套科学的抢救理念，成功地救治了数以千计的危重病人，填补了县医院及滦南县多项空白。

ICU创建之初，耿丽君常说"我们ICU就是医院的消防队，什么时候有火情，我们就要什么时候上，要造就一支特别能战斗的队伍，做到招之即来，来之能战，战之能胜。"她是这样说的，也是这样做的。2005年大年三十晚上，一名病人因为放鞭炮炸伤头部，生命危在旦夕，被送进医院ICU。耿丽君接到电话，第一时间到达科室，马上投入到紧张的抢救之中，由于病人病情危重，她和值班人员一身血一身汗地抢救了一夜。大年初一早晨，洗把脸又投入到白天的工作中。院长心痛地说："耿主任，你休息会儿吧!"她说："我习惯了，没事。"

抢救患者的生命是ICU义不容辞的责任。有一名9岁的儿童溺水导致急性肺水肿，呼吸循环衰竭，被紧急送到医院ICU，耿丽君和同事们马上给予气管插管，畅通呼吸道，呼吸机辅助呼吸；并建立静脉通路，给予急救药物进行综合治疗，最后抢救成功，挽救了患儿的生命。这样的事数不胜数，用她的话说："ICU的使命就是与时间赛跑，尽最大努力挽救生命，延长生命。"

在任ICU主任期间，她很少能按时下班，很多时候甚至刚下班又被叫回医院，顾不上吃饭就指挥抢救病人，夜以继日在病床前连续作战。很多次在深夜被叫醒，到科室奋战通宵。“很多重症病人的生命就是在病床前守护出来的。”耿丽君向记者感叹道。

紧张忙碌的医院生活，使得耿丽君顾不上关心儿子的学习及孝敬老人。她就是这样多年如一日，毫无怨言地工作着，在平凡的岗位上做出了不平凡的成绩。有病人家属曾到院领导面前说：“从耿主任及她领导的ICU，我看到了整个医院的精神风貌及服务态度的提升。”

永不懈怠：源于对医生职业的热爱

耿丽君以锐意攀登医学高峰的满腔热情和对病人高度负责的精神，时时激励自己前行，从不懈怠。她说，每当想到医院发展的美好前景和自己承担的光荣使命，感觉浑身有使不完的劲儿。早上要查房、检诊、开学习研讨会，晚上要看书、写论文、准备专题讲座，常常是凌晨起床，深夜才能休息。

记者采访的一上午时间，耿丽君几乎马不停蹄，称她为“工作狂”毫不为过。其实，有时她也感觉吃不消，也感觉愧对家人。耿丽君告诉记者，因为自己在医院工作繁忙，难得享受天伦之乐。但一想到病人渴望的眼神，一想到病人忍受痛苦的模样，她就觉得自己肩上的担子千斤重，遇到再大的困难也要克服。在她亲力亲为和人格魅力的感召下，以前的内科、ICU，到现在的内六科，上下一条心，里外一股劲，各项指标，样样走在院内前列，连续多年赶超全院各项医疗质量指标。

随着内六科的科室整体实力，特别是技术实力的不断提升，慕名而来的病人越来越多。内六科收治住院病人的数量不断增加。这对耿丽君和内六科同事提出了更高的要求，她肩上的担子愈发地加重了。但是面对责任和压力，她没有退缩，知难而上。

漫漫30年的从医经历，从神经内科、ICU主任到现在的内六科主任、副院长，时间的流逝和职位的升迁见证了耿丽君的“工作狂”状态。她自嘲说“30年自己从性格柔弱的女人彻底变成了女汉子”。

“耿院长从事临床30年，我从她身上不仅学到了医术，更学到了医德。她对病人全身心投入，检诊中任何一个小细节都不错过。她这种精益求精的劲头无人能比。她起早贪黑，无怨无悔付出，这是对病人极度的奉献和负责。”内六科副主任刘晓丽向记者这样评价耿丽君，而对于同事的评价和病人的赞赏，耿丽君都付之一笑：“我心态好，热爱这份职业，这就是我的一切。”

（跟诊记者：王雪驹　庞书丽）

百姓健康的守护神——毛晓伟

专家简介

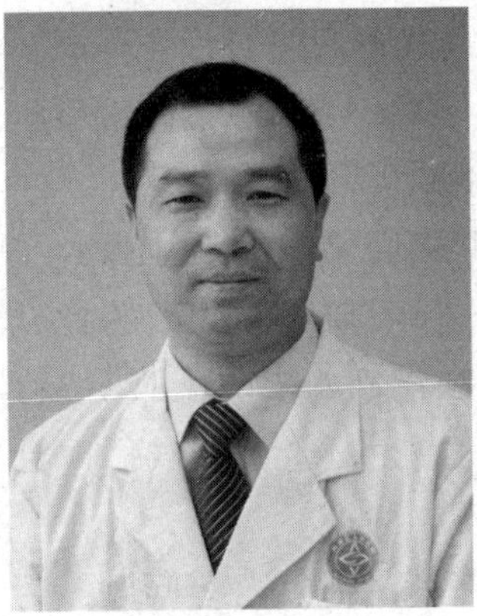

毛晓伟，浙江省衢州市柯城区人民医院（浙江省肿瘤医院衢州分院）肿瘤外一科（肛肠外科、胃肠外科）主任，副主任医师。浙江省医学龙头学科（临床肿瘤学）学科带头人，中华中医药学会肛肠分会常务理事，衢州市抗癌协会理事，衢州市抗癌协会胃肠分会委员，衢州市医学会肛肠分会委员。

专长：擅长胃及结、直肠肿瘤手术及综合治疗，在痔疮、肛瘘、肛裂、肛周脓肿、直肠脱垂、肛门瘙痒症、便秘等肛肠外科疾病诊治和电子结肠镜检查及内镜下手术治疗方面有丰富的临床经验。

出诊时间：周五全天。

得体的衬衫，讲究的领带，油亮的发型，记者初次见到浙江省衢州市柯城区人民医院肿瘤外一科主任毛晓伟的第一印象是：这是一位对着装、对外形、对生活都十分讲究的绅士。然而出乎意料的是，这样一位充满绅士风度的医生，所从事的竟是在人们传统观念中被认为是“脏、累、臭”且“非主流”的肛肠科。带着好奇和不解，记者开始深度挖掘这背后的缘由和情怀。

老百姓需要肛肠专科，他一干就是二十几年

又脏又累的肛肠外科是很多医生不愿意从事的专科，但是毛晓伟从1990

年学校毕业后就选择了这一科。当问他为什么会这样选择时，他笑着说："肛肠疾病的发病率越来越高，但是在我刚参加工作时，衢州几乎没有肛肠专科，老百姓得了肛肠疾病只能去外地看，或者一拖再拖。有的甚至相信江湖郎中，结果往往病没治好，反而出现了肛门狭窄、肛门失禁等并发症。"

怀揣着这样的心情，20 岁出头的毛晓伟开启了他的肛肠专业生涯，无怨无悔、默默奉献，一干就是二十几年。为了提升自己的专业技能，毛晓伟先后到几所大医院的肛肠科进修学习。

为使患者受最少的苦，达到最好的治疗效果，毛晓伟不断钻研专科技术，先后开展了自动弹力线痔疮套扎术、经直肠超声多普勒痔动脉结扎术等微创手术。毛晓伟介绍，"虽然微创外科现在还不能完全取代传统外科，但已经突显出其不可替代的优越性。在达到根治或姑息性治疗的目的下，微创可以最大限度地保护瘤周正常组织、器官完整性与功能，减少了病人的痛苦，提高了他们的生活质量。"毛晓伟一切以患者安全为出发点、以减轻患者痛苦为落脚点的治疗方法赢取了患者的好评，肛肠外科的门诊量不断提升。

"得了肛肠疾病的患者其实很痛苦，作为医生我们要做的是让患者尽早摆脱痛苦，要达到这些，就必须不断的钻研新技术。"毛晓伟说道。为此，他除了每天的坐诊、查房、手术，空余的时间就经常在网络、书籍上搜寻新技术，不断学习。毛晓伟说，"为确保整个科室技术的提高，每个星期我们都会开展学习，大家互相交流。"

针对肛肠手术后常有排便困难，易并发出血疼痛，易复发等问题，毛晓伟仔细琢磨，摸索出了一套有效的治疗方案，还常常亲手替病人抠出干结的大便。有位晚期癌症患者，腹胀、腹痛难忍，情急之中，家人带着他来到柯城区人民医院找到毛晓伟。毛晓伟一边安慰病人，一边为其检查。他戴上手套，用手指从病人肛门中一点一点地掏出干结的粪便，病人的腹胀、腹痛顿时消失了。病人在弥留之际，还念叨着这位在他生命最后一段时光给他留下深刻印象的医生。

有一位混合痔脱垂的病人，病痛折磨了他三十余年，痔核反复脱垂严重，甚至打个喷嚏痔核都要脱出。他慕名找到毛晓伟，毛晓伟仔细地问诊、肛检，为其制定了详尽的手术治疗方案。术后，病人三十多年的症状消失了，他紧握着毛晓伟的双手，道不尽的感谢。

这样的病例还有很多很多……

除了老百姓的口碑，毛晓伟在学术上也得到了认可。2012 年 11 月 2 日，在湖南长沙举办的"第十四次全国肛肠学术交流大会"上，毛晓伟当选为中华中医药学会肛肠分会第五届全国常务理事。2015 年 4 月在北京召开的中华中医药学会肛肠分会换届会议上，他再次当选为第六届全国理事。

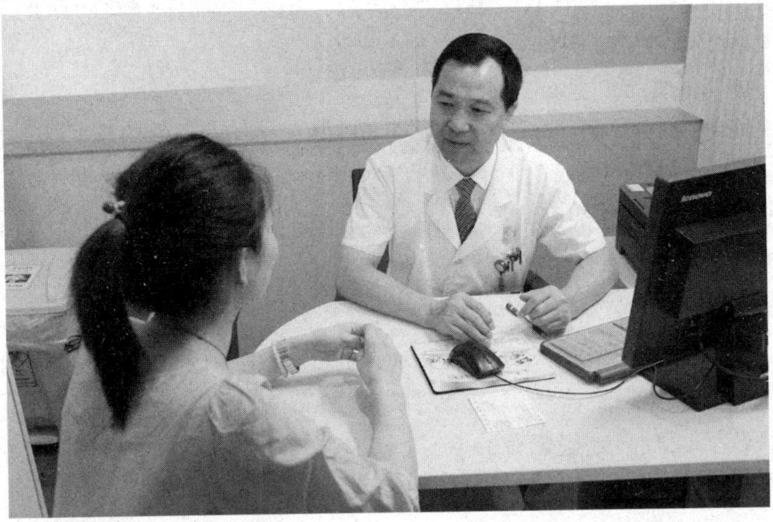

促进团队合作治疗，他为患者保驾护航

毛晓伟不仅是柯城区人民医院肿瘤外一科的主任，同时也是整个临床肿瘤学科的带头人。在他的带领下，肿瘤科由2009年的单科发展为如今涵盖了肿瘤内科、肿瘤外科和放疗科三个科室的大科。在2016年，该科入选了第五批浙江省县级医学龙头学科。毛晓伟说，“成立临床肿瘤学科使得各科室间的合作诊断更加紧密。有时我们碰到一些病人，由于患者本身患有多种疾病，那么他可能需要的不仅是单科的治疗。针对这样的患者，我们就会为患者开展多学科会诊（MDT）。”

家住柯城区航埠镇的患者祝大爷今年已80岁，7月份出现了肚子胀痛的情况，当时以为只是年纪大了，消化不良。但是整整持续一个月的胀痛引起了儿子的注意。在儿子的强烈建议下，祝大爷来到了柯城人民医院。一番检查后，竟是结肠癌。

由于祝大爷年纪较大，且患有帕金森综合征，手术风险比其他人高得多。为了给祝大爷制订一套详细安全的手术方案，毛晓伟组织了肿瘤内外科、神经内科、放射科、麻醉科等科室进行多学科讨论。毛晓伟说：“高龄患者不比年轻的患者，他们心肺功能的恢复能力较差，术中、术后对麻醉的要求都比较高。尤其是术中，须谨慎操作，防止出血，减少创伤。”

经过细致的检查和充分的术前准备，祝大爷被送进了手术室，毛晓伟带领手术团队成功切除了肿瘤，并将肠管的两个断端重新吻合。历时 2 个小时的手术进展得十分顺利，术中出血量仅 50 毫升。由于毛晓伟以及团队的坚持，80 岁的祝大爷重新收获了健康。

用行动抚慰历史的伤痛，他毫无怨言

“万少华团队”是柯城区人民医院成立的一支爱心团队，他们多年来奔走乡村，为饱受日军细菌战残害的“烂脚病”老人们提供义务医疗救治，毛晓伟就是团队中的一员。

自 2009 年 3 月开始，毛晓伟与团队一起，利用节假日休息时间，上门为这些烂脚老人免费医治。他们先后上门换药 2000 余人次，发放药品、电话随访 2200 余人次，回收、销毁医疗垃圾 1100 余公斤。医者仁心，他们用自己的实际行动来“抚慰民族的伤痛”。

面对那一双双流血流脓的烂脚，毛晓伟低下身来，轻轻地为老人擦拭伤口，一边安慰道：“好多嘞，再过段时间就不会那么难受了。”但是他心里很清楚，对于烂脚，一直都没有找到能完全治愈的方法。为此，每次到外地学习交流，他总是会去悉心请教其他医院的专家，探寻更好的治疗方法。“有机会碰到皮肤溃烂方面的专家，我和团队的其他几位医师就会去问烂脚该怎么治疗比较好。我们曾与其他医院的相关专家为烂脚病进行咨询求教，很多方法现在也在患者身上运用，效果不错。”毛晓伟说。

毛晓伟不仅为烂脚病人提供了医疗服务，更多的是和他们成为朋友。“当遇到困难和问题的时候，他们首先想到的是我们，向我们寻求帮助，这让我觉得很感动。”毛晓伟说。九华乡坞口村烂脚病患者魏洪福，经过团队的治疗后，烂脚创面有了明显好转。魏洪福对团队极其信任，他的儿子患上晚期肠癌，就是找毛晓伟治疗的。

当记者问及这么多年是怎么坚持的，毛晓伟笑着说：“习惯了，隔段时间就想着去看看他们怎么样了。”毛晓伟不善于表达，但是在他和烂脚老人的相处中可以看出，他们之间的互动更多了层亲人的味道。

毛晓伟就是这样一位医生，只要病人有需要，只要百姓有要求，无论工作多脏、多累、多臭，他都那么义无反顾。

（跟诊记者：金　亮　汪晨云）

坚守最接近新生命的地方——杨承东

专家简介

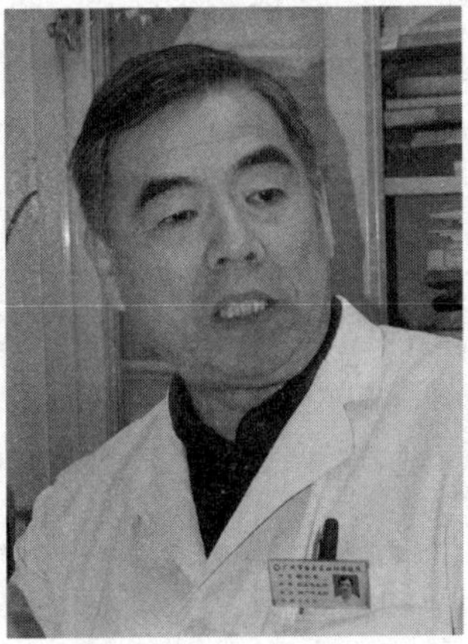

杨承东，广州市白云区妇幼保健院妇产科主任，副主任医师，白云区重症孕产妇救治中心主任，广东优生优育专家委员会委员，广东省医学会围产医学分会委员，广东省健康管理学会妇产科专业委员会委员，广东省妇幼保健协会促进自然分娩专业（专家）委员会委员，广东省医师协会围产医学医师工作委员会委员，广州市医学会妇产科学分科学会委员，白云区妇女儿童工作专家委员会委员。从事妇产科专业工作三十余年。

专长：妇科肿瘤的诊治、产科急危重病人的抢救、头位难产的处理以及腹膜外剖宫产术和腹腔镜的操作。

出诊时间：以医院实际出诊为准。

在广州市人口最多的白云区，坐落着一间不大却为人熟知的医院——广州市白云区妇幼保健院，它没有宽阔的庭院与华丽的牌匾，但地理位置与科室特色却赋予了它重要的诊治使命。妇产科主任杨承东则为使命的履行付出了巨大的心血，他带领团队把妇产科发展成院里的重点科室，以围产保健、优生优育服务大众，其中产科又成为“白云区重症孕产妇救治中心”，承担着全区重症孕产妇的救治工作。

“我的手机有个特点，在广州从来不敢关机，因为随时可能接到救治任务。”在接受记者采访时，杨承东轻松地笑着说。这笑容的背后却蕴含了他几乎全年无休的辛劳。

做医生就要习惯吃苦

“入院时孕妇血压是110/83mmHg，自觉右侧大腿疼痛，入院后已经测血压、脉搏……”早上7：45，还未到上班时间，杨承东已经到达医院，召集科室人员交班，认真地听取他们的汇报。了解孕妇的最新情况后，8：00，杨承东开始巡查病房，与孕妇沟通病情，指导医师们制订下一步的治疗方案。

这是杨承东每天例行的工作，为了严控医疗质量，除非有其他公务缠身，否则他都会早早到医院忙碌。

记者跟随杨承东来到重症监护病房，里面躺着一位年轻产妇小张，面色略为憔悴，但精神意识已无大碍。据了解，小张怀孕32周时因高血压被下级医院转进来，初时情况颇为严重：血压最高160mmHg多，心率达125次，还经杨承东发现了先天性心脏病。心功能受损的孕妇生产风险极高，在取得小张与家属的信任后，杨承东与外院的心内科专家合作，通过解痉、镇静、利尿、降压等一系列的规范治疗稳定了病情，又成功实施剖腹产取出胎儿，家属为此感激不已。

“觉得怎么样，有哪里不舒服吗？”杨承东关切地问，“没有。”“平躺时还会像之前那样咳嗽吗？”“现在好多了。”沟通一番后，杨承东叮嘱主治医师：“心率如果超过120还是以利尿为主，那个抗心率的药继续用。”

“像小张这样有合并症的病人本来应该往上级医院转的，但我们这是白云区重症孕产妇救治中心，技术上可以处理类似的病例。当时我也向小张分析了病情与治疗方案，让她自己做决定。”杨承东介绍，接收疑难病例后科室要开会决定治疗导向，再由他跟患者沟通，“产科的风险有时是突发性的，任何医院的医生都不可能保证百分百的治愈，假如病人表示信任，我们就有充足的信心承担风险，周详、细致地去治疗，反之则可能为了避免后期纠纷在交谈中偏向让她转走。”杨承东道出了医学的局限性与患者信任的重要性。

8：30，查完病房后，没有片刻的歇息，杨承东又拿起笔记本匆匆赶往院会议室。只要身在医院，他的节奏就像拧紧的发条一样。

“杨主任工作起来没有周末的概念，夜晚有大抢救都会立刻赶来，白云区这么多家医院，从一级到三级医院的产科，只要有急诊、抢救，绝大部分是找他，院里出车抢救他也经常跟着去，基本上全年不休息。”科里一位年轻医师向记者讲述。而由于杨承东总是爽快地答应其他医院的急救邀请，区里医院发生突发事件时都爱找他，他的手机因此处于时刻待命状态，即使是过年期间也不例外。他这种忘我精神潜移默化地感染了科里的年轻医师，让他们明白“做医生就要习惯吃苦”。

严控重症孕产妇死亡率

截至去年年底，广州白云区统计有300多万人口，随之而来的是每年4万多的分娩量，由区里22家有分娩机制的医院分担，压力可想而知。对于身挑白云区重症孕产妇救治中心主任重担的杨承东而言，则意味着更大的挑战。

“有一个衡量我们的指标是孕产妇死亡率，白云区的人口数量这么多，有个市领导说广州的孕产妇死亡率就看白云区，控制孕产妇死亡是我们的重要任务。”说到这里，杨承东严肃起来。十年前，他从辽宁调到广州，由于这里流动人口多，分娩量大，仅用一年就接触了以往数年的疑难病例。当时白云区重症孕产妇救治中心尚未建立，区里机制不尽完善，曾出现一年死亡了16名孕产妇的情况。后来区里制订了非常严格的医疗行政管理制度，杨承东带领相关专家建立的白云区重症孕产妇救治中心，也使更多孕产妇获得了及时救治的机会。

“我们有三级转诊制，还有一项医疗管理，每个季度做一次全区孕产妇与婴儿死亡率的评审，因而对医院要求非常严格，就是以你的能力去监控相对类别的病人，一旦发现问题马上往上转。”杨承东说，他们设置了五类级别的监护，一级医院只能监护到二类或三类，二级医院监护到四类，依此类推往上级医院分诊，违反规定的会在评审会上做出通报或受到严厉批评。“现在我们管理得非常好，区里重症的孕产妇都会先转到中心来，或者我们带人去救治，去年白云区孕产妇的死亡率是万分之七点几，死亡了4人，相对以往已大大下降，在全国算是走在前面的”。这样显赫的成绩也多次获得白云区卫计局的表扬。

白云区重症孕产妇救治中心落地保健院产科，杨承东自然肩负了发展科室与管理中心的双重责任，处理行政事务之余亦要对重症孕产妇一一诊治。令他颇为欣慰的是，需要其他学科指导救治合并症的孕产妇时，很多专家都会无私地伸出援手。“这让我很感动，所以别人叫我去抢救也尽力而为，身在这个位置，就尽自己所能吧。我是从基层医生一步步走过来的，知道他们在面对突发情况时真的很渴望有人能帮助他。”杨承东感慨地说。

传播正确孕期保健观

妇产科，是最接近新生命的地方。在这个地方，有欣然怒放的喜悦、家属的翘首企盼，也有羊水栓塞、子宫外翻等突发症的风险。而杨承东以丰富的临床经验在其间“守卫”着，并时常传播正确的孕期保健观，使不少孕产妇安然走过了坎。

有位 30 岁的产妇，孕足月时请私人接产，胎儿娩出 30 分钟后，因胎盘不能自娩，接生人员用力拉扯脐带，导致子宫胎盘完全翻出脱垂，阴道出血约 1500ml，被救护车迅速转入保健院。入院时产妇面色苍白，血压 60/26mmHg，脉搏 76 次/分，胎盘有 3/4 面积已经剥离，翻出脱垂的子宫约 15cm × 10cm × 8cm，情况非常危急。杨承东于是立即给予抗休克治疗，剥离大部分胎盘后，在全麻下行开腹子宫复位，经助手在阴道协助下完成。但复位后产妇的子宫苍白呈袋状不收缩，经加强宫缩等处理仍收缩不良，并且继续有活动性出血。在征得家属同意后，杨承东又立即行了子宫全切除术，术后八天产妇恢复良好得以出院。

杨承东介绍，子宫翻出是一种分娩期少见且严重的并发症，多数发生在第三产程，如果处理不及时，产妇往往因休克、出血在 3～4 小时内死亡。除此之外，糖尿病、心脏病、高血压等也会使孕产妇的生命风险增加，要想降低风险的发生率，孕妇应到正规的医院生产，并且注重规范产检，国家有相关明文规定，孕妇在妊娠期应该至少产检 9 次。因为很多疾病到医院诊断时已经是中末期，错失了最佳治疗时机。

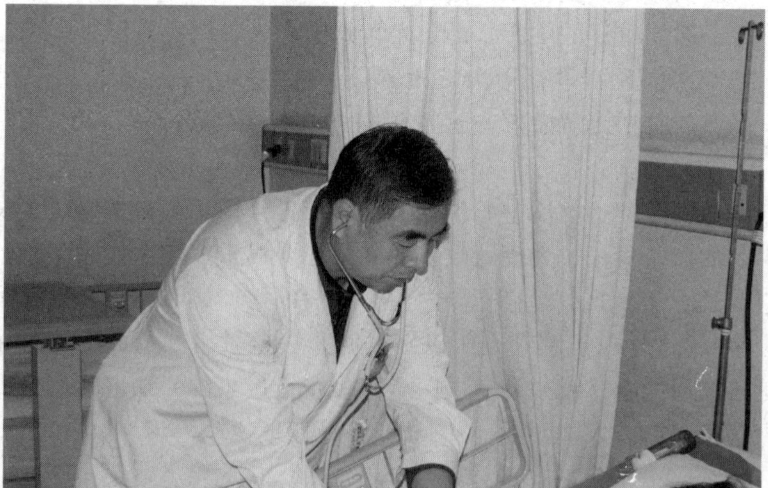

“孕妇还要注重孕期的营养管理，改变拼命吃的误区，现在孕妇糖尿病的发生率是20%，都因为没管住嘴，所以必须听医生指导，比如24周后一定要控制体重，控制体重每周增加的数量不要超过一斤，既不影响胎儿发育也不使体重超标的合理营养，就是预防糖尿病最好的办法。”杨承东说，他还经常去孕妇学校授课，讲解糖尿病与高血压的防治，希望通过科普的形式，让孕妇们建立良好的生活习惯。

重视年轻医师的培养

谈到医患关系，杨承东有点沉重：谁都无法从矛盾激化中获利，双方应该互相理解，共同营造和谐的氛围，“很多医生都是不计得失、尽全力去救治患者的，譬如抢救，难道患者不给钱我们就不抢救吗？如果改变观念收益最大的反而是患者。”

3个月前的某个深夜，杨承东刚睡下就接到抢救电话，没有片刻犹豫马上出了门。这是一位独自南下打工的高血压孕妇，在出租屋昏迷了许久才被同事发现，来到医院时脑部已经大面积出血。抢救人员先实施剖腹产取出足月的胎儿，其后孕妇突发产后出血，不到一个小时流了2千毫升血，并且有井喷的趋势，病情非常严重，杨承东与几位医生在手术台上紧张忙碌到清晨5点多，终于保住了患者的性命。遗憾的是送院太晚，患者至今晕迷在重症监护室，家属也从未露面，但医院依然不放弃分文未缴的她。

“我们通宵抢救也不会获得什么补偿，为什么还要这么做呢？这就是职责，做了医生，心里就认同了这份职业，虽然医闹很伤医生的心，但还是有很多值得欣慰的事情。”杨承东说。有个夏天，一位老奶奶带着亲手制作的工艺品登门拜访，当时他非常惊讶，因为对这人或事毫无印象。“虽然你不记得我，但我们全家不会忘记你，18年前是你让我孙子安全来到这个世界，我们一直想等到最合适的时机来感谢你，今年我孙子考上了大学，就想带着这个好消息第一个来感谢你。”老奶奶这番肺腑之言深深地打动了杨承东，作为一名医生，只要付出，还是会有许多患者认可的。带着这种欣慰，医生可以越走越远。

现今或者未来，杨承东依然会在产科坚守着，并且很重视对年轻医师的培养，经常组织团队开会交流，在做手术时也毫无保留地悉心指导。“只有我一个人懂是没用的，关键是要传承下去，现在我不在科室也会很放心，他们成长得很快。”杨承东欣慰地说。

（跟诊记者：庞书丽）

32. 中国人民大学医院

社区健康的"指路人"——汤欣

专家简介

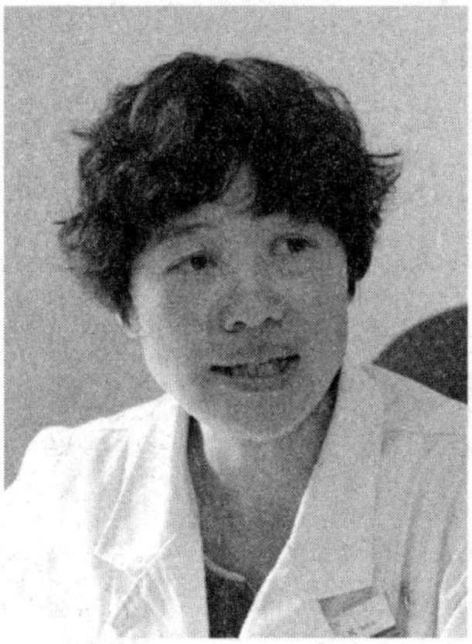

汤欣，中国人民大学社区卫生服务中心副主任，副主任医师，硕士。在首都医科大学宣武医院工作十余年，2010年开始从事社区卫生工作，负责并开展社区家庭医生式服务、慢性病管理、健康管理、家庭病床、健康教育、社区康复、中医药特色服务等六位一体工作。与北京宣武医院、人民医院、西苑中医院等三甲医院合作开展慢性病、常见病的科研工作。参加并带领中心团队多次获得社区慢性病、家庭医生式服务岗位练兵技能大赛的北京市和全国冠军。是海峡两岸医药卫生交流协会全科医学专业委员会委员，《中国全科医学》杂志编委。

专长：消化内镜及消化系统功能性疾病的诊断治疗。

出诊时间：周一、周二、周四上午。

在中国人民大学校园的西南角，鼎立着一栋六层现代化大楼——中国人民大学医院（下称"人大医院"）。一众志愿投身社区卫生事业的医务人员，在这里默默地忙碌着，为5万多师生与社区居民的健康提供优质服务。

"我来社区医院是想把疾病自我管理的知识教给病人，告诉他们药物不是最重要的，重要的是自己的认知与重视。在大医院时间太紧迫，来这我可以深入地跟病人沟通。虽然很累，但很有成就感。”中国人民大学医院副院长、内科副主任医师汤欣对记者说。

投身社区医疗找到自身价值

从最初只有两间平房的校医室，到有着今天规模的校医院与社区卫生服务中心，中国人民大学医院在60多年的岁月磨砺中厚积薄发，成为一所集医疗、教学、科研、预防、保健为一体的一级甲等综合性医院。年平均门急诊量18万人次，体检2万余人次。

初到人大医院，记者内心带着几分惊叹与疑惑，这里建筑面积达10000余平方米的，外观俨然是小型的二级医院，明敞的门诊大厅布局得井然有序，挂号的队伍一改别处老人扎堆的情形，多是年轻的面孔。

“这里与普通的社区不太一样，我们叫功能社区，因为面对的人群主要是师生。相对而言他们的文化程度更高，接受新理念非常快，所以我们开展的健康教育都很受欢迎。”汤欣说。经过6年的工作磨练，她已经对社区卫生事业熟稔在心。人大医院的稳健发展亦与这样业务水平过硬、能吃苦耐劳的医务人员密不可分。

汤欣在社区医院中较为典型，她曾任职于北京宣武医院内科，在事业黄金时期却毅然来到了人大医院。现在，身为副院长的她除了管理行政工作，还要负责出门诊、宣讲健康知识、家庭医生式服务等，部分事务极其琐碎，但她未曾有过半分退缩。“我在大医院时很迷茫，每次出诊给予病人的可能只有几分钟，很多想说的都来不及表达，仿佛就成了一个只会开药的医生。”汤欣说，在这她能充分履行医生的本职，找到自身价值的同时与患者相处也很融洽。

交谈间，不时有人敲门进来，诸多事务需要汤欣去协调解决，她平常的忙碌可见一斑。上午10点，她又匆忙赶往诊室。今天她不用出诊，但仍揪着空余时间多看几个患者。室内一位女医师正在给学生看病，见到她无奈摇头："现在的孩子，每天不吃不睡，玩命玩出病来。”“该吃饭的时候就要吃，该睡觉的时候就要睡，生活一定要规律，同学们!”汤欣忍不住劝说，随之一位老年患者走了进来。

“您怎么了?”“我吃饭后会胃疼，去医院检查，甲胎蛋白高，查了胃镜。”“当时做胃镜恶心得很厉害吗?”“有。”“那就会有一些出血糜烂。”“最近怎么疼?”“疼时浑身出冷汗。”两人轻松地交谈着，言语间不时传出笑声。详细问诊后，汤欣给患者开了药："尽量饭后吃，免得刺激胃。”得知患者平时还爱喝酒，不免叮嘱其戒酒。“不喝了，我听您的话，好好锻炼。”患者笑嘻嘻地说，又夸汤欣长得年轻。大约因为是在社区，没有生疏严肃的气氛。

汤欣对待患者很有耐心，特别是上了年纪的高血压、冠心病等慢病患者，往往不厌其烦地分析、指导。有位 84 岁的老大爷耳背了，她就特意每句话都提高音量，还亲自帮他提上衣袖以便测血压。“汤院长，你太仁心了。”老大爷眯眼笑道。正是这些相处中的点滴，汤欣现在“跟那些老大爷老太太混得可熟了”。

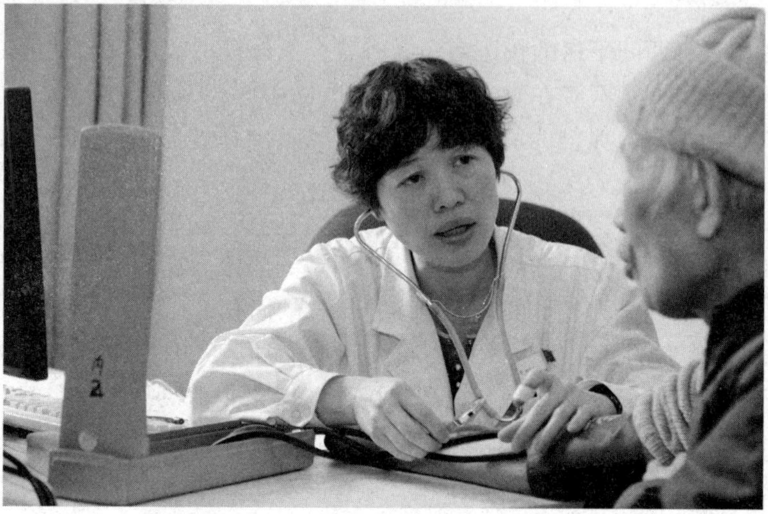

“六位一体”守护社区健康

为满足全校师生员工及社区居民的健康需求，人大医院秉承“精 • 诚 • 和”的价值理念，以“六位一体，守护健康，患者至上，师生为先”为宗旨来规范制度与开展工作。其中“六位一体”涵盖了社区医院的主要工作，指医疗、健康教育、保健、康复、预防与计划生育指导，整体又可归为基本医疗与公共卫生服务两大部分。

“来社区之后我发现公共卫生服务比基本医疗更重要，因为可以提高师生整体的健康素养，比如学生改变了不良生活方式，疾病就会少发生或不发生，这从根本上解决了问题。所以做好预防、健康教育、保健等等很重要。”汤欣说，他们经常利用各种卫生宣传日与节假日，走进校园、社区，通过课堂宣讲、发放宣传资料、图文展板、现场咨询、联合学生组织等多种形式，向学生与居民传播健康知识。贯彻力度与宣传效果获得师生与居民的大力认可。

在我国慢性非传染性疾病（以下简称慢病）患者数量快速增长的社会背景下，慢病管理在社区工作中意义重大。“慢病的药物指导对医生来讲是最无奈的，因为它是最后一招，如果能把体检和门诊中筛查出的高危人群（如超重肥胖、高脂血症、吸烟酗酒、早发心脑血管疾病家族史等）管理起来，对他们进行积极地干预和教育，就会预防和延缓慢病的发生；如果能对新发的慢病病人进行系统管理并让他们学会自我管理，就可以有效预防若干年之后心脑血管意外的发生，这对患者来说性价比最高。因为一旦发展到脑梗、心梗，花费是相当高的，生活质量也大大下降。”汤欣向记者介绍，为了达到预期效果，医院推行了慢病规范化管理，定期随访并借助网络、义诊等途径实施生活方式的干预。汤欣在门诊中也会向患者反复“唠叨”，成了他们的知心朋友，有的患者还经常给她打电话咨询。有次她出外休假，凌晨三点回到北京，第二天早上七点接着出门诊，当时头脑颇为晕沉，但听到患者说“哎哟，汤大夫你可回来了，我想死你了”，精神立马就恢复了，那是最好的兴奋剂。

基本公共卫生服务还包括心理、传染病、妇幼三大部分。针对目前高校突出的心理健康问题，医院招募了专业的心理科医生，在学校里开设心理健康选修课，并与学校心理健康咨询中心配合。“现在我们有了心理健康咨询中心——校医院——学院之间很好的联动机制。咨询中心对来咨询的学生进行初筛，比较重的会转给我们，由我们的心理医生进行咨询和药物治疗，有些还要转诊到专科医院住院治疗。比较重的学生我们都会通知学院联系人，让他们进行关注。”汤欣说，为了全面、及时地发现、处理学生的心理问题，他们还给各个学院所有主管学生的书记、班主任、宿管老师培训，使老师们从原来的手足无措变得心里有底了，知道如何去关注和关爱学生，学会与学生、家长沟通。

家庭医生式服务是社区医院针对群体设置的一项特殊服务，社区卫生服务团队通过与居民签订服务协议，建立相对稳定的自愿服务关系，为居民提供主动、连续、综合的健康责任制管理。这对人大医院而言是个挑战，因为学生流动性大、教职工不固定在校。“我们抓住学院体检、新生入学的机会，发放宣传单，开设课程，与学生沟通，也联合每个学院的固定联系人落实工作，起码让他们知道有医疗方面的事情可以找我们。”汤欣说，他们的家庭医生式服务团队有内科、外科、中医、口腔、保健科等科的医生，对师生实行点对点或点对面的服务。

掌控传染病、注射疫苗、给师生体检、为孕妇建档、与各级相关管理部门对接……人大医院的工作繁杂琐碎，但医护人员恪守职责将其做得细致完善，获得了管理部门的多次表扬。“就是需要这种态度才能把健康工作做好，比如每年体检发现了怀疑肿瘤的病人，我们都会反复地跟踪随访，有时病人还嫌我们太认真，但最后确诊治疗及时了又很感激。”汤欣说。

全科专科并行提供就医便利

内科、外科、眼科、中医科、耳鼻喉科、皮肤科、口腔科……人大医院设立的科室有10余个，其齐全程度与环境在社区医院里实属少见，对科室的大小与位置也作了合理安排，充分体现了人大医院重基础、有特色的医疗服务。

“比如社区适合大力发展中医药事业，我们就设立了独立的中医区，理疗、针灸、推拿等属于中医范畴的都集中在这里，邀请知名中医专家来坐诊。这样老人来做调理、开中药都很方便。我们这是麻雀虽小，五脏俱全。”汤欣笑着说，为了提升医疗服务水平，人大医院近年来一方面积极引进医疗服务人才，其中不乏来自安贞、宣武、同仁等知名三甲医院的医生；另一方面，医院投入了4000余万元用于配置仪器设备和完善硬件设施。而作为主管业务的副院长，汤欣会尽力保证医疗安全。

“三甲医院的医生有很好的学习习惯，让他们学习全科知识并不难。所以在三甲医院有了一定专科临床经验后再转入社区，这些医生既能胜任全科，又有自己的专长，我觉得这种全科培养模式值得推广。比如一般的心内科疾病我能看，但遇到复杂的就转给安贞医院调来的心内科大夫。全科与专科并行，这是比较完美的。”汤欣说，这种模式也为患者就医提供了便利。

有位患有冠心病的老大爷，心脏做了支架手术，本应长期服用阿司匹林。但消化道出血了，等到出血停止后，为了确定是否需要继续服药，跑去大医院挂号，却被消化内科与心内科互相推托，如此反复多次，老大爷身心俱疲，问题依然没有得到解决。后来找到汤欣，汤欣了解病况后与院里的心内科医生沟通，认为他消化道出血已经一个月，便潜血显示阴性，遂给他制订了一套治疗方案，并建议继续服用阿司匹林。不久后未再出现消化道出血的老大爷来到医院感慨地说：“这里真好！大医院都解决不了的，你们这可以互相沟通解决。”现在他已经是汤欣的老患者，定期来这复诊。“关键是患者要信任我们。”汤欣笑着说。

当谈到社区医院面临的挑战时，汤欣的语气有点严肃：“社区医院的药物与检查设备是有限制的，虽然提倡分级诊疗，但社区医院很多药进不了，磁共振、CT也不能做，患者只能跑去大医院。北京市即将出台药品的‘阳光采购计划’，如何能真正实现分级诊疗、实现双向转诊，我们会紧随医改的步伐。”说到这，她又乐观起来。

采访结束时，又有新的行政工作等着汤欣处理。“我们内科大夫是最忙的，要出门诊，管理慢病病人，值夜班，还要对学校大型活动进行保健。但我非常推崇这个团队，前两年我们参加慢病和家庭医生式服务的岗位练兵技能大赛，一路过关斩将，拿到了全国第一。”汤欣自豪地说。

（跟诊记者：庞书丽）

33. 北京黄寺美容外科医院

刀笔之下“美丽有约”——杜太超

专家简介

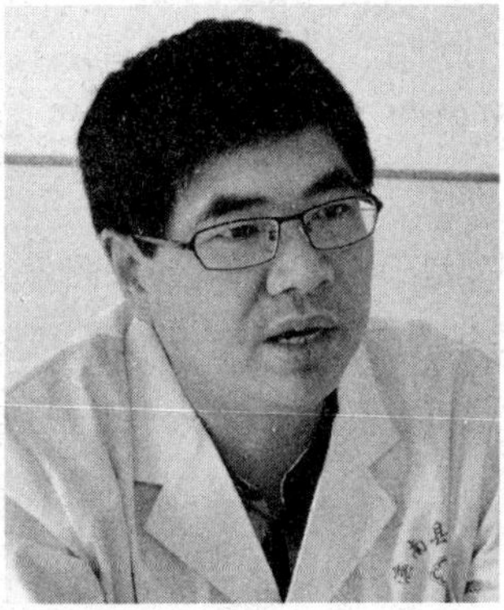

杜太超，北京黄寺美容外科医院知名专家，副主任医师，第三军医大学整形外科硕士。“面部年轻化CAW系统”的手术研发人，“中国好鼻子”东方美学隆鼻理念和手术方式开创者。《中华医学美学美容》杂志编辑部主任。

专长：面部年轻化除皱、双眼皮、隆鼻等各类整形美容手术。

出诊时间：周二下午。

爱美之心人皆有之。追求外在的美并无不对，况且外在缺憾的影响不只停留在肢体上，还可能给人带来心理上的伤害，是以在整形医生心中，追求外在美还多了一份沉甸甸的责任。

“求美的行为都包含一种心理需求，对于整形医生来说，不能仅仅停留在冷漠的美容手术上，更重要的是关注求美者的内心‘江湖’。”在“人民好医生”团队组织的唐山市滦南县医院义诊现场，北京黄寺美容外科医院副主任医师杜太超如是告诉记者。所以，“被上帝派来改错的”整形医生不但要负责修复求美者身体上的缺憾，还得修复心灵上的伤疤。

关注求美者的“内心江湖”

杜太超作为义诊活动当天唯一一位整形美容外科专家，其门诊可谓门庭若市。6个小时接待了来自滦南县当地的求诊者40余名。最小的才37天，最大的72岁。“此次到滦南来义诊，让我看到了基层群众对美的愿望和渴求十分巨大，发展我国基层整形美容事业，有利于构建大众的正确审美价值观，提高人民群众的精神风貌！”杜太超表示。

美的需求很大，求美者的诉求也各色各样。当天就诊的求美者，或因外伤、疾病导致容颜有损；或因容颜衰老希望重新找回自信；或因人生经历中遇到了很大的挫折和打击，工作失意，希望通过美容手术改变外在以寻找新的机会或心境等。杜太超总是非常耐心地回答他们的所有问题，记者甚至觉得这种问诊更像是朋友间的聊天，他认真听人倾诉苦恼，然后予以解决。不过，“好说话”的杜太超也不是“有求必应”的，对于不合理的求美诉求会断然拒绝。

早上10∶30左右，二十来岁的小美来到诊室，小美有一张可爱的圆脸，虽不算很出众，但五官端正，特别是一双会说话的眼睛，非常灵动，让人心生亲近。然而，小美最不满意的就是她的眼睛，觉得单眼皮不好看，这次来就是想咨询做双眼皮。

“你眼睛很漂亮，很适合你的脸型，不用做双眼皮。而且你上眼睑脂肪比较多，做双眼皮容易下垂，建议你别做。”杜太超细致为小美分析。小美却不死心，坚持要做时下流行的双眼皮，因为婚期将近的她想做一个完美的新娘。

“你还不如把这个钱花在买钻戒上，真的不用做手术，你这样子就像韩国美女一样，很有特色。而且现在单眼皮多稀有啊，物以稀为贵嘛！”只要对求美者有利，杜太超也很“犟”，他一直在耐心引导。小美最终还是被杜太超说服，欢欢喜喜回去了。

一个双眼皮手术对于杜太超来说本“不是事儿”，但他却秉承专业态度断然拒绝。杜太超说，一方面，美是有个性和基础的，不是想做就做，“流水线”的设计对求美者并没有好处。另一方面，求美行为一般带有心理需求，甚者伴随不平衡的心态，求美者有时候并不理智，需要心理辅导。比如，临床上常见有人拿着明星的照片过来要求“复制”，杜太超说，这样的求美者不属于美容安全人群，心理辅导非常重要，术前要把期望值降低，弄清楚TA所需要和适合的。如果医生只顾冒昧承诺容易出问题。

因此，杜太超认为整形医生应主动参与求美者的心理改善，一是在其经济条件允许情况下，通过改变外形来治疗心理问题；二是不仅术前要做好心理辅导，术后也不能大意，而这个时间跨度很长，可能持续3个月、半年、一年，甚至十年都有可能。

正因为杜太超把对求美者的心理关注放到了至高的位置，他以“不做冷漠的手术，要关注内心江湖”为原则，右手同时紧握手术刀和笔杆，帮助患者从外到内健康变美。杜太超说，“只有达到改善心理层面的手术，才是真正意义上成功的美容外科手术”，因而他借助文字的魅力，立志做“美丽文学”帮助求美者。

杜太超 2003 年创立了《美丽有约》电子杂志，1999 年就有了个人网站，搭建了一个美容外科医生与成千上万爱美者心灵沟通和对话的桥梁。“通过文字，求美者能够确信医生的技术基础，也能感受到医生的医德，甚至更高层面——能看出医生的性情、操守。”所以，求美者在千里之外就能和杜太超“相遇相知”了。

到目前为止，杜太超出版了包括《美丽有约——一位美容外科医生的手记》《相忘于江湖》《重返青春，驻颜有术》等 13 部散文、整形美容科普作品，享誉业界。做手术、编杂志、办网站对话解惑求美者，杜太超成为业界公认的三栖奇才。2011 年，中央电视台人民子弟兵栏目还专门以《找回青春不是梦》报道其事迹。

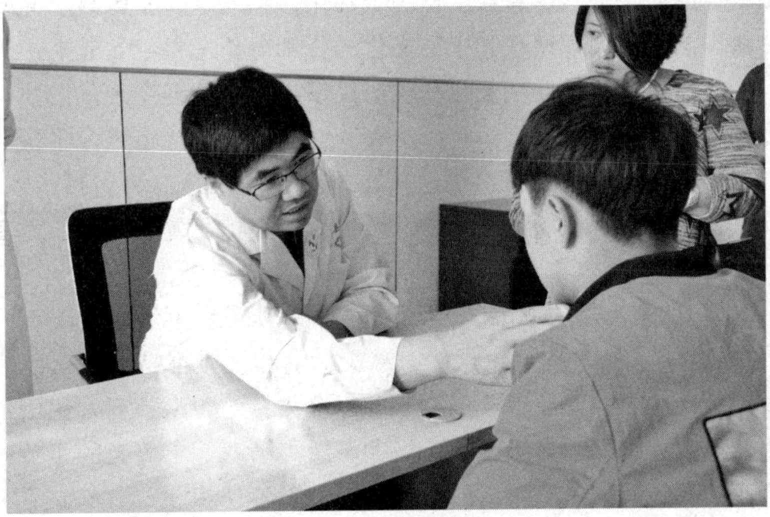

提出“中国好鼻子”概念

作为“网红”的杜太超，他受欢迎不仅因为能“解码女人心”，关键是能让求美者满意手术结果。要赢得这个“满意”不容易，因为对美容手术的评价往往是多维度、主观性的。

“美是有标准的，又是注重评价结果的。手术做得好不好、是否好看，一是求美者自身认可，另外父母、同事、朋友等也要认可，才是成功的手术，这和其他治病的外科手术不一样，不能说我按照标准、指南做了，就是成功的。”

杜太超告诉记者。

手术要如何设计才能让求美者满意呢？这要求医生要有很好的审美观。“就技术而言，美容手术并不难，难点在于因地制宜、恰到好处地找一个适合的点下刀。”杜太超形象地比喻道，“好比拿一张纸谁都可以画出一幅画来，但是要画出齐白石的水准就不容易了，需要天赋。当然技术也重要，但是没有审美素养那么难以塑造。”

因此不难理解，为什么有的整形医生技术非常娴熟，但是整的鼻子/眼睛就是不好看。在杜太超看来，手术于整形医生而言是第二位的，第一位当是审美和人文情趣，这就好比一把开锁的钥匙，如果不匹配就打不开“个性美”这道门，不能为人锦上添花。

以鼻部整形为例，怎样才能设计出一个好看的鼻子？众所周知，时下流行西方的高鼻梁，显得五官更立体、深邃。但东西方文化与审美有差异，杜太超坚决否定全球同质化的整形观点，认为个性化、私人定制才是最佳模式。

通过对中国人的面部特征和中国文化的仔细分析总结，尤其对中国人的鼻子解剖结构、曲线特征、地域文化和风俗民情进行全面而系统的分析，杜太超根据每个人的面部特征和人文情趣，富有个性地设计和缔造出合乎各自心理需求的美观而和谐的鼻子。他提出了“中国好鼻子”的概念，包括了52大鼻整形手术项目、10大经典手术术式。20余年来，有上万例海内外求美者成功的鼻整形手术案例佐证。

“鼻部整形的最高境界就是人美了、气质提升了，不经意发现不了鼻子的改变，美得自然。”杜太超说，自然、端庄、柔和、典雅是中国女性的鼻子特色。具体到个人而言，要注意两点。第一，求美者的脸型、五官比例，一定要搭配协调，不能宽脸配小鼻子或小脸配大鼻子。第二，求美者的年龄，一个刚刚高中毕业的人，面临一个崭新的世界，很多人不认识TA，TA需要一个华丽的转身，可以接受手术大调整；但如果40岁以后整形变化太大，连家人都觉陌生就过度了。

乐于接受求美者的考验

说到整容，很多人会想到“锥子脸”，光滑无棱角的脸型从颧骨到下巴呈现锥形，也称小V脸，是当今流行的脸型之一，下巴尖是其特色。不是这个脸型的人，只能通过下颌角手术达到改脸型的目的。所以，下颌角手术虽然损伤较大，却成为整容的火热项目。

但令人意外的是，杜太超表示现在美容手术已经发生演变。下颌角手术已经减少了，他表示“起码比原来少 60%”。另外，隆胸、腹壁切脂等手术也越来越少。

“手术演变一方面伴随着大事件的发生，如下颌角手术减少是因为王贝事件，隆胸减少是因为氨鲁米特事件，大家现在更倾向于更安全、健康的方式变美。另一方面，现在是‘看脸’时代，手术主要集中在脸部五官，眼睛、嘴唇、鼻子等。”杜太超解释说。

义诊当天，来找杜太超“治病”的患者尚属少数，其中有一位 37 天的小婴儿，身患体表血管瘤，父母特意赶过来请求帮助。大部分求美者是因“面子问题”而来，想做双眼皮、除皱、祛斑等，寻求美容手术的“锦上添花”。

现代人如此在意“颜值”，特别是一些“白骨精”，事业有成，希望面部微调提升个人精神面貌。杜太超认为，这种美容需求其实是社会进步的一个表现，“社会发展史就是把简单变复杂，折腾嘛，生活就是这样才更有意境和情趣。”杜太超笑称。

不过，求美者需要注意的是，别以为脸部的手术简单，比如拉双眼皮，很多人觉得太稀疏平常，手术没啥门槛，可以随便找美容店做，其实并非如此。

杜太超就遇到过这样的求美者，一个河北保定的小姑娘，以为双眼皮手术很简单，随便找了个医生。结果手术时医生把她的上眼睑黏膜剪破了，做了埋线后也没有处理，直接就给缝合了。表面上看没啥问题，但由于黏膜上米粒大的口子无法愈合，等到埋双眼皮所用的线被吸收后，女孩发现闭上眼睛都能看到光线，像眼睛上开了天窗一样，吓得不轻。

拖了 3 个多月，小姑娘的眼部黏膜出现了斑硬化，她辗转求医，没有医生愿意接这个“烫手山芋”，毕竟眼部神经丰富，风险不小。最后经人推荐找到杜太超，他花了两个半小时才把里面的黏膜给缝上。

“只要涉及手术就有风险，一定要谨慎。”杜太超建议，求美者应慎重考虑手术项目，同时也要慎重择医，选择正规的、可信赖的医生。特别在互联网时代，面对轰炸式的海量信息，求美者更得擦亮眼睛。

好的整形医生，好的美容手术，一定是经得起时间考验的。杜太超乐于接受求美者的考验。他告诉记者，曾经有一个女官员为做一个面部年轻化手术，考察了他 11 年，术后她告诉杜太超“‘潜伏’这么长时间，如果发现一点负面的消息都不来找他了”。

杜太超行医二十多年，求美者来自遍布全球各地 38 个国家和地区的华人，作为一个“妙手回春”的医者，他用一把手术刀和一支笔，为人找回青春、自信，甚至能改写一个人的命运。有求美者说，“这辈子要忘掉这个医生都不行，毕竟他刻印下了洗不掉的痕迹，医生该为这样的角色而自豪。”

的确，这样一位美丽使者，终其一生点亮他人的人生，或“雪中送炭”或“锦上添花”，无疑都该拥有掌声。杜太超也为美容医生这个职业而自豪，不过他更关注作为医者的责任和使命。他说，医学涉及社会学、心理学、人文，医生的每一个行为举止都会影响病人，要成为一个好医生，一定是德艺双馨，尤其是赢得病人的好口碑。在杜太超心里，好医生应该能够走进病人的内心，与病人的心灵对话。

（跟诊记者：罗德芳）

2015（首届）人民好医生论坛·医媒感言选登

“人民好医生”活动开得很好！组委会辛苦了！向你们致敬！

——中国工程院院士、北京协和医院妇产科主任医师　郎景和

“人民好医生”，加油！

——北京大学肿瘤医院党委书记、淋巴瘤科主任　朱　军

“人民好医生”的活动开得非常成功，满满的正能量！愿罗辉主编的团队能把这样的活动持续办下去，有创意，有品位；有益医学发展，有益人文提升，能督促和激励我们更好的工作进步！

——中国人民解放军总医院心血管内科副主任医师　田进文

“人民好医生”活动办得很成功！向主办方中国医药卫生事业发展基金会致谢！向理事长王彦峰致敬！

——中国人民解放军第三〇二医院感染性疾病诊疗与研究中心　赵　敏

“人民好医生”活动非常成功，也给了我们很高荣誉和鼓励。

——北京协和医院泌尿外科主任医师　李宏军

“人民好医生”论坛，感人至深，传承隽永！非常敬佩罗辉主编的精品意识和团队的执行能力！

——中国中医科学院望京医院脾胃病（消化）科主任　魏　玮

“人民好医生”组委会让医生走红毯，给他们办论坛，向卫计委和中国医药卫生事业发展基金会推荐医生的临床战果，成立了“人民好医生”新媒体。一个卓越的医生公益好平台成立了！这是全国好医生们的福气，我们由衷地拥护！

——解放军总医院第一附属医院重症医学科主任　何忠杰

感谢“人民好医生”活动。罗辉主编团队的工作能力和敬业精神给参会者

留下了深刻印象。祝贺！

——第二炮兵总医院副院长，“全军肝胆胃肠病专科中心”主任　周丁华

感谢“人民好医生”，会议开得非常成功！

——中国医学科学院整形外科医院整形五科主任　滕　利

“人民好医生”组委会用辛勤劳动给了医生们巨大的荣誉和温暖。祝福“人民好医生”品牌永远传承！

——首都儿科研究所附属医院神经内科主任　李尔珍

“人民好医生”用大爱感动了全体医生，组委会的同志们辛苦了！

——中国中医科学院眼科医院目系眼病科主任　冯　俊

感谢主办方中国医药卫生事业发展基金会对医学事业的关爱！敬佩罗辉主编的敬业精神，向“人民好医生”组委会全体工作人员致敬！

——中国中医科学院望京医院骨伤综合科主任　赵　勇

非常感谢罗辉主编与团队三年的坚守和辛勤耕耘！

——中国人民解放军总医院肝胆外科副主任　姜　凯

感谢“人民好医生”组委会的辛勤付出。能够在医药战线中坚持、前行的人都是好样的，而把它作为一项事业来完成，就更值得我们尊敬！谢谢组委会和罗辉主编的团队！

——中国中医科学院望京医院关节三科主任　陈卫衡

祝“人民好医生”论坛为人民带来更多的好福气。组委会辛苦了！

——中国人民解放军第三〇五医院检验科主任　高德禄

“人民好医生”活动组织得非常好。感谢组委会的辛苦付出和用心良苦！

——北京协和医院整形美容中心主任　王晓军

“人民好医生”活动圆满成功，热烈祝贺！罗辉总编的致辞很精彩，感动了我们！

——中日友好医院疼痛科主任　樊碧发

对“人民好医生”的工作表示深深感谢！愿“人民好医生”品牌深得人心。

——首都医科大学宣武医院康复科原主任　王茂斌

“人民好医生”活动办得很成功，由衷祝贺！向主办方致敬！为“人民好医生”喝彩！

——中国医学科学院肿瘤医院腹部外科主任医师　毕新宇

我的朋友圈都被刷屏了，无数人点赞，无数人转发！真心感谢“人民好医生”组委会，感恩的心善心善行传递正能量！

——武警总医院口腔综合科主治医师　侯文辉

“人民好医生”的工作做得百里挑一！非常感谢组委会的辛苦付出和罗辉主编团队的辛勤努力！

——中国中医科学院望京医院儿科主任　肖和印

“人民好医生”活动办得相当成功。非常感谢组委会的辛苦付出！感谢主办方中国医药卫生事业发展基金会对医学事业的关爱！

——北京中医药大学第三附属医院骨三科主任　陈兆军

“人民好医生”组委会既为医生，也为社会做了件大好事。感谢主办方中国医药卫生事业发展基金会弘扬正能量，促进我国卫生健康事业的发展！

——北京祥云京城皮肤病医院院长　蔡景龙

人民好医生论坛办得很棒！组委会和执行团队都下功夫了，三年坚持做成一件事情实属不易，组委会辛苦了！

——中国人民解放军第三〇二医院宣传科　洪建国

大会开得特别成功！现场气氛热烈而祥和！“人民好医生”组委会工作做得非常感人！独一无二！

——中国协和医科大学出版社编辑室主任　吴桂梅

亲历2015“人民好医生论坛”暨《人民好医生跟诊记》发布仪式，由衷感慨“人民好医生组委会”为医疗界做了一件大好事，可喜可贺。我为有罗辉这样优秀的部下备感欣慰和骄傲。祝福“人民好医生”品牌加速前进，努力吧！

——人民日报原教科文部主任、《健康时报》创始人、韬奋新闻奖获奖者　李新彦

媒体有责任宣传报道“人民好医生”。“人民好医生”论坛让我亲历了激动人心的现场。

——医疗媒体资深记者　李海清

祝贺《人民好医生跟诊记》发行。向主编罗辉致敬，坚持做一个有责任感的媒体人！

——医疗媒体资深记者　于丹娜

《人民好医生跟诊记》是医疗媒体学习的楷模。发布会的新闻稿由保健时报刊出后，将永久收入中国知网数据库。

——《保健时报》副总编　佘定铁

2015 年 9 月